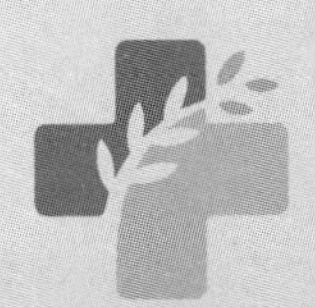

全国高等卫生职业教育
护理专业“十三五”规划教材

供护理、助产、口腔、检验和影像等专业使用

生理学

主　编　武新雅　张国栋
副主编　龚艳红　钱　燕　田　琴　杨艳梅
编　者　（以姓氏笔画为序）
王光亮　邢台医学高等专科学校
田　琴　武汉民政职业学院
吕淑红　邢台医学高等专科学校
李　琳　邢台医学高等专科学校
杨艳梅　沧州医学高等专科学校
张国栋　湖北理工学院
陈丽娟　湖北理工学院
武新雅　周口职业技术学院
顾　宇　沧州医学高等专科学校
钱　燕　安庆医药高等专科学校
曹聪聪　周口职业技术学院
龚艳红　天门职业学院

华中科技大学出版社
http://www.hustp.com
中国·武汉

内 容 简 介

本书为全国高等卫生职业教育护理专业“十三五”规划教材。

本书共分为十二章，内容包括绪论、细胞的基本功能、血液、血液循环、呼吸、消化和吸收、能量代谢和体温、肾脏的排泄功能、感觉器官、神经系统、内分泌和生殖。本着理论知识“必需够用”的原则，对内容进行合理增删。

本书可供高职高专护理、助产、口腔、检验和影像等相关专业使用。

图书在版编目(CIP)数据

生理学/武新雅，张国栋主编. —武汉：华中科技大学出版社，2018.2(2023.1 重印)
全国高等卫生职业教育护理专业“十三五”规划教材
ISBN 978-7-5680-3745-7

Ⅰ. ①生… Ⅱ. ①武… ②张… Ⅲ. ①人体生理学-高等职业教育-教材 Ⅳ. ①R33

中国版本图书馆 CIP 数据核字(2018)第 023595 号

生理学　　武新雅　张国栋　主编
Shenglixue

策划编辑：周　琳
责任编辑：谢贤燕
封面设计：原色设计
责任校对：张会军
责任监印：周治超
出版发行：华中科技大学出版社(中国·武汉)　电话：(027)81321913
武汉市东湖新技术开发区华工科技园　邮编：430223
录　　排：华中科技大学惠友文印中心
印　　刷：武汉市籍缘印刷厂
开　　本：787mm×1092mm　1/16
印　　张：17
字　　数：442 千字
版　　次：2023 年 1 月第 1 版第10次印刷
定　　价：42.00 元

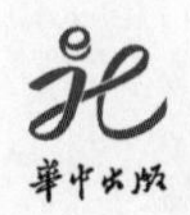

全国高等卫生职业教育
护理专业“十三五”规划教材

编委会

总　序

Introduction

随着我国经济的持续发展和教育体系、结构的重大调整，职业教育办学思想、培养目标随之发生了重大变化，人们对职业教育的认识也发生了本质性的转变。我国已将发展职业教育作为重要的国家战略之一，作为高等职业教育重要组成部分的高等卫生职业教育也取得了长足的发展，为国家输送了大批高素质技能型、应用型医疗卫生人才。

为了更好地顺应我国高等卫生职业教育教学与医疗卫生事业的新形势，贯彻落实《国家中长期教育改革和发展规划纲要(2010—2020年)》中“以服务为宗旨，以就业为导向”的思想精神，以及国家《职业教育与继续教育2017年工作要点》的要求，充分发挥教材建设在提高人才培养质量中的基础性作用，同时，也为了配合教育部“十三五”规划教材建设，进一步提高教材质量，在认真、细致调研的基础上，在教育部高职高专医学类及相关医学类专业教学指导委员会专家和部分高职高专示范院校领导的指导下，我们组织了全国近40所高职高专医药院校的近300位老师编写了这套以工作过程为导向的全国高等卫生职业教育护理专业“十三五”规划教材，并得到了参编院校的大力支持。

本套教材充分体现新一轮教学计划的特色，强调以就业为导向、以能力为本位、以岗位需求为标准的原则，按照技能型、服务型高素质劳动者的培养目标，坚持“五性”(思想性、科学性、先进性、启发性、适用性)和“三基”(基本理论、基本知识、基本技能)要求，着重突出以下编写特点：

(1)紧扣新专业目录、新教学计划和新教学大纲，科学、规范，具有鲜明的高等卫生职业教育特色。

(2)密切结合最新高等职业教育护理专业课程标准，紧密围绕执业资格标准和工作岗位需要，与护士执业资格考试相衔接。

(3)突出体现“工学结合”的人才培养模式，以及课程建设与教学改革的最新成果。

(4)基础课教材以"必需、够用"为原则，专业课程重点强调"针对性"和"适用性"。

(5)内容体系整体优化，注重相关教材内容的联系和衔接，避免遗漏和不必要的重复。

(6)探索案例式教学方法，倡导主动学习。

这套新一轮规划教材得到了各院校的大力支持和高度关注，它将为新时期高等卫生职业教育的发展做出贡献。我们衷心希望这套教材能在相关课程的教学中发挥积极作用，并得到读者的青睐。我们也相信这套教材在使用过程中，通过教学实践的检验和实际问题的解决，能不断得到改进、完善和提高。

全国高等卫生职业教育护理专业"十三五"规划教材
编写委员会

前言

Preface

为了贯彻落实《国务院关于加快发展现代职业教育的决定》与《国家中长期教育改革和发展规划纲要(2010—2020年)》，适应高等卫生职业教育发展的要求，切实提高应用型、技术技能型护理人才的培养质量，我们根据高等卫生职业教育的培养目标，以国家护士执业资格考试大纲为参考，针对高职护理专业学生的特点，编写了这本适合高职护理专业学生使用的“生理学”教材。

本书在编写过程中，从护士岗位要求出发，本着理论知识“必需、够用”的原则，对内容进行合理增删。每章开始的学习目标和知识导航，有助于学生了解所学的内容；对文中重点内容进行重点提示，有利于学生掌握重点内容；在正文中有知识链接和知识拓展，与临床病例紧密联系，既扩大了学生的视野，又有助于提高学生学习的兴趣；课后的练习与思考，不仅有助于学生复习、总结和掌握重点内容，还有助于提高学生分析问题和解决问题的能力。

本书由来自七所院校，具有丰富教学经验的教授、副教授和高级讲师承担编写任务，并在本书的编写过程中付出了艰辛的劳动和辛勤的汗水。本书的编写得到了各参编院校领导的大力支持，在此表示感谢。

由于编者水平有限，书中难免存在不足之处，恳请各院校师生和广大读者在使用本书的过程中，不吝批评指正，提出宝贵意见，以求日臻完善。

编者

目录

Contents

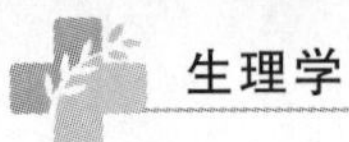

第五章 呼吸

第六章 消化和吸收

第七章 能量代谢和体温

第八章 肾脏的排泄功能

第九章 感觉器官

第十章 神经系统

第一章　绪　　论

学习目标

1. 掌握兴奋性、阈值、内环境、反射、反馈的概念，机体功能的调节方式。

2. 熟悉内环境稳态、阈刺激、阈上刺激、阈下刺激、兴奋、抑制、正反馈、负反馈的概念，反射弧的组成，神经调节的特点。

3. 了解内环境稳态的保持，刺激、反应的概念及两者之间的关系。

知识导航

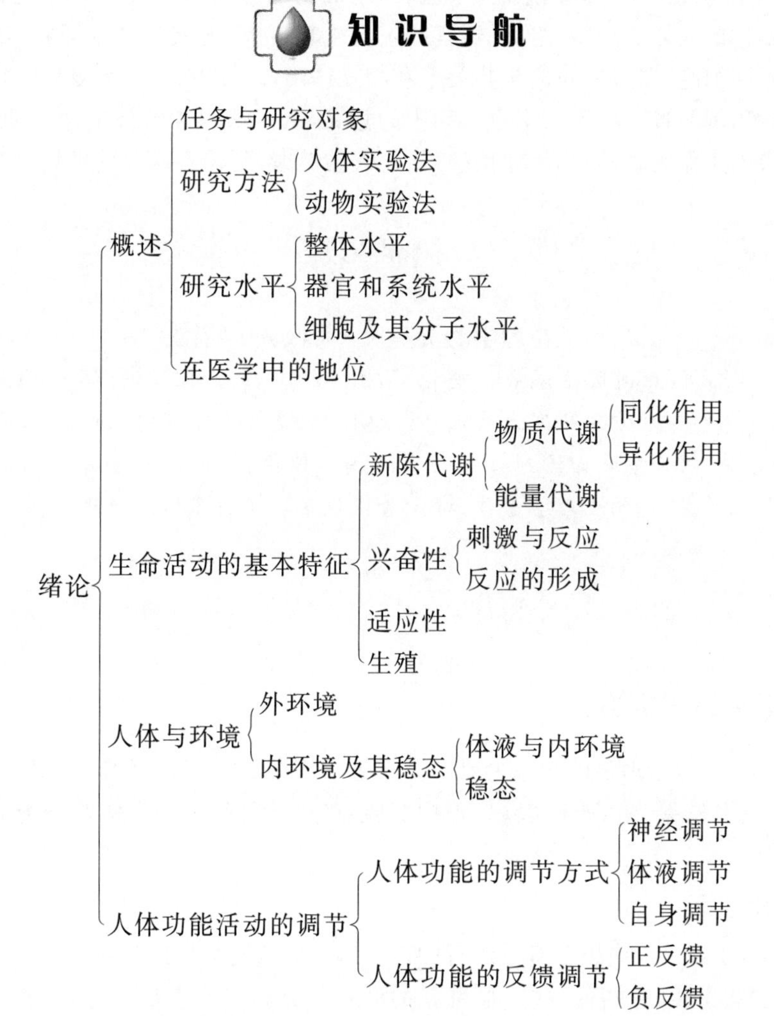

第一节　概　　述

一、生理学的任务与研究对象

生理学(physiology)是生物科学的一个分支,是研究机体正常生命活动及其规律的科学。生理学根据研究对象的不同,可分为人体生理学、动物生理学、植物生理学等。本书作为高职医学生的教材,学习的是人体生理学(以下简称生理学)。生理学是专门研究人体正常生命活动及其规律的科学。

生理学的研究对象是机体的各种生命活动。机体是包括人体在内的一切有生命的个体。生命活动是机体在形态结构基础上所表现出来的各种功能活动,如肌肉收缩、腺体分泌、血液循环、消化、吸收、能量代谢、排泄、感觉、生殖、思维活动和运动等。生理学的主要任务是研究在正常状态下,构成人体的细胞、组织、器官的正常生理过程,尤其是各个器官、细胞功能表现的内部机制,不同细胞、器官之间的相互关系和相互作用,以及内、外环境变化时机体各部分活动的变化规律等,阐明各种功能在生命活动中的意义,从而认识和掌握生命活动的规律,为个体、家庭和社会卫生保健,预防和治疗疾病,增进人类健康,延长寿命等提供科学的理论依据。

知识拓展

生理学的奠基人——威廉·哈维

17世纪初,英国医生威廉·哈维(William Harvey,1578—1657年)首先在动物身上用活体解剖的方法研究血液循环,证明心脏是血液循环的中心,阐明了血液由心脏射入动脉,再由静脉回流到心脏的血液循环理论。1628年,威廉·哈维出版了一本《心与血的运动》的生理学著作,标示着现代生理学的开始。因此,威廉·哈维被称为生理学的奠基人。

二、生理学的研究方法

与其他学科一样,生理学的知识主要来源于生活实践、实验研究和临床实践,而现代生理学知识的获得更多来源于生理学实验。根据实验对象的不同,生理学实验分为人体实验和动物实验两种方法。

(一) 人体实验

人体实验是在健康人或患者身上进行的以获得实验资料为目的的实验。受伦理道德的限制,目前人体实验主要是进行一些人群资料的调查研究和实验室观察,如人的心率、呼吸、血压、基础代谢率、肺活量等的正常值就是通过对大量人群的调查、测量和统计得到的。

（二）动物实验

生理学是一门实验性科学，大部分生理学知识是从生理学实验的结果中总结出来的。为了利于分析问题，常把生理学实验限定在人工控制的条件下，对实验动物施加不同的影响因素，以观察它们活动的变化规律。在充分估计人和动物区别的前提下，根据动物实验的结果来分析、推断、解释人体各种生命活动发生、发展的条件、原因和机制。因许多生理学实验有创伤性，所以生理学实验主要以动物为实验对象，动物实验有急性实验法和慢性实验法两种实验方法。

1. 急性实验法　急性实验法是在短期内完成实验，动物在麻醉的情况下进行，完成实验后立即将动物处死。急性实验法分为离体实验法和在体实验法两种。

（1）离体实验法　离体实验法是将实验动物的器官或细胞从动物活体内取出，置于一个类似于体内的人工环境中，使离体组织在一定时间内能继续保持正常功能的实验。如离体蛙心灌流实验，可研究各种离子、药物和温度等因素对心脏活动的调节作用。

（2）在体实验法　在体实验法（又称为活体解剖实验法）是在动物被麻醉或大脑被破坏的条件下，通过手术暴露要观察的脏器进行实验。例如，胃肠运动观察实验是将家兔麻醉后进行手术，暴露出胃肠道，观察家兔胃肠运动的形式及各种体液因素对胃肠运动的影响。

2. 慢性实验法　慢性实验法是以完整、健康的机体为实验对象，对动物进行一定的处理，在接近正常生理功能的条件下进行实验，以观察整体活动或某一器官对体内、体外环境变化的反应。

不同的实验方法各有利弊，只有恰当地运用不同的实验方法，从不同的角度进行分析研究，才能全面地解决生理学问题。

三、生理学的研究水平

对复杂的人体结构和功能进行研究时，需要在不同的层次上进行，因此，将生理学的研究分为三个水平。

1. 整体水平　以完整的人体为研究对象，研究人体与环境之间的相互作用，体内各器官、系统之间的相互关系和相互协调，以及社会因素对人体功能的影响。如完整机体内，神经、内分泌系统对其他器官、系统活动的调节；运动、创伤、紧张和气候等因素，对完整机体功能的影响（如人在运动时，呼吸运动加强，促进气体交换，心跳加快加强，血流速度较快，血压升高，体温升高等）。

2. 器官和系统水平　器官和系统水平是以器官、系统为研究对象，研究各器官、系统的功能及其影响因素，以及其在整体生理功能中所起的作用。如研究循环系统的功能，需要阐明心脏是如何完成射血的，影响心脏射血的因素，心脏射血对血液循环和整体生命活动产生的作用等。而要研究血流量与血流动力、阻力之间的关系，神经、体液因素如何实现对心血管的调节作用，就要分别以心脏、血管为研究对象。

3. 细胞及其分子水平　以细胞和构成细胞的物质分子、离子为研究对象，研究细胞及细胞内各超微结构的功能和特殊物理化学变化过程。如研究细胞膜的物质转运功能，需要了解细胞膜的分子结构以及各种组成成分，尤其是转运蛋白的生理功能等；研究骨骼肌的收缩功能需要研究肌细胞的化学组成、生理特性等。

生理学三个水平的研究是相互联系和相互补充的，只有将三者相结合，才能全面、正确地认识人体生命活动的特点和规律。

四、在医学中的地位

生理学是一门重要的医学基础课程，与医学有着非常紧密的联系。一方面，生理学的知识可以帮助人们认识患病时人体发生的变化及其规律，指导临床实践；另一方面，临床医学的发展，不断给生理学提出新的课题，扩大生理学研究领域，丰富生理学研究内容，推进生理学的发展。因此，生理学的学习应在辩证唯物主义思想的指导下，运用功能与结构、局部与整体、对立与统一的观点去认识和掌握人体生命活动的规律。同样，医学生只有学好生理学，才能进一步学好生物化学、病理学、药理学等基础医学，进而为学好医学专业课程奠定必要的理论基础。

第二节　生命活动的基本特征

人体生命活动的基本特征包括新陈代谢、兴奋性、适应性和生殖。

一、新陈代谢

新陈代谢（metabolism）是指机体在生存的过程中，不断与环境进行能量交换和物质交换，以实现自我更新的过程。新陈代谢包括物质代谢和能量代谢两个过程，物质代谢包括同化作用（又称合成代谢）和异化作用（又称分解代谢）。同化作用是指机体利用从外界环境中摄取的氧和营养物质合成自身需要的物质，同时储存能量的过程。异化作用是指机体不断分解自身物质，释放能量供机体生命活动需要，并将代谢废物排出体外的过程。在生命过程中，物质不断合成与分解，伴随物质代谢过程发生的能量的释放、储存、转移和利用，统称为能量代谢。物质代谢与能量代谢密不可分，机体通过新陈代谢不断进行自我更新，是生命活动最本质的特征。新陈代谢一旦停止，自我更新便会中断，生命也就随之终结。

二、兴奋性

兴奋性（excitability）是指机体或组织具有对环境变化发生相应活动改变的能力或特性。兴奋性是生物体普遍具有的特征，也是生物体生存的必要条件。

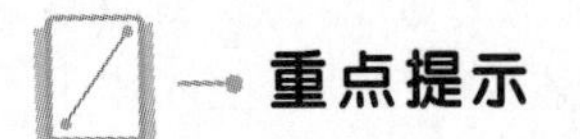

生命活动的基本特征和兴奋性的概念

（一）刺激与反应

1. 刺激　机体生活在不断变化的环境中，环境变化对机体会产生一定的影响，能引起细胞或机体发生反应的内、外环境变化称为刺激（stimulus）。刺激的种类很多，按性质的不同分类：①物理刺激，如声、光、电、机械、温度等；②化学刺激，如酸、碱、盐等各类化学物质；③生物刺激，如细菌、病毒等；④社会心理刺激，如社会制度的变化和情绪的改变等。其中，社会心理刺激对人体生理功能的影响和疾病的发生、发展有着非常重要的作用。在生理学实验中，常用各种形式的电刺激作为人工刺激。

2. 反应 反应(reaction)是细胞或机体接受刺激后所发生的功能活动的改变。机体接受刺激后发生反应的形式是多种多样的,如骨骼肌受刺激后引起肌肉收缩,腺体表现为分泌的改变,神经细胞则表现为产生和传导神经冲动,寒冷刺激可引起机体分解代谢增强、产热增多、皮肤血管收缩等。在各种组织中,神经、肌肉和腺体的兴奋性最高,称为可兴奋组织。

3. 刺激与反应的关系 刺激是原因,反应是刺激产生的结果,刺激要引起组织发生反应必须具备三个条件:刺激强度、刺激时间和强度-时间变化率。

(1) 刺激强度 任何刺激要引起组织发生反应,刺激的强度必须达到或超过某个临界值,通常把能引起组织发生反应的最小刺激强度称为阈值,又称为刺激阈或阈强度。强度等于阈值的刺激称为阈刺激,强度大于阈值的刺激称为阈上刺激,强度小于阈值的刺激称为阈下刺激。阈刺激和阈上刺激能引起机体发生反应,阈下刺激则不能。生理学常把阈值作为衡量组织兴奋性高低的指标。组织的兴奋性与阈值成反比关系,即阈值越小,组织在刺激作用下越容易兴奋,即组织的兴奋性越高,反之,阈值越大,组织的兴奋性就越低。

重点提示 阈值的概念、兴奋性与阈值的关系

(2) 刺激时间 刺激必须持续一定的时间,才能引起组织发生反应。如果刺激持续的时间过短,那么即使刺激的强度足够大,也不能引起组织反应。

(3) 强度-时间变化率 刺激是引起反应的动因,必须有所变化。刺激由强变弱或由弱变强,都能引起组织反应。单位时间内强度增减的量称为强度-时间变化率,也称为强度变率。强度变率越大,刺激作用就越强;强度变率越小,刺激作用就越弱。如从午后到黄昏阳光逐渐减弱,视觉器官无明显反应,而电灯突然关闭,则人感到眼前漆黑一片。

知识链接

刺激三要素

在刺激引起组织反应的三要素中,刺激强度越大,刺激时间越长,强度变率越大,反应就越强。

在临床护理工作中,为了减轻患者接受肌内注射时的疼痛反应,注射时要遵循"两快一慢"的原则,即进针和退针快,推药速度慢,目的是缩短刺激作用的时间,降低强度变率。

在针刺治疗中,常采用捻针、提插针等手法,以增强强度变率,提高疗效。

(二) 反应的形式

在生理静息状态下,机体接受适宜刺激后可以产生两种基本的反应形式,即兴奋和抑制。兴奋是指机体接受刺激后,由生理静息状态变为活动状态,或由弱活动变为强活动,例如,刺激动物的交感神经,出现心跳加快,心肌收缩力增强。抑制是指机体接受刺激后,由活动状态变为生理静息状态,或由强活动变为弱活动,例如,刺激动物的迷走神经,则引起心跳减慢,心肌收缩力减弱。这表明心脏对交感神经的刺激发生兴奋,对迷走神经的刺激发生抑制。机体接受刺激后发生反应的形式,主要取决于刺激的质和量以及组织当时的功能状态,在相同的功能

状态下，刺激强度不同，反应形式也不同。如疼痛刺激可引起呼吸加快，心跳加快、加强，血压升高等，是兴奋的表现；但剧烈的疼痛却引起心跳减慢、减弱，呼吸减慢，血压降低等，是抑制的表现。同种刺激作用于相同的组织，但组织所处的功能状态不同，会产生不同的反应。例如，人在饥饿、饱食或不同的精神状态下，对食物的反应不同。

三、适应性

机体不仅能通过感受环境变化来发生相应的反应，而且还能根据环境变化来不断调整体内的活动，使机体内部保持相对稳定，有利于生命活动的正常进行。机体的这种能根据环境变化来调整内部各部分活动的能力，称为适应性。例如，生活在高原地区的人，红细胞数量和血红蛋白含量比生活在平原地区的人要高很多，这样可以增加血液运输氧的能力，以适应高原氧分压低的环境。正是由于这种特性的存在，使得机体与环境之间能保持平衡。

四、生殖

衰老和死亡是任何生物体都不可抗拒的自然规律，因此，生物个体的寿命是有限的。生物体生长到一定阶段后，能够产生与自身相似的子代个体的生理过程，称为生殖。生殖是生物体繁衍后代、延续种系的基本生命特征，人类的生殖是通过两性器官的共同活动来实现的。

第三节　人体与环境

一切生物体都存在于一定的环境中，机体正常生理功能和健康的保持，同机体所处的环境因素有着十分密切的关系。人体生存的环境有外环境和内环境之分。

一、外环境

人类生活在自然界中，把自然界称为人类的外环境。外环境包括自然环境和社会环境。

1. 自然环境　自然环境是指存在于自然界中的各种因素，如空气、阳光、土壤、水、动物、植物等，它是人类和一切生物体赖以生存和发展的基础。自然环境发生变化时，不断地作用于人体，对人体构成刺激，会引起人体相应活动的改变以适应环境的变化，维持正常生命活动。但人体对自然环境的适应能力是有限的，当过于强烈的环境变化超过人体的适应能力时，将会造成不良影响，甚至危及生命。例如，某些地区饮用水或土壤中碘的含量过低，该地区地方性甲状腺肿大的发病率就会升高。

2. 社会环境　社会环境是指人与社会之间、人与人之间的一种特殊关系。人既是生物体，又有精神世界；既是个体，又是群体中的一员。因此，社会环境变化对人体生理功能的影响也是不容忽视的。社会环境包括社会因素和心理因素，复杂的社会因素和人际关系均会影响人的身心健康。安定的社会环境，和谐的人际关系，良好的心理素质，可促进健康；动荡的社会环境，不和谐的人际关系，消极的情绪，会导致人体功能的紊乱，甚至引起疾病。目前，我国经济快速发展，生活压力越来越大，通过神经系统和内分泌系统影响人体的功能，因而，社会、心理因素已成为高血压、冠心病、恶性肿瘤、胃溃疡、精神疾病、各种心理障碍等疾病的主要原因。

人与外环境的关系主要表现在以下三个方面:人不断与环境进行物质交换和能量交换,两者保持动态平衡;外环境发生变化时,人有适应环境的能力;人还有认识、改造、利用环境的能力。但人类在改造环境时,要充分估计和尽量避免改造环境对人类造成的不利影响。

二、内环境及其稳态

(一) 体液与内环境

细胞作为人体结构和功能的基本单位,绝大多数并不直接与外界环境相接触,而是浸浴在体液之中。体液是体内液体的总称,由体内的水分和溶解在其中的溶质组成,约占成人体重的60%。体液分为两种:细胞内液和细胞外液。2/3 的体液存在于细胞内(占体重的 40%),称为细胞内液;1/3 的体液存在于细胞外(占体重的 20%),称为细胞外液。细胞外液包括血浆、组织液、房水、淋巴液和脑脊液等。其中,血浆约占 1/4,组织液约占 3/4。在细胞内液和外液之间隔有细胞膜,在组织液与血浆或淋巴液之间隔有毛细血管壁或毛细淋巴管壁。细胞膜、毛细血管壁和毛细淋巴管壁属于生物半透膜,具有一定的通透性,因此各部分体液既彼此隔开又相互沟通。人体摄入的营养物质必须通过细胞外液才能进入细胞,同时细胞代谢产生的代谢产物也必须先排到细胞外液,再排到体外。所以,细胞外液是细胞赖以生存的体内环境,称为机体内环境,简称内环境。

(二) 稳态

细胞生活在内环境中,正常情况下,内环境的化学成分和理化性质(如各种物质的浓度、温度、pH 值、渗透压等)随着细胞代谢水平和外环境的影响而经常处于变动之中,但在神经、体液因素的调节下,变动幅度很小,如人体的正常体温维持在 37 ℃水平,血浆 pH 值为 7.35～7.45,血浆渗透压为 720～797 kPa 等。内环境化学成分和理化性质保持相对稳定的状态,称为稳态。稳态是细胞进行正常生命活动的必要条件,稳态一旦遭到破坏,机体的某些功能就会出现紊乱,甚至会引起疾病。因此,机体功能调节的意义就在于维持内环境的稳态。

稳态有两方面的意义:一是内环境稳态不是固定不变的,而是在一个很小的范围内变化,处于动态平衡;二是内环境不随外环境的变化而发生明显的改变。

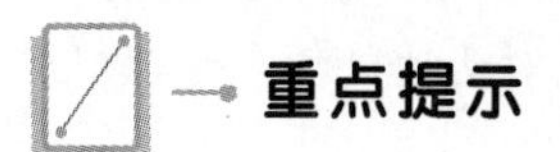

内环境的概念、稳态的意义

第四节 人体功能活动的调节

一、人体功能的调节方式

组成人体的细胞、组织、器官都在进行着互不相同而又紧密联系的功能活动,当环境发生变化时,人体功能会发生相应的反应,以维持内环境稳态和对外环境的适应。这是因为人体内

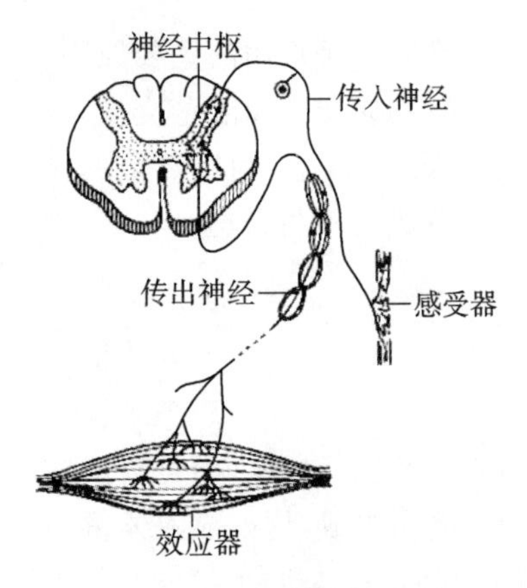

图 1-1　反射弧模式图

存在着精确而完善的调节机制。调节是指机体根据体内、外环境变化来调整和节制体内活动，达到机体内部各部分的协调一致和机体与环境之间平衡的过程。人体功能的调节方式有三种，神经调节、体液调节和自身调节。

（一）神经调节

神经调节是指神经系统通过神经纤维对其支配器官实现的调节，在人体功能的调节中起主导作用。神经调节的基本方式是反射(reflex)，反射是指在中枢神经系统的参与下，机体对刺激做出的具有适应意义的规律性应答。如强光照射眼瞳孔缩小，膝跳反射，手受到伤害性刺激立即缩回等，都是简单的反射活动。反射活动需通过一定的结构来实现，实现反射活动的结构基础是反射弧。反射弧通常由感受器、传入神经、神经中枢、传出神经、效应器五个基本部分构成(图 1-1)。

重点提示　反射的概念

每种反射都有相应的反射弧，因此，每种刺激便会引起一定的反射活动。反射活动的实现有赖于反射弧的结构和功能的完整性，即反射弧的五个基本部分缺一不可，其中的任何一个环节遭到破坏，都会出现反射活动的丧失。

反射的种类很多，按其形成过程和表现的特点可分为非条件反射和条件反射两类。

1. 非条件反射　非条件反射是生来就有、由遗传决定、不需要经过后天训练就可出现的反射。非条件反射伴随终生，如食物进入口腔引起唾液分泌，新生儿的吮吸反射，疼痛引起局部肢体回缩等。非条件反射结构简单，反射弧固定，神经中枢大多位于中枢神经系统的低级部位，是一种低级的神经调节方式，是机体适应环境的基本手段。

2. 条件反射　条件反射是人和高等动物个体在后天生存过程中，在非条件反射基础上建立起来的反射。条件反射是后天获得的，是一种高级神经活动，巴普洛夫认为条件反射的神经中枢位于大脑半球，其活动更具有预见性和灵活性，如望梅止渴、谈虎色变等。条件反射的反射弧不固定，当环境条件发生变化时，条件反射会发生相应的改变，即反射活动灵活多变，数量无限，因此，条件反射极大地提高了机体对环境的适应能力。

一般认为，神经调节的特点是迅速、短暂、精确，并具有高度的分析和整合功能，是人体功能调节中最主要的调节方式，适用于快速变化的生理过程。

（二）体液调节

体液调节是指体液因子通过体液途径(血液、组织液、淋巴液)对各种组织器官功能实现的调节。参与体液调节的体液因子包括激素、某些生物活性物质和代谢产物，激素由内分泌腺或内分泌细胞分泌，受激素调节的细胞、组织和器官分别称为靶细胞、靶组织和靶器官。体液调节有以下几种方式。

1. 全身性体液调节　主要是激素通过血液循环运往全身，调节远距器官、组织的生理活动，故称为全身性体液调节。例如，甲状腺分泌的甲状腺激素经血液运送到全身组织器官，促进组织代谢，增加机体产热量，促进生长发育，兴奋心脏，舒张血管等。甲状腺激素经血液运输到远距组织、器官实现其调节作用，属于全身性体液调节。另外，肾上腺素、糖皮质激素、胰岛素等的作用也属于全身性体液调节。

2. 局部性体液调节　某些组织细胞分泌的生物活性物质，如组胺、激肽、前列腺素、5-羟色胺，以及组织代谢产物如腺苷、乳酸、二氧化碳等，借细胞外液扩散到邻近组织，影响其功能，例如，这些物质使局部血管扩张，通透性增大等，称为局部性体液调节。

3. 神经-体液调节　在完整机体内，神经调节和体液调节是密切联系、相辅相成的，因为参与体液调节的多数内分泌腺或内分泌细胞对激素的分泌直接或间接受神经系统的控制，这样，体液调节就成了神经调节传出途径的一个环节，这种调节称为神经-体液调节（图 1-2）。例如，人体遇到失血、剧痛等紧急情况时，交感神经兴奋，直接调节有关器官的功能，属于神经调节，还可通过交感神经增加肾上腺髓质对肾上腺素的分泌，间接调控有关器官的功能，使机体适应内、外环境的急剧变化，后者属于神经-体液调节。

体液调节的特点：作用缓慢、持久、范围广泛，但准确性差。适用于调节缓慢、持续的生理过程，如新陈代谢、生长发育等。

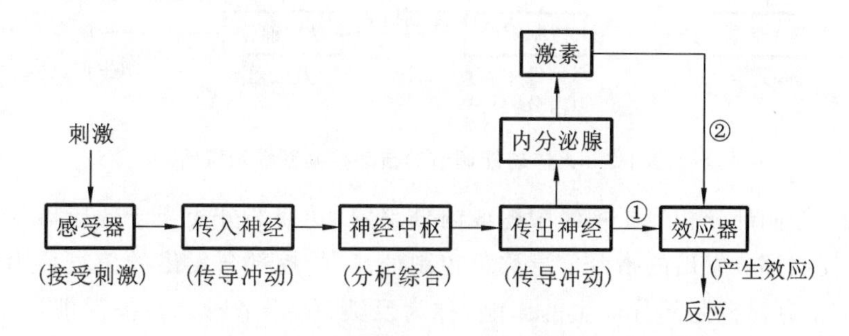

图 1-2　神经调节和神经-体液调节示意图

注：①为神经调节；②为神经-体液调节。

（三）自身调节

当内、外环境变化时，细胞、组织、器官不依赖于神经或体液调节，自动产生的适应性反应，称为细胞、组织、器官的自身调节。例如，在一定范围内，动脉血压降低，脑血管舒张，血流阻力减小，使脑血流量不至于过少；反之，动脉血压升高，则脑血管收缩，脑血流阻力增大，使脑血流量不至于过多。心肌的收缩强度在一定限度内与收缩前心肌纤维的初长度成正比。这些适应性反应在去除神经支配和体液因素的影响后仍然存在，故属于自身调节。

自身调节的特点是常局限于某个细胞或某个组织器官内，调节准确而稳定，灵活性小，调节能力有限。但对维持细胞、组织、器官功能的稳定仍有一定的意义。

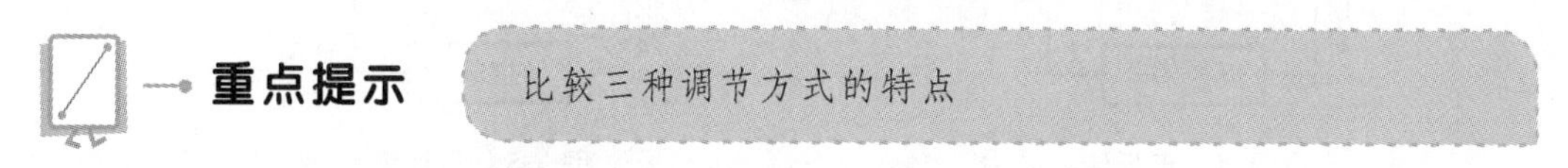

二、人体功能的反馈调节

研究发现，人体功能的调节过程与工程技术领域的某些控制过程有很多相似之处，并有许多共同的规律，因此，人体功能的调节可以用工程技术领域的自动控制理论来解释。控制系统一般由控制部分（调节者）和受控部分（被调节者）构成，按其控制方式和效果将控制系统分为两种：一种是非自动控制系统，另一种是自动控制系统。

（一）非自动控制系统

非自动控制系统是一个开放系统，该系统内控制部分对受控部分发出活动指令，而受控部分不能反过来影响控制部分的活动。控制方式是单向的，在人体功能调节中比较少见。

（二）自动控制系统

自动控制系统又称反馈控制系统，是由控制部分和受控部分共同形成的一个闭环的控制系统，是人体功能调节中最普遍的方式。该系统的控制部分发出指令信息调节受控部分的活动，同时，受控部分则将其活动情况以信息的形式送回控制部分，以修正控制部分的调节作用，如此反复循环，让受控部分的活动稳定在一定的水平上，使反应强度恰到好处。可见，控制部分和受控部分之间存在着往返双向联系，是一个闭合回路（图 1-3）。

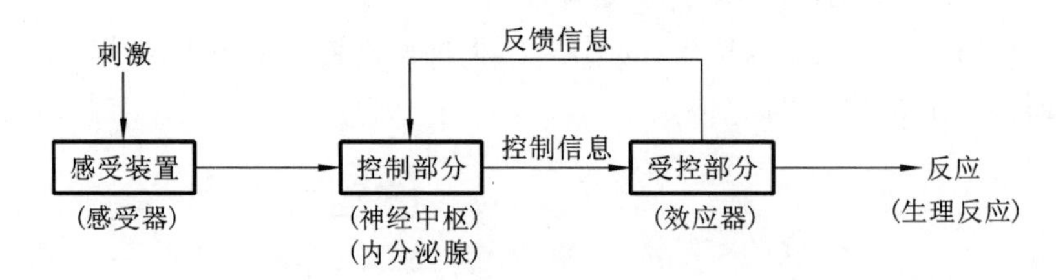

图 1-3　人体功能调节的自动控制系统示意图

生理学中，控制部分相当于神经中枢或内分泌腺，受控部分相当于效应器或靶细胞、靶组织、靶器官。控制部分发出的指令信息称为控制信息，受控部分发出的信息称为反馈信息，受控部分的反馈信息对控制部分产生的影响，称为反馈（feedback）。根据反馈作用产生的效果不同，将反馈分为正反馈和负反馈两种。

1. 正反馈　正反馈（positive feedback）是指反馈信息能促进或加强控制部分活动的调节方式，它使某些生理活动一旦发动起来，就不断增强或愈演愈烈，直至完成，是不可逆的过程。如排尿反射、血液凝固、分娩等生理过程均是通过正反馈调节实现的（图 1-4）。

2. 负反馈　负反馈（negative feedback）是指反馈信息能抑制或减弱控制部分活动的调节方式。人体内大多数生理功能是通过负反馈进行调控的，是人体功能维持稳态的重要且常见的调节机制，是可逆的过程。如动脉血压在一定水平上保持相对稳定，呼吸、血糖浓度、激素含量、血细胞数、体温等的相对稳定都是通过负反馈调节机制实现的（图 1-5）。

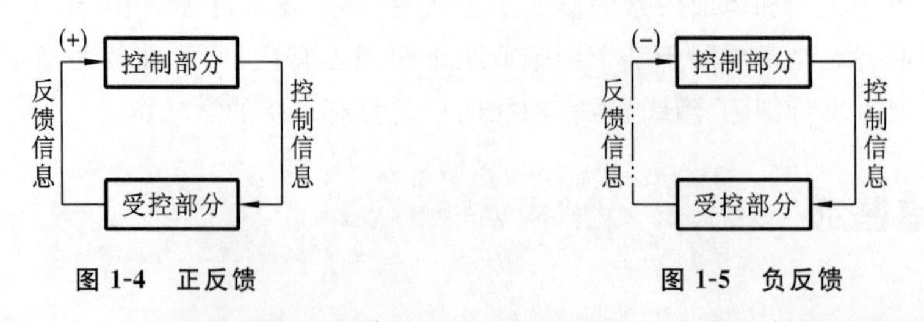

图 1-4　正反馈　　**图 1-5　负反馈**

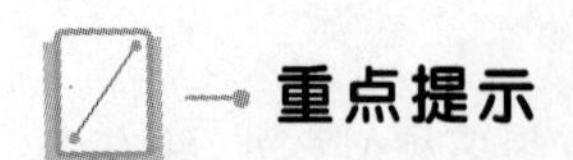

反馈的概念，正反馈、负反馈的意义

练习与思考

一、名词解释

1. 兴奋性　2. 阈值　3. 内环境　4. 稳态　5. 反射　6. 反馈　7. 正反馈　8. 负反馈

二、单项选择题

1. 机体的内环境是指(　　)。

A. 细胞内液　B. 细胞外液　C. 脑脊液　D. 细胞间液　E. 血浆

2. 机体内环境稳态是指(　　)。

A. 细胞外液化学成分保持相对恒定　B. 细胞外液理化性质保持相对恒定

C. 细胞内液化学成分保持相对恒定　D. 细胞内液理化性质保持相对恒定

E. 细胞内液理化性质保持恒定不变

3. 能引起组织发生反应的最小刺激强度称为(　　)。

A. 有效刺激　B. 阈刺激　C. 阈上刺激　D. 阈值　E. 阈下刺激

4. 关于反射的描述,正确的是(　　)。

A. 在中枢神经系统的参与下,机体对刺激做出的有适应意义的反应

B. 机体的一切活动都是反射活动

C. 只要有中枢神经系统的存在,反射就一定能实现

D. 去大脑动物不能发生反射活动

E. 以上都正确

5. 不属于正反馈调节的是(　　)。

A. 血压调节　B. 排尿反射　C. 排便反射　D. 血液凝固　E. 分娩

6. 关于反馈控制的叙述,正确的是(　　)。

A. 多数情况下,控制部分与受控部分之间为单向信息联系

B. 控制部分与受控部分之间为闭环式回路

C. 反馈信息能减弱控制部分的活动为正反馈

D. 反馈信息能增强控制部分的活动为负反馈

E. 负反馈是维持稳态的重要调节机制

7. 神经调节的基本方式是(　　)。

A. 反馈　B. 反射　C. 反应　D. 反射弧　E. 以上均不正确

8. 下列不属于生命活动基本特征的是(　　)。

A. 新陈代谢　B. 生殖　C. 兴奋性　D. 运动　E. 适应性

三、思考题

1. 刺激引起组织发生反应的条件是什么?

2. 何为内环境?内环境的相对稳定有什么重要意义?

3. 人体功能活动的调节方式有哪几种?举例说明。

(武新雅)

第二章　细胞的基本功能

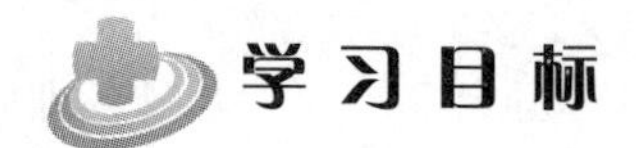

1. 掌握细胞的跨膜物质转运方式，静息电位和动作电位的概念。

2. 熟悉极化、去极化、超极化、复极化、阈电位的概念，静息电位和动作电位的产生机制，受体的概念和功能，神经-肌肉接头处兴奋的传递过程及特点。

3. 了解细胞的信号转导功能，局部电位，兴奋在神经纤维上的传导机制，肌细胞的收缩原理和影响肌肉收缩的因素。

知识导航

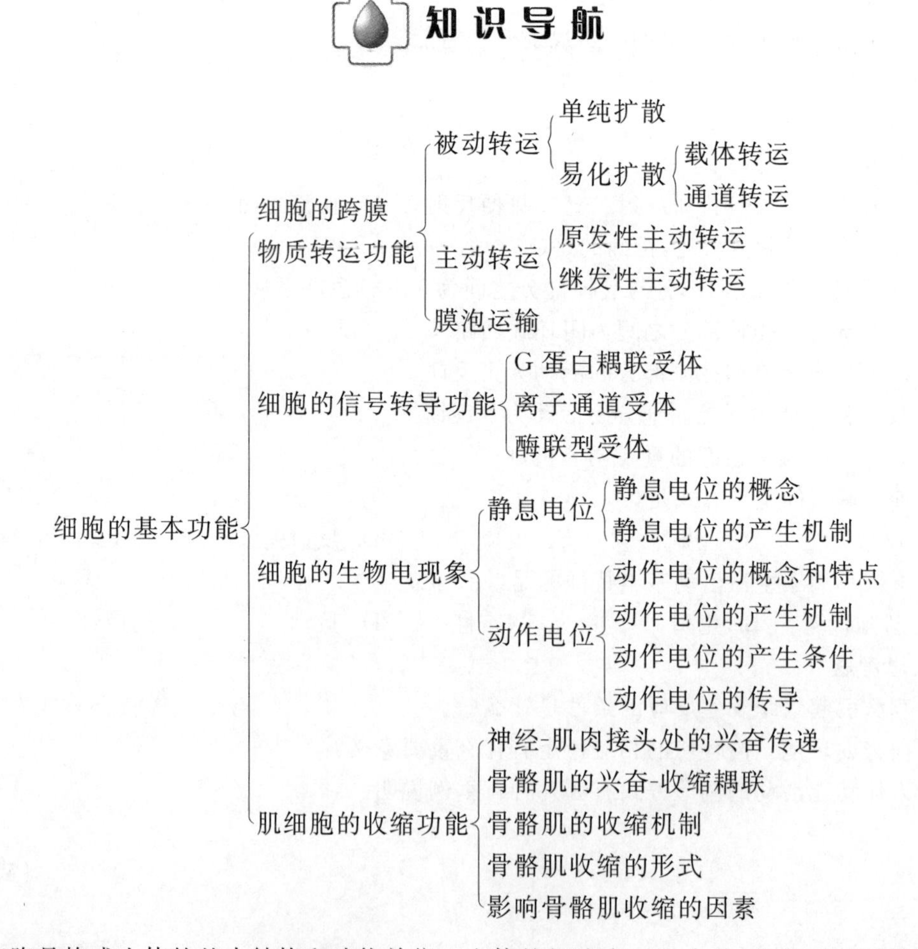

细胞是构成人体的基本结构和功能单位。人体的细胞有200多种，分布于不同的部位，执

行特定的功能。但是对于所有细胞或某些细胞群体而言，许多基本的功能活动具有普遍性。本章主要介绍细胞具有共性的基本功能，包括细胞的跨膜物质转运功能、细胞的信号转导功能、细胞的生物电现象和肌细胞的收缩功能。

第一节　细胞的跨膜物质转运功能

细胞膜又称质膜，是细胞和内环境之间的屏障。它使细胞能相对独立地存在于机体的内环境之中，同时通过细胞膜使细胞与内环境之间进行必要的物质转运。细胞膜主要由脂质、蛋白质和少量的糖类物质组成。目前大家比较认可的细胞膜结构是液态镶嵌模型学说。液态镶嵌模型学说认为，细胞膜是以液态的脂质双分子层为基架，其间镶嵌着许多具有不同结构和功能的蛋白质(图2-1)。细胞膜中所含的糖类与膜脂质或与蛋白质结合，形成糖脂和糖蛋白，这些结合糖大多位于膜外侧。

细胞的跨膜物质转运形式有多种，依据进出细胞物质的分子大小、脂溶性以及带电性的不同，细胞膜的转运机制各有不同，分述如下。

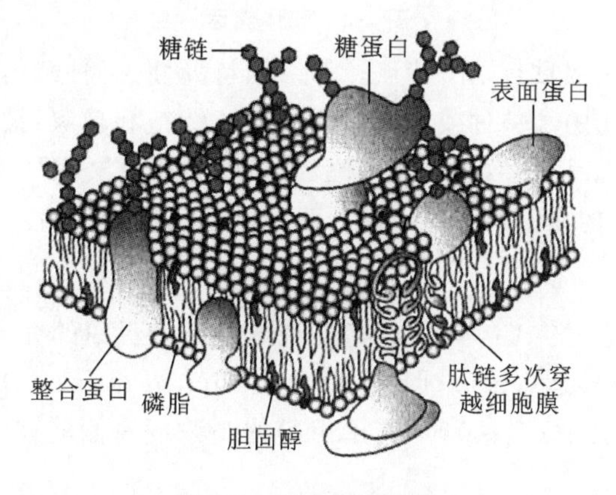

图 2-1　液态镶嵌模型

一、单纯扩散

单纯扩散(simple diffusion)是指脂溶性小分子物质从高浓度一侧向低浓度一侧转运的过程。单纯扩散是一种简单的物理扩散。这种转运方式最简单，既不消耗细胞代谢能，又不依靠细胞膜中蛋白质的帮助，是一种单纯的物理扩散现象。一般来说，能以单纯扩散方式跨膜流动的物质只有脂溶性物质和少数相对分子质量很小的水溶性物质(主要指 O_2 和 CO_2)。如 O_2 从氧分压较高的细胞外液通过细胞膜进入细胞内；CO_2 从二氧化碳分压较高的细胞内经细胞膜扩散至细胞外液等。N_2、乙醇、尿素和甘油等也可经单纯扩散跨膜转运。

二、易化扩散

非脂溶性或脂溶性很小的物质，借助细胞膜上特殊蛋白质的帮助，从细胞膜的高浓度一侧向低浓度一侧转运的过程称为易化扩散(facilitated diffusion)。易化扩散和单纯扩散一样不需要消耗能量,与单纯扩散不同的是它需要有膜蛋白的帮助才能进行。通过易化扩散的方式进行跨膜转运的物质有葡萄糖、氨基酸、K^+、Na^+、Ca^{2+}、Cl^- 等。易化扩散所借助的膜蛋白主要有载体和通道两种,因而易化扩散可分为以下两种形式。

(一) 载体转运

小分子非脂溶性物质经载体蛋白的介导,顺浓度梯度的跨膜转运称为载体转运(carrier-mediated facilitated diffusion)。葡萄糖、氨基酸等物质进入细胞就是以载体转运方式进行的。载体蛋白在细胞膜的溶质浓度高的一侧与溶质结合(图 2-2(a)),结合后即引起膜蛋白构象的改变,把溶质转移到浓度低的一侧后与溶质分离(图 2-2(b)),由此完成跨膜转运。

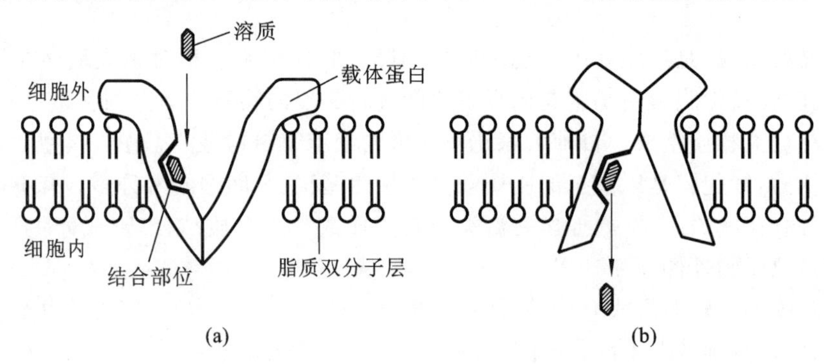

图 2-2 载体转运

经载体介导的易化扩散具有以下特点。①结构特异性:某种载体通过其结合位点选择性地与具有特异性化学结构的某一种或几种物质结合。②饱和现象:被转运的物质在细胞膜两侧的浓度差超过一定范围时,扩散速度保持恒定,出现饱和现象,不再随浓度差的增加而增快。③竞争性抑制:指化学结构相似的溶质经同一载体转运时出现的相互竞争现象。

(二) 通道转运

溶液中的 Na^+、K^+、Ca^{2+}、Cl^- 等带电离子借助于通道蛋白的介导,顺浓度梯度或电位梯度的跨膜转运,称为通道转运(channel-mediated facilitated diffusion)。通道是贯穿细胞膜全层的蛋白质分子。通道开放(激活)时,离子由膜的高浓度一侧转移到低浓度一侧;通道关闭(失活)时,转运终止(图 2-3)。

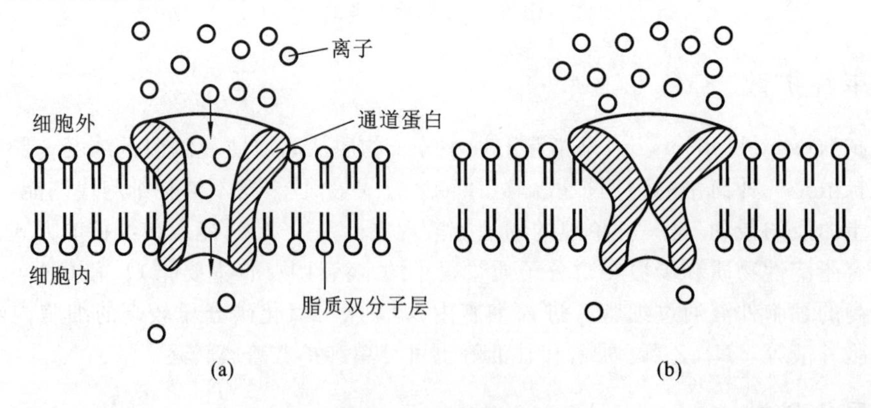

图 2-3 通道转运

经通道中介的易化扩散具有以下特点。①转运速度快:经通道转运的转运速率可达每秒

106～108 个离子，远大于载体转运的转运速率。②离子选择性：每种通道只对一种或几种离子有较高的通透能力，而对其他离子的通透性很小或不通透。根据通道对离子的选择性，可将通道分为钠（Na^+）通道、钾（K^+）通道、钙（Ca^{2+}）通道、氯通道和非选择性阳离子通道等。③门控（gating）特性：在通道蛋白分子内有一些可移动结构或化学基团，在通道内起“闸门”作用。在静息状态下，多数“闸门”处于关闭状态（图 2-3(b)），离子不能通过；只有受到刺激时才引起“闸门”开放（图 2-3(a)），此时离子才能通过通道实现跨膜转运。

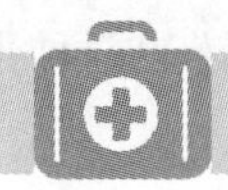

知识拓展

Na^+ 通道遗传性缺陷引起的疾病

某些遗传性疾病是由骨骼肌和心肌 Na^+ 通道遗传性缺陷造成的。一种被称为高钾周期性麻痹的肌障碍，因为肌肉软弱是由血清 K^+ 升高触发的，所以可发生在剧烈运动后或摄入富含 K^+ 的食物之后。另一种被称为先天性肌强直病的肌障碍，其周期性麻痹可由患者接触寒冷引起，并导致肌肉强直（肌肉坚硬）伴有反复发放的肌肉动作电位。长 Q-T 间期综合征（long Q-T syndrome）是一种遗传性心脏节律缺陷，可因心律失常而引起突然死亡。Na^+ 通道异常是这些疾病产生明显症状的根本原因。

根据引起闸门开闭的刺激不同，离子通道可分为受膜电位调控的电压门控性通道，受膜外或膜内化学物质调控的化学门控性通道，以及受机械刺激调控的机械门控性通道等。

单纯扩散和易化扩散的动力都来自膜两侧存在的浓度差（或电位差）所含的势能，不需要细胞另外提供能量，因而这类转运称为被动转运（passive transport）。

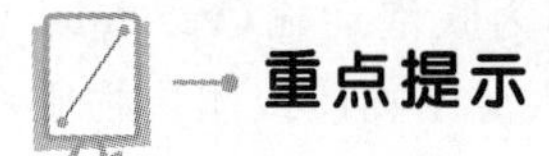

易化扩散的概念、特点

三、主动转运

在生理条件下，人体细胞内、外的离子分布是不均等的。在膜蛋白的帮助下，由细胞代谢提供能量，将物质分子或离子逆浓度梯度或电-化学梯度进行的跨膜转运过程称为主动转运（active transport）。主动转运又可根据转运物质时是否直接消耗 ATP（三磷酸腺苷），分为原发性主动转运和继发性主动转运两种。一般所说的主动转运是指原发性主动转运。

（一）原发性主动转运

细胞直接利用代谢产生的能量将物质逆浓度梯度或电位梯度转运的过程称为原发性主动转运，介导这一过程的膜蛋白称为离子泵。其中，目前研究最充分，对细胞的生命活动来说最重要的，是细胞膜上普遍存在的钠-钾泵（简称“钠泵”），也称为 Na^+-K^+ 依赖式 ATP 酶（图 2-4）。钠泵每分解 1 分子 ATP 释放的能量可以将 3 个 Na^+ 移出细胞外，同时将 2 个 K^+ 移入细胞内，从而维持细胞内、外的 Na^+ 和 K^+ 浓度差。钠泵的活动可使细胞内 K^+ 浓度维持在细胞外 K^+ 浓度的 30 倍以上，而细胞外 Na^+ 浓度可维持在细胞内 Na^+ 浓度的 10 倍以上。

细胞代谢产生的能量，有 1/3 以上用于维持钠泵的活动，因此钠泵的活动具有重要的生理意义：①钠泵活动造成的细胞内高 K^+ 是胞质内许多代谢反应所必需的。②维持细胞内渗透压和细胞容积，防止细胞水肿。③钠泵活动造成的膜内、外 Na^+ 和 K^+ 的势能储备，是细胞生物电活动的前提条件。④建立 Na^+ 的跨膜浓度梯度，为继发性主动转运提供能量。

（二）继发性主动转运

有些物质在进行逆浓度梯度或电位梯度跨膜转运时，所需的能量不是直接由 ATP 分解供给，而是利用原发性主动转运所形成的离子浓度梯度进行，这种间接利用 ATP 的主动转运过程称为继发性主动转运（图 2-5）。继发性主动转运又分为同向转运和逆向转运两种形式。

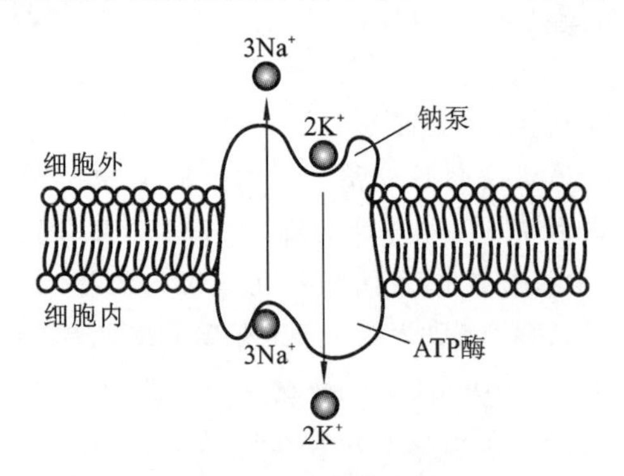

图 2-4　钠泵模式图

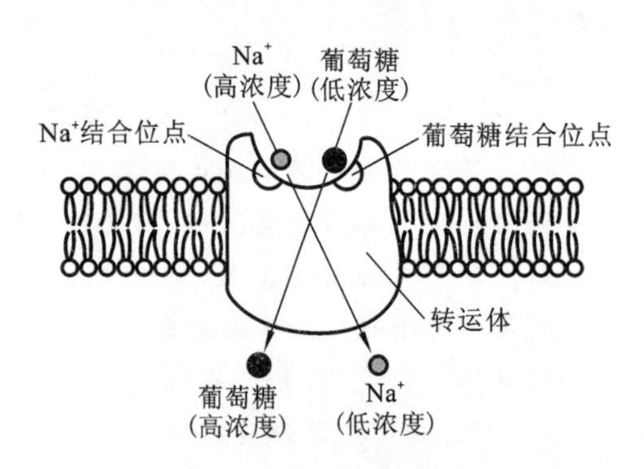

图 2-5　继发性主动转运

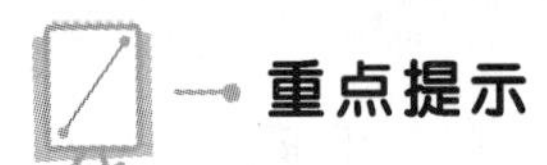

主动转运的概念、特点

四、膜泡运输

上述几种物质转运方式的共同特征是所转运的物质均为小分子物质。体内的一些大分子和颗粒物质不能直接穿过细胞膜，而是由膜包围形成囊泡进行转运，称为膜泡运输（vesicular transport）。膜泡运输是指通过细胞膜更为复杂的结构和功能变化，使大分子物质或团块物质进出细胞的一种主动过程，包括入胞和出胞两种方式。

（一）入胞

细胞外大分子物质或团块物质（如细菌、死亡细胞和细胞碎片等），进入细胞的过程称为入胞（endocytosis）。物质在入胞时，首先要与细胞膜接触，引起该处的细胞膜发生内陷，细胞膜将其包裹起来，形成吞噬泡（图 2-6）。吞噬泡与溶酶体融合后，溶酶体中的蛋白水解酶将被吞入的物质消化分解。

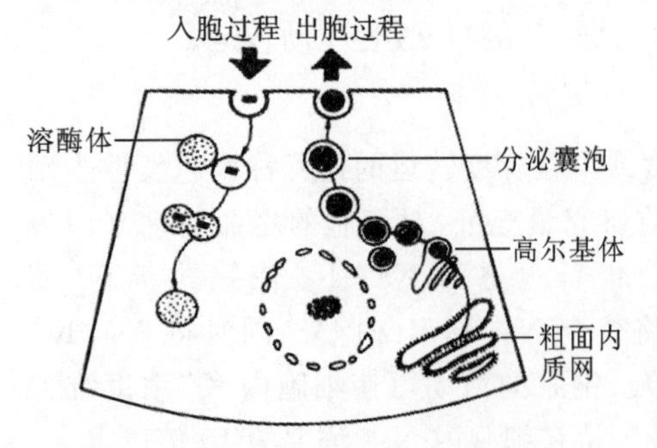

图 2-6　膜泡运输

（二）出胞

细胞内大分子物质或团块物质以分泌囊泡的形式排出细胞的过程称为出胞（exocytosis）。出胞主要见于腺细胞的分泌以及神经末梢递质的释放等。分泌物通常是在粗面内质网的核糖体上合成，再转移到高尔基复合体加工成分泌囊泡，囊泡逐渐移向细胞膜的内侧，并与细胞膜发生融合、破裂，最后将囊泡内容物释放到细胞外（图 2-6）。

第二节　细胞的信号转导功能

机体细胞的活动受各种化学物质的调节，如神经递质和激素。大多数调节性化学物质分子并不进入细胞，而是作用于细胞膜表面的受体。受体（receptor）是指存在于细胞膜上或细胞内，能识别并特异性结合化学信息，进而引起细胞产生特定生物学效应的特殊蛋白质。与受体特异性结合的物质称配体。通过膜蛋白分子构型的改变，将调节信息以新的信息形式传递至膜内，进一步引起细胞相应功能的变化。这一过程称为跨膜信号转导。

按照分布部位的不同，受体可分为膜受体、胞质受体和核受体。通常所说的受体主要指膜受体，膜受体在细胞的跨膜信号转导过程中发挥重要作用。根据它们的分子结构和信号转导方式，大体可以分为三类，即G蛋白耦联受体、离子通道受体和酶联型受体。

一、G蛋白耦联受体

G蛋白耦联受体是最大的细胞表面受体家族之一。G蛋白耦联受体介导的信号转导过程复杂。G蛋白耦联受体与细胞外的信号分子（第一信使）发生特异性结合，激活细胞膜内侧面的G蛋白；活化的G蛋白进一步激活膜上的G蛋白效应器（酶和离子通道）；效应器酶又可进一步催化生成第二信使，将细胞外信号分子携带的信息转导至细胞内，后者通过蛋白激酶系统影响细胞内生理过程。典型的G蛋白耦联受体包括肾上腺素能α受体、肾上腺素能β受体和胆碱能M受体等。

二、离子通道受体

细胞膜中有些蛋白质，既可识别、结合特异性配体发挥受体的作用，本身又是通道，因此称为离子通道受体。这类受体包括烟碱型乙酰胆碱受体、谷氨酸的离子型受体及γ-氨基丁酸的离子型受体、天冬氨酸受体和甘氨酸受体等，它们的配体通常是神经递质。配体与受体结合后直接影响通道的状态，使其开放并引起离子的跨膜转运。

三、酶联型受体

酶联型受体是指细胞膜上一些既有受体作用又有酶活性的蛋白质，受体的膜外侧面有信号分子的结合位点，这些结合位点起受体作用；受体的膜内侧面具有催化酶的作用，通过这种双重作用来完成信号转导功能。酶联型受体主要有以下两种。

（一）酪氨酸激酶受体

这类受体具有酪氨酸激酶活性，能够使底物在酪氨酸残基上发生磷酸化。大部分生长因子、胰岛素都与这类受体结合完成信号转导。

（二）鸟苷酸环化酶受体

这类受体具有鸟苷酸环化酶活性。一旦配体结合于受体，激活的鸟苷酸环化酶可使胞质内的三磷酸鸟苷(GTP)生成环-磷酸鸟苷(cGMP),后者是一种特定第二信使。心房钠尿肽和脑钠尿肽是鸟苷酸环化酶受体的重要配体,可刺激肾脏排泄钠和水,并使血管平滑肌松弛。

第三节　细胞的生物电现象

机体生命活动过程中伴随出现的电现象称为生物电(bioelectricity)。生物电是机体普遍存在的一种十分重要的生命现象。临床上用于辅助诊断的心电图、脑电图、肌电图和视网膜电图等就是通过引导电极所记录到的生物电现象。细胞生物电发生在细胞膜的两侧,故称为跨膜电位,简称膜电位。跨膜电位包括细胞处于安静状态时的静息电位(resting potential,RP)和受到刺激后产生的动作电位(action potential,AP)。

一、静息电位

(一) 静息电位的概念

静息电位(RP)是指细胞处于安静状态时存在于细胞膜两侧的电位差。测量细胞静息电位的方法如图 2-7 所示,将示波器的两个电极(参考电极和测量电极)置于安静状态下的神经细胞外表面时,示波器屏幕上的光点在等电位做横向扫描,说明细胞膜外表面的任意两点之间没有电流移动,不存在电位差。但如果把参考电极置于细胞膜外表面,测量电极刺入细胞膜内,屏幕上的光点迅速从等电位下降到一定水平并继续做横向扫描,这说明细胞膜内、外两侧存在电位差。由于这一电位差是存在于安静细胞的膜两侧,故称为静息电位。

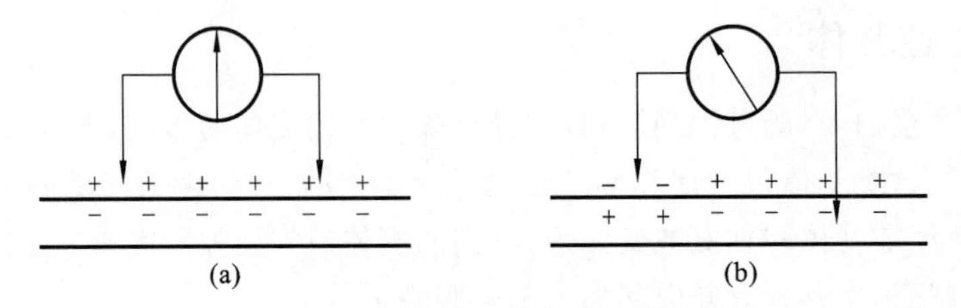

图 2-7　静息电位的测量方法

静息时,膜外电位高于膜内电位。如果膜外电位看成是零,绝大多数细胞的静息电位都是负电位,范围在－100～－10 mV 之间。如骨骼肌的静息电位约－90 mV,神经细胞的静息电位为－90～－70 mV,平滑肌的静息电位为－60～－50 mV,红细胞的静息电位为－10 mV等。静息电位的大小通常以负值的大小来判断,负值越大表示膜两侧的电位差越大,即静息电位越大。例如,从－70 mV 变化到－90 mV,为静息电位增大,反之则称为静息电位减小。人们通常把静息电位存在时,细胞膜外正内负的稳定状态称为极化(polarization),静息电位的增大称为超极化(hyperpolarization),静息电位的减小称为去极化(depolarization),细胞膜去极化后再向静息电位方向恢复,称为复极化(repolarization)。静息电位与极化状态是一个现象的两种表达方式,它们都是细胞处于静息状态的一个标志。

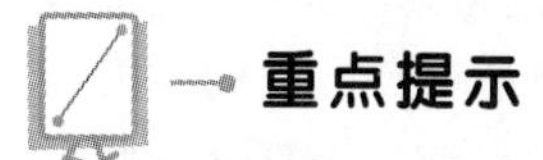

静息电位、极化、去极化、超极化、复极化的概念

(二) 静息电位的产生机制

膜电位形成的基本原因是离子的分布不均匀，而离子的分布不均匀有两个条件：①钠泵活动所形成的膜内、外两侧的离子浓度差；②细胞膜在不同状态下对各种离子的通透性不同。如前所述，细胞膜上钠泵的活动使得膜两侧 Na^+ 和 K^+ 的分布明显不均衡，细胞外分布有大量的 Na^+，细胞内则存在大量的 K^+（表 2-1）。

表 2-1　哺乳动物骨骼肌细胞外和细胞内主要离子的浓度

主要离子	离子浓度/(mmol/L)		细胞膜内外浓度比
	细胞内	细胞外	
K^+	155	4	39∶1
Na^+	12	145	1∶12
Cl^-	4	120	1∶30
A^-	155		

研究发现，细胞安静时膜对 K^+ 的通透性较大，对 Na^+ 的通透性很小，对蛋白质负离子（A^-）不能通透，因此，K^+ 顺浓度差外流。K^+ 外流将正电荷移向膜外，A^- 不能通过细胞膜而留在膜内，这样在膜的内、外两侧就形成了外正内负的电位差。K^+ 外流造成的外正内负的电场力将阻碍带正电的 K^+ 继续外流，而且 K^+ 外流愈多，这种电场力的阻碍就会愈大。当浓度差促使的 K^+ 外流力量与电位差阻碍 K^+ 外流的力量平衡时，即膜两侧的电-化学驱动力为零时，K^+ 的跨膜流动停止。此时膜两侧电位差就稳定在某一数值，即静息电位。因其是 K^+ 移动达到平衡时的膜电位，所以又称作 K^+ 的电-化学平衡电位。

由上述可知，影响静息电位的因素有：①细胞膜内、外 K^+ 浓度差。如果增加细胞外液中的 K^+ 浓度，使细胞膜内、外 K^+ 浓度差减小，导致静息电位相应减小；反之，如果降低细胞外液中的 K^+ 浓度，静息电位将增大。②膜对 Na^+ 和 K^+ 的相对通透性。如果增加细胞膜对 K^+ 的通透性，静息电位将增大。③钠泵活动的水平。钠泵的活动本身具有生电作用，每次活动时将 3 个 Na^+ 转运到细胞外，只将 2 个 K^+ 转运到细胞内，造成细胞内负电位，因此钠泵的活动也影响静息电位的形成。

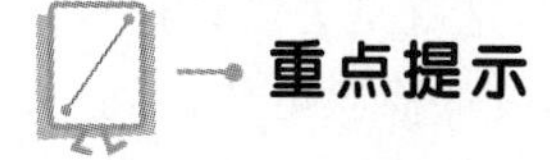

静息电位的产生机制

二、动作电位

(一) 动作电位的概念和特点

1. 动作电位的概念　动作电位是指可兴奋细胞在静息电位基础上接受有效刺激后产生的一个迅速可传播的膜电位波动。不同细胞的动作电位具有不同的形态，它是细胞兴奋的标志。以神经细胞的膜电位变化为例，在安静状态下，当神经细胞受到一个有效刺激时，其膜电位从 -70 mV 逐渐去极化达阈电位水平，此后迅速上升至 $+30$ mV，形成动作电位的升支(去

极相)，随后又迅速复极至接近静息电位的水平，形成动作电位降支(复极相)。两者共同形成尖锋状的电位变化，称为锋电位。锋电位是动作电位的主要组成部分，具有动作电位的主要特征。锋电位后出现膜电位低幅缓慢的波动，即后电位。后电位包括两部分，前一个部分的膜电位仍小于静息电位，称为负后电位；后一部分的膜电位大于静息电位，称为正后电位(图 2-8)。

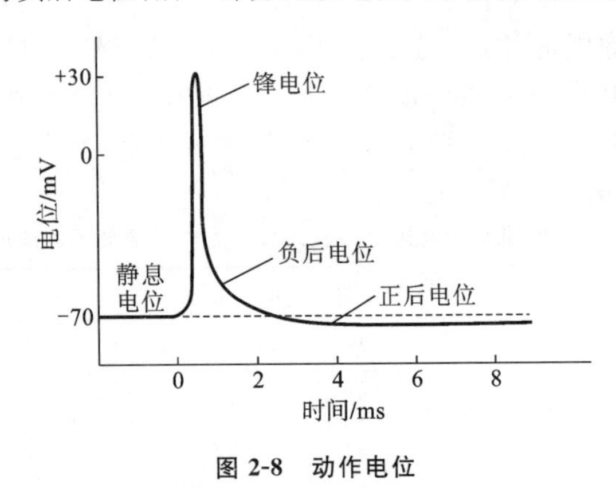

图 2-8　动作电位

2. 动作电位的特点

(1)“全或无”特性　动作电位一旦产生，幅度就达到该细胞动作电位的最大值，不会因刺激强度的增大而继续增大。

(2) 不衰减式传导　动作电位一旦在细胞膜的某一部位产生，它就会立即向周围传播，而且传播的过程中，其幅度和波形始终保持不变。

(3) 脉冲式　连续刺激产生的多个动作电位之间总是有一定的间隔，不会发生融合，呈现为一个个独立的脉冲式动作电位发放。

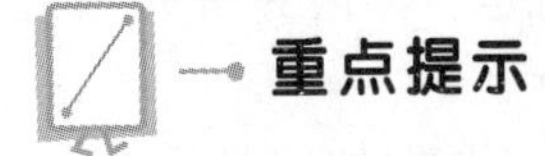

动作电位的概念和特点

(二) 动作电位的产生机制

当细胞受到一次有效刺激时，细胞膜对 Na^+ 的通透性开始增大(少量 Na^+ 通道被激活)，有少量的 Na^+ 顺浓度差和电位差内流，引起静息电位负值减小，细胞膜产生轻度去极化。当膜电位去极化至某一临界电位(阈电位)时，电压门控 Na^+ 通道开放。此时细胞膜对 Na^+ 的通透性突然增大，超过了细胞膜对 K^+ 的通透性，Na^+ 快速大量内流，使膜内电位急剧上升，由原来安静时的外正内负状态变为内正外负的状态，形成动作电位的上升支，这就是去极化过程。当膜内正电位增大到足以阻止 Na^+ 内流时，细胞膜对 Na^+ 的净移动为零，从而膜电位达到一个新的平衡电位，即为 Na^+ 平衡电位。Na^+ 通道开放的时间很短，随后电压门控 Na^+ 通道失活，迅速关闭。细胞膜对 Na^+ 通透性迅速减小，而同时细胞膜上的电压门控 K^+ 通道受去极化影响而开放，使得细胞膜对 K^+ 通透性增大，K^+ 在电-化学驱动力作用下大量快速外流，使膜出现快速复极化，细胞内正电荷迅速减少，膜内电位急剧下降至零电位，此时电位差消失，但浓度差继续推动 K^+ 外流，当促使 K^+ 外流的浓度差和阻止 K^+ 外流的电位差这两种相互拮抗的力量达到平衡时，K^+ 净外流停止，膜电位基本恢复到静息水平，形成动作电位的下降支。

动作电位是组织或细胞产生兴奋的标志。在动作电位发生期间，Na^+ 内流和 K^+ 外流都属于经通道的易化扩散，不需细胞代谢供能。但随后离子不均衡分布状态的恢复，即将流入细

胞内的 Na^+ 重新转运到细胞外和将流出细胞的 K^+ 重新转运回细胞内却需要消耗能量，这是由细胞膜上的钠泵逆浓度差转运 Na^+ 和 K^+ 实现的。

综上所述，动作电位的上升支主要是由于电压门控 Na^+ 通道激活后 Na^+ 大量快速内流形成的；动作电位的下降支则是电压门控 Na^+ 通道失活使得 Na^+ 内流停止，以及电压门控 K^+ 通道激活后 K^+ 快速外流的结果。

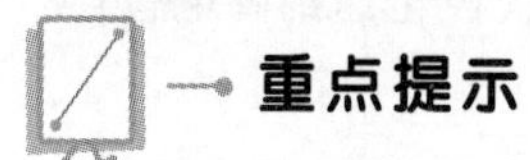

动作电位的产生机制

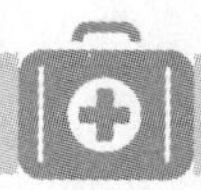

知识拓展

河豚毒素（tetrodotoxin，TTX）是小分子的水溶性化合物，能阻断神经和肌纤维上的电压门控 Na^+ 通道，使动作电位在这些细胞上难以传导或不能传导。它们对 Na^+ 通道的高亲和力使它们被列为强毒素之一。

（三）动作电位的产生条件

1. 阈电位　能触发细胞产生动作电位的临界膜电位值称为阈电位（threshold potential，TP）（图 2-9），因此，去极化达到阈电位水平是细胞产生动作电位的必要条件。一般来说，阈电位比静息电位小 10～20 mV，如神经细胞的静息电位为－70 mV，其阈电位为－55 mV 左右。

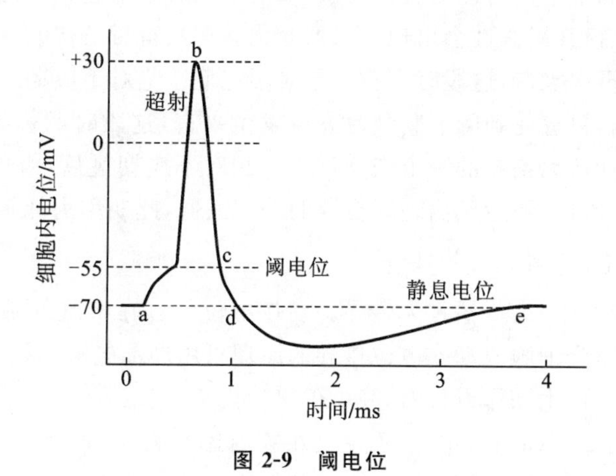

图 2-9　阈电位

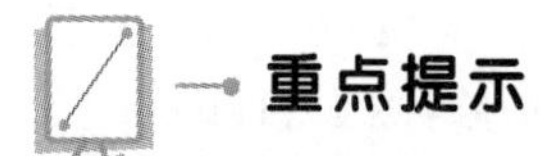

阈电位的概念

能使静息电位发生去极化刚好达到阈电位的刺激，称为阈刺激。小于阈刺激称为阈下刺激，大于阈刺激称为阈上刺激。

2. 局部兴奋　单个阈下刺激不能发生动作电位，但可使受刺激的局部细胞膜少量 Na^+ 通道开放，细胞膜对 Na^+ 的通透性轻度加强，少量 Na^+ 内流，造成静息电位数值减小，从而产生较小的去极化。这种去极化的幅度达不到阈电位水平，电位波动较小，只限于膜局部的去极化而不能向远距离传播的电位波动称为局部兴奋。

局部兴奋的特点：①不表现为“全或无”的特征，反应幅度随刺激强度增大而增大；②电紧张性扩布，即传导呈衰减方式，随传播距离的增加而迅速减小，因此不能在膜上做远距离传播；③反应可以总和，由多个相距较近的局部反应同时产生的叠加称为空间总和，由连续刺激产生的多个局部反应先后产生的叠加称为时间总和。总和的结果，可能使膜去极化达到阈电位，从而引发动作电位(图 2-10)。

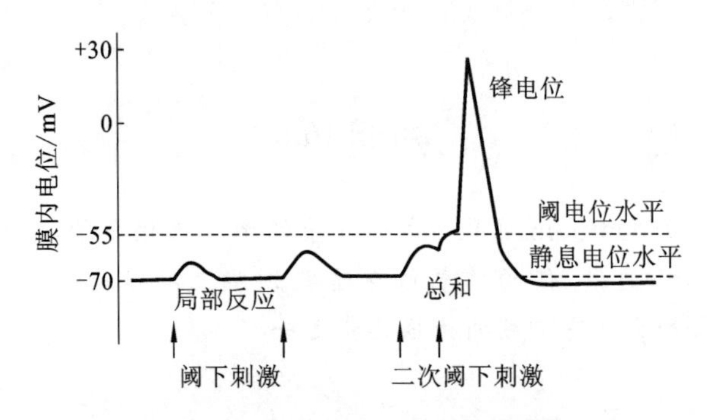

图 2-10　局部反应及其总和示意图

3. 组织的兴奋性及其周期性变化　动作电位是组织或细胞产生兴奋的标志。受刺激后能够产生动作电位的细胞，称为可兴奋细胞。神经细胞、肌细胞和腺细胞都属于可兴奋细胞。可兴奋细胞接受刺激后产生动作电位的能力称为兴奋性(excitability)。一般来说细胞兴奋性的高低与细胞的静息电位和阈电位的距离(或阀值)成反比关系。阈值是衡量细胞兴奋性高低的最常用指标。阈值和细胞兴奋性成反比关系，阈值增大表示细胞兴奋性下降。

细胞在发生兴奋后，其兴奋性会出现一系列变化。在兴奋后最初的一段时间，无论施加多强的刺激也不能使它再次兴奋，这段时间称为绝对不应期。绝对不应期之后，细胞的兴奋性逐渐恢复，在一定时间内，只有受到阈上刺激后方可发生兴奋，这段时期称为相对不应期。相对不应期是细胞的兴奋性从无到有的一个恢复过程。相对不应期过后，有的细胞还会出现兴奋性的轻度增高，称为超常期；随后又出现兴奋性的轻度减低，此期称为低常期。

(四) 动作电位的传导

动作电位在同一细胞上的传播称为传导。动作电位一旦在细胞的某一部分产生，可沿细胞膜不衰减地传播到整个细胞。动作电位传导的原理可用局部电流学说来解释。

在细胞膜某一部位产生动作电位时，膜电位出现内正外负的状态，而邻近未兴奋部位仍保持内负外正的状态(图 2-11(a))。这样，不论是在膜内还是膜外，兴奋部位和未兴奋部位之间都存在电位差，两者之间发生电荷移动，产生局部电流。局部电流的结果是未兴奋部位膜内电位升高而膜外电位降低，即发生了去极化，当去极化达到某一临界电位(阈电位)水平时，引起未兴奋部位暴发动作电位。如此，动作电位便通过局部电流传播至整个细胞(图 2-11(b))。

以上是兴奋在无髓神经纤维和其他可兴奋细胞(如骨骼肌细胞)的传导。有髓神经纤维的髓鞘既不导电又不允许离子通过，局部电流只能发生在无髓鞘的朗飞结之间，即动作电位在兴奋的朗飞结与未兴奋的朗飞结之间呈跳跃式传导。故有髓神经纤维的传导速度比无髓神经纤维快得多。例如，人的有髓神经纤维最高传导速度可超过 100 m/s，而一些无髓神经纤维的传导速度则不足 1 m/s。

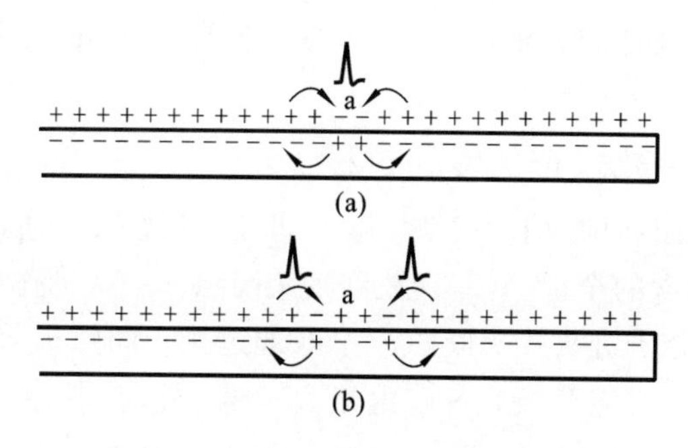

图 2-11　兴奋在神经纤维上的传导

第四节　肌细胞的收缩功能

机体的各种运动都是通过肌肉收缩完成的。人体内的肌肉组织包括骨骼肌、心肌和平滑肌 3 种，虽然这 3 种肌肉组织的形态结构和功能各具不同特点，但其收缩的机制基本相同。本节以骨骼肌为例，讨论肌细胞的收缩机制及其力学特征。

骨骼肌运动受意识支配，因此骨骼肌又称为随意肌。中枢神经兴奋通过神经-肌肉接头传递信息引起肌肉兴奋，继而导致收缩。

一、神经-肌肉接头处的兴奋传递

(一) 神经-肌肉接头的微细结构

神经-肌肉接头由接头前膜、接头后膜和接头间隙三部分组成(图 2-12)。接头前膜是运动神经末梢在接近肌细胞处失去髓鞘，形成膨大并嵌入肌细胞膜凹陷中的轴突末梢的细胞膜。轴突末梢中含有许多囊泡，称为突触小泡(接头小泡)。一个突触小泡含有约 1 万个乙酰胆碱(acetylcholine，ACh)分子。接头后膜是与接头前膜相对应的凹陷的肌细胞膜，又称运动终板或终板膜。终板膜上有与 ACh 特异结合的 N_2 型 ACh 受体，它的本质是一种化学门控通道。

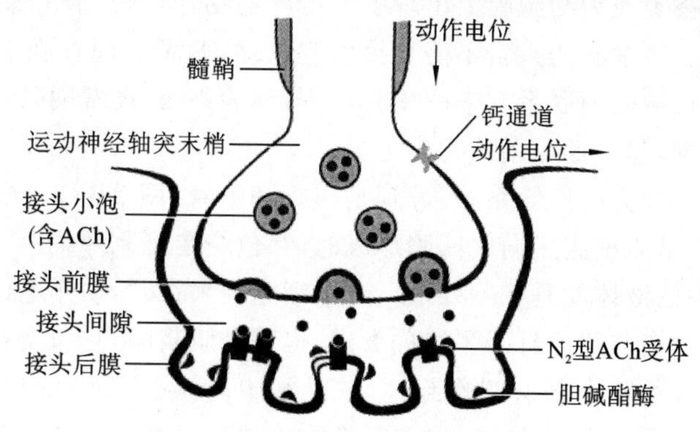

图 2-12　神经-肌肉接头的微细结构

接头前膜与终板膜之间充满细胞外液的间隙，即接头间隙。另外，终板膜上还存在分解 ACh 的胆碱酯酶。

（二）神经-肌肉接头处兴奋的传递过程

当神经冲动到达轴突末梢时，引起接头前膜去极化，导致 Ca^{2+} 通道开放，Ca^{2+} 内流触发大量囊泡以出胞的方式将所含的全部 ACh 释放到接头间隙。一次动作电位可引起 200～300 个囊泡释放，使 10^7 个 ACh 分子进入接头间隙。ACh 通过接头间隙扩散至终板膜，与 N_2 型 ACh 受体结合后，导致 Na^+、K^+ 通道开放。Na^+ 内流大于 K^+ 外流，其结果是终板膜发生去极化，这一局部去极化电位称为终板电位(end-plate potential)。终板电位是局部电位。当终板电位的总和足以引起邻近肌细胞膜去极化达到阈电位时，邻近肌细胞膜暴发动作电位引起肌细胞兴奋，从而完成神经纤维和肌细胞之间的信息传递。

ACh 发挥传递信息的作用后，很快被终板膜上的胆碱酯酶分解而失去作用，从而保证了一次神经冲动只能引起一次肌细胞兴奋，因此神经-肌肉接头处的兴奋传递是 1∶1 的，即运动神经纤维每有一次有效冲动到达末梢，就能可靠地使肌细胞产生一次兴奋。

（三）神经-肌肉接头处兴奋传递的特点

神经-肌肉接头处的兴奋传递与动作电位在神经纤维上的传导不同，它有以下特点。

1. 单向传递 单向传递即兴奋只能由接头前膜传向终板膜，而不能反向传递。

2. 时间延搁 兴奋通过神经-肌肉接头需要 0.5～1.0 ms，远比神经冲动通过同样距离的神经纤维要慢得多。兴奋经神经-肌肉接头传递的过程属于电-化学-电过程，化学性神经递质从接头前膜的释放和经接头间隙的扩散耗时较长。

3. 易受内环境变化的影响 细胞外液的离子成分、pH 值、药物等容易影响神经-肌肉接头的传递。如筒箭毒(tubocurarine)可特异性阻断终板膜上的 N_2 型 ACh 受体，使神经-肌肉接头的传递功能丧失，临床上用此来作为肌肉松弛药；重症肌无力患者的发病是由于自身免疫性抗体破坏了终板膜上的 N_2 型 ACh 受体而引起的；肉毒杆菌中毒导致的肌无力则是由于毒素抑制了接头前膜 ACh 释放的结果；有机磷农药中毒时，有机磷使胆碱酯酶磷酰化而丧失活性，造成 ACh 在接头间隙过多蓄积，可引起骨骼肌出现自发性纤颤；而解磷定能恢复胆碱酯酶的活性，故可用作有机磷中毒的特效解毒药等。

二、骨骼肌的兴奋-收缩耦联

骨骼肌细胞的兴奋表现为细胞膜上出现了可传导的动作电位，骨骼肌的收缩则是肌细胞内部肌丝滑行的结果。肌细胞的兴奋不能直接引起收缩，两者之间存在一个耦联过程。将骨骼肌细胞的电兴奋和机械收缩联系起来的中介过程，称为兴奋-收缩耦联，实现兴奋-收缩耦联的组织结构是肌管系统，起关键作用的物质是 Ca^{2+}。

骨骼肌细胞有两套独立的肌管系统，分别是横管和纵管(图 2-13)。横管是走行方向与肌原纤维垂直的管道，它是肌细胞膜向内凹陷形成的，并包绕在肌原纤维上。所以横管实质上是肌细胞膜的延续，管中的液体就是细胞外液。当肌细胞膜兴奋时，动作电位可沿横管传入肌细胞内部。纵管是走行方向与肌原纤维平行的管道，也就是肌浆网，它包绕在肌原纤维周围。纵管在靠近横管附近形成的膨大部分叫作终池，它是细胞内储存 Ca^{2+} 的场所。终池内 Ca^{2+} 的浓度比肌浆高 1000 倍，膜上有 Ca^{2+} 释放通道，存在有丰富的钙泵。在骨骼肌，横管及两侧终池共同构成一个三联管结构。三联管的作用是把从横管传来的动作电位转换为终池 Ca^{2+} 的释放，而终池释放的 Ca^{2+} 则是引起肌细胞收缩的直接动因。所以，三联管是实现骨骼肌兴奋-收缩耦联的重要结构基础。

骨骼肌兴奋-收缩耦联的基本过程：细胞膜上的动作电位沿肌细胞膜和横管膜扩布至三联管处，激活横管膜上 L 型 Ca^{2+} 通道。L 型 Ca^{2+} 通道通过变构作用激活终池膜上的 Ca^{2+} 通道，终池中 Ca^{2+} 释放入胞质，胞质内 Ca^{2+} 浓度升高达静息时的 100 倍，引发肌肉收缩，胞质内 Ca^{2+} 浓度升高激活肌浆网膜上的钙泵，胞质中 Ca^{2+} 被回收至肌浆网，胞质 Ca^{2+} 浓度降低，出现肌肉舒张。

从以上过程可以看出，把肌细胞的兴奋和收缩过程耦联在一起的关键物质是来自肌浆网的 Ca^{2+}，故也将 Ca^{2+} 称为兴奋-收缩耦联因子。

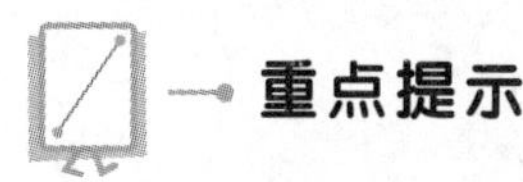

兴奋-收缩耦联的概念

三、骨骼肌的收缩机制

肌细胞除了具有丰富的肌管系统外，胞质内含有大量的肌原纤维。在显微镜下，肌原纤维呈现明、暗交替的横纹，被称为明带和暗带(图 2-13)。明带中央有一条与肌原纤维垂直的横线称为 Z 线。暗带中央也有一条横线称为 M 线，暗带中央相对透亮的区域称为 H 带。两条相邻 Z 线之间的肌原纤维称为肌小节，包括一个位于中间部位的暗带和其两侧各 1/2 的明带，肌小节是肌细胞收缩的基本结构和功能单位。

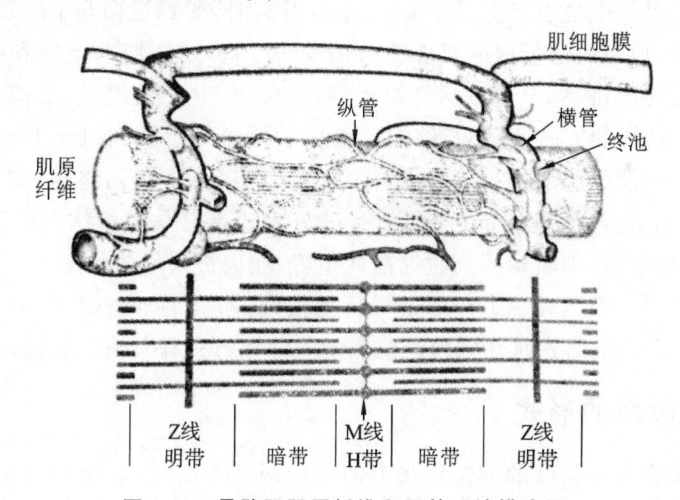

图 2-13　骨骼肌肌原纤维和肌管系统模式图

研究发现，肌肉收缩时暗带长度不变，而明带缩短，H 带也相应变短，称为肌丝滑行理论，其主要内容是骨骼肌的肌原纤维由两组相互平行的粗、细肌丝构成，肌肉的伸长和缩短均通过粗、细肌丝在肌小节内的相互滑动而发生，粗、细肌丝本身长度不变。

(一) 肌丝的分子组成

粗肌丝主要由肌球蛋白(或称肌凝蛋白)构成。每个肌球蛋白分子呈长杆状，分为杆状部和球形头部。杆状部形成粗肌丝的主干，球形头部则形成横桥(图 2-14)。横桥的主要特性：横桥可以和细肌丝上的肌动蛋白分子呈可逆性地结合，引起横桥向 M 线方向扭动；横桥具有 ATP 酶的活性，可以分解 ATP 获得能量，作为横桥摆动的能量来源。

细肌丝由肌动蛋白、原肌球蛋白和肌钙蛋白组成(图 2-14)。肌动蛋白上具有与肌球蛋白横桥的结合位点,一旦横桥与其结合便可引起肌丝的相对滑行,使肌肉缩短。在肌肉安静时,原肌球蛋白掩盖着肌动蛋白的结合位点,阻止其与横桥的结合。肌钙蛋白与原肌球蛋白和肌动蛋白结合在一起,对 Ca^{2+} 有很强的亲和力,当 Ca^{2+} 与其结合后便可引起原肌球蛋白的移位而暴露结合位点,引起肌丝滑行。

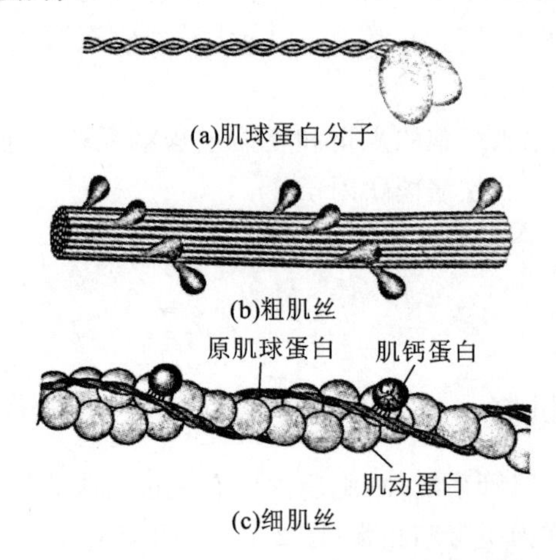

图 2-14 粗肌丝和细肌丝分子结构示意图

(二) 肌肉收缩的过程

当肌细胞上的动作电位引起胞质中 Ca^{2+} 浓度升高时,肌钙蛋白与 Ca^{2+} 结合,并将此信息传递给原肌球蛋白,使原肌球蛋白的双螺旋结构发生变构,暴露肌动蛋白和横桥的结合位点,导致两者结合。此时横桥 ATP 酶的活性被激活,分解 ATP 释放能量,供横桥向 M 线方向摆动,把细肌丝拉向 M 线的方向,肌小节缩短。继而横桥解离后同细肌丝上新位点再结合及再摆动,如此反复进行,肌细胞缩短。当胞质中的 Ca^{2+} 被钙泵转运回终池,胞质中 Ca^{2+} 浓度降低,Ca^{2+} 和肌钙蛋白解离,原肌球蛋白复位,又遮盖肌动蛋白与横桥结合的位点,导致横桥与肌动蛋白分离,横桥复位,细肌丝回到收缩前的位置,肌肉进入舒张状态。

肌肉的收缩需要不断消耗 ATP,用于横桥的摆动;肌肉的舒张也要消耗 ATP,用于钙泵活动,将肌浆中的 Ca^{2+} 泵回到肌浆网内。肌肉的收缩和舒张都要消耗能量,都属于主动过程。

四、骨骼肌收缩的形式

肌肉收缩主要表现在长度的缩短和张力的增加两个方面,而肌肉长度和张力的变化与肌肉承受的负荷和所受刺激频率有关。根据肌肉所承受负荷不同,肌肉收缩可表现为等长收缩或等张收缩;根据所受刺激频率不同,肌肉收缩可表现为单收缩或强直收缩。

(一) 等长收缩和等张收缩

肌肉收缩过程中仅有张力的增加而长度不变的收缩形式称为等长收缩。当肌肉收缩时遇到的负荷(外力)远大于产生的张力时,由于肌肉收缩时不能克服外力而发生缩短,则表现为等长收缩。肌肉收缩时先表现为张力增加,一旦张力超过负荷,其张力就保持不变,表现为长度缩短,这种张力不变,仅有长度缩短的收缩形式称为等张收缩。在整体情况下,骨骼肌的收缩表现为既有长度变化又有张力变化的混合形式,但两者强度不同。如维持身体姿势的肌肉运动,以张力变化为主,近于等长收缩;而四肢肌肉的运动,以长度变化为主,近于等张收缩。

（二）单收缩和强直收缩

单收缩是指肌肉接受一次刺激产生的单个收缩，表现为收缩和舒张两部分。如肌肉受到连续的刺激，每个刺激引起的单收缩就有可能发生复合，称为强直收缩。在刺激频率较低时，每次刺激引起的单收缩彼此分开，产生一连串的单收缩；当刺激频率增加达到一定程度，每一新的刺激出现在前一次收缩的舒张过程，则肌肉还未完成舒张又发生新的收缩，收缩的复合发生在舒张过程，描记的肌肉收缩曲线呈锯齿状，称为不完全强直收缩；如果刺激频率继续增高，使肌肉在前一次收缩的收缩期即开始新的收缩，收缩的复合发生在收缩过程，描记的肌肉收缩完全重叠，看不到锯齿波，则称为完全强直收缩（图 2-15）。

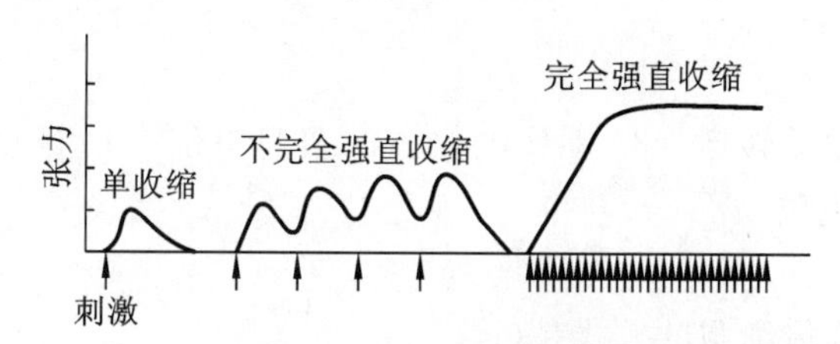

图 2-15　骨骼肌的单收缩和强直收缩

五、影响骨骼肌收缩的因素

肌肉收缩主要受到前负荷、后负荷及肌肉收缩能力的影响。

1. 前负荷　前负荷（preload）是指肌肉收缩前所承受的负荷。前负荷决定了肌肉在收缩前的长度，即肌肉的初长度。在等长收缩条件下，测定不同初长度时肌肉主动收缩所产生的张力，可得到主动张力与肌肉长度的关系曲线。肌肉长度-张力关系曲线（图 2-16）表明：肌肉收缩存在一个最适肌肉长度，在此肌肉长度下收缩，可以产生最大的主动张力，大于或小于此肌肉长度，肌肉收缩产生的肌张力都会下降。

2. 后负荷　肌肉在收缩过程中所承受的负荷称为后负荷（afterload），是肌肉收缩的阻力。肌肉在有后负荷作用的情况下收缩，总是先有张力的增加以克服后负荷的阻力，然后才有长度的缩短。在等张收缩的条件下，测定不同后负荷时肌肉产生的张力和缩短的速度，可得到张力-速度曲线（图 2-17），随着后负荷的增加，收缩张力增加而缩短速度减小。当后负荷为零时，肌肉可产生最大的缩短速度（v_{max}）；当后负荷增加到肌肉完全不能缩短时，可产生最大的

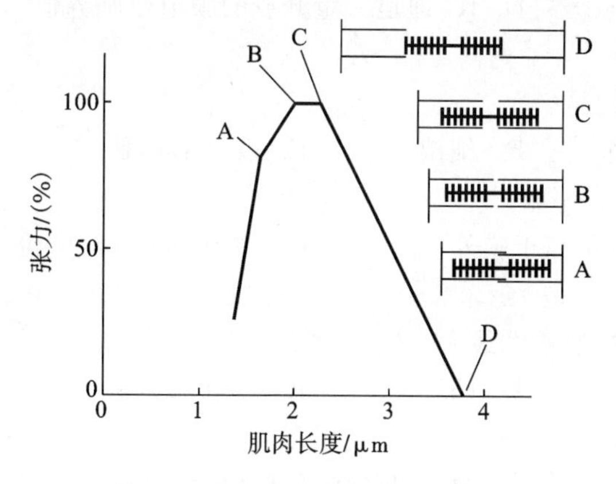

图 2-16　肌肉长度-张力关系曲线

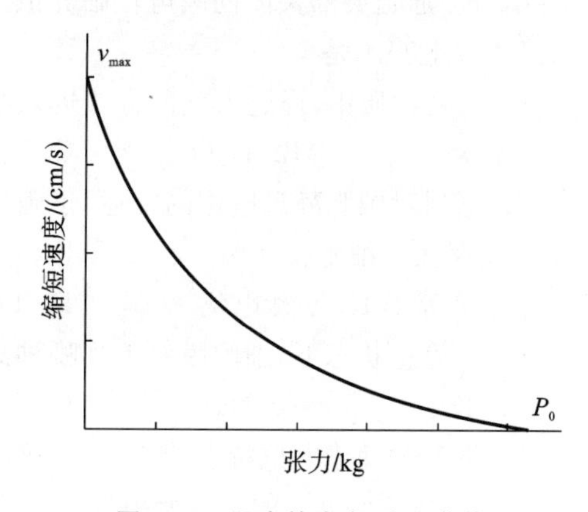

图 2-17　肌肉的张力-速度曲线

收缩张力(P_0)。如上所述,后负荷加大引起肌张力增大。

3. 肌肉收缩能力 肌肉收缩能力是指与负荷无关的决定肌肉收缩效能的肌肉本身的内在特性。肌肉收缩能力既可以影响肌肉收缩产生的张力,也可影响肌肉收缩的缩短速率。例如,当肌肉收缩能力增强时,使同一前负荷条件下肌肉收缩产生的张力、速率都增加;而肌肉收缩能力减弱时,引起相反的结果。肌肉收缩能力主要取决于兴奋-收缩耦联过程中胞质内 Ca^{2+} 的浓度和横桥的 ATP 酶活性,此外,它还受神经和体液因素的影响。

练习与思考

一、名词解释

1. 易化扩散 2. 主动转运 3. 动作电位 4. 静息电位 5. 极化 6. 复极化 7. 去极化 8. 超极化 9. 阈电位

二、单项选择题

1. O_2 和 CO_2 进出人体细胞的方式是(　　)。

A. 单纯扩散　B. 易化扩散　C. 主动转运　D. 出胞和入胞　E. 以上都不是

2. 细胞内的 K^+ 向细胞外移动是通过下列哪种方式进行的?(　　)

A. 单纯扩散　B. 易化扩散　C. 主动转运　D. 出胞　E. 以上都不是

3. 细胞内、外正常 Na^+ 和 K^+ 浓度差的形成和维持依赖于(　　)。

A. 经载体扩散　B. 经通道扩散　C. 原发性主动转运　D. 继发性主动转运　E. 以上都不是

4. 一般情况下,钠泵每分解一分子 ATP 能主动转运(　　)。

A. 2 个 Na^+ 出细胞,3 个 K^+ 入细胞　B. 2 个 K^+ 出细胞,3 个 Na^+ 入细胞
C. 3 个 Na^+ 出细胞,2 个 K^+ 入细胞　D. 3 个 K^+ 出细胞,2 个 Na^+ 入细胞
E. 以上都不是

5. 神经细胞的阈电位是指(　　)。

A. Na^+ 通道大量开放的膜电位临界值　B. Na^+ 通道突然关闭的膜电位临界值
C. K^+ 通道突然关闭的膜电位临界值　D. K^+ 通道大量开放的膜电位临界值
E. 以上都不是

6. 下列物质中,通过入胞的方式进入细胞的是(　　)。

A. Na^+　B. H_2O　C. 葡萄糖　D. 细菌　E. 以上都不是

7. 下列对细胞静息电位的描述,正确的是(　　)。

A. 存在于细胞膜外侧　B. 膜内电位高于膜外　C. 多为一种直流电位　D. 恰等于 K^+ 平衡电位　E. 以上都不是

8. 在静息状态下,细胞膜对下列哪种离子的通透性最大?(　　)

A. K^+　B. Na^+　C. Cl^-　D. Ca^{2+}　E. 以上都不是

9. 下列对动作电位特点的描述,正确的是(　　)。

A. 可被任何大小的刺激所引发　B. 幅度可随刺激强度增大而增大
C. 可沿细胞膜进行电紧张性传播　D. 存在不应期而不会发生融合叠加

E. 以上都不是

10. 具有"全或无"现象的生物电变化是(　　)。

A. 静息电位　B. 动作电位　C. 局部兴奋

D. 终板电位　E. 以上都不是

11. 在神经细胞动作电位的去极相中,膜通透性最大的离子是(　　)。

A. K^{+}　B. Na^{+}　C. Cl^{-}　D. Ca^{2+}　E. 以上都不是

12. 钠泵活动增强时,可兴奋细胞的(　　)。

A. 静息电位绝对值减小　B. 动作电位幅度增加　C. 兴奋性增大

D. 阈电位水平抬高　E. 以上都不是

13. 可兴奋细胞发生兴奋时的共同表现是(　　)。

A. 静息电位　B. 动作电位　C. 局部反应

D. 阈电位　E. 以上都不是

14. 判断组织兴奋性高低的常用指标是(　　)。

A. 刺激频率　B. 刺激时间　C. 阈强度

D. 强度-时间变化率　E. 以上都不是

15. 神经细胞一次兴奋后,其兴奋性在下列哪一时期内最低?(　　)

A. 绝对不应期　B. 相对不应期　C. 超常期

D. 低常期　E. 以上都不是

16. 给可兴奋细胞一次阈下刺激所引起的膜电位变化称为(　　)。

A. 局部反应　B. 动作电位　C. 锋电位

D. 负后电位　E. 以上都不是

17. 下列对兴奋在同一细胞上传导的叙述,正确的是(　　)。

A. 兴奋只在膜上受刺激的邻近部位传导

B. 有髓神经纤维传导速度比无髓神经纤维慢

C. 传导由局部电流刺激未兴奋部位而引起

D. 动作电位幅度随传导距离增加而减小

E. 以上都不是

18. 当神经冲动到达运动神经末梢时,可引起骨骼肌神经-肌肉接头前膜上的(　　)。

A. Na^{+}通道开放　B. K^{+}通道关闭　C. Ca^{2+}通道开放

D. Cl^{-}通道关闭　E. 以上都不是

19. 骨骼肌神经-肌肉接头处的神经递质是(　　)。

A. 乙酰胆碱　B. 去甲肾上腺素　C. 多巴胺

D. 5-羟色胺　E. 以上都不是

20. 在骨骼肌神经-肌肉接头处,能消除乙酰胆碱的酶是(　　)。

A. ATP 酶　B. 胆碱酯酶　C. 胆碱乙酰转移酶

D. 单胺氧化酶　E. 以上都不是

21. 有机磷农药产生中毒症状是由于这类药物能(　　)。

A. 增高胆碱酯酶活性　B. 降低胆碱酯酶活性

C. 增加乙酰胆碱释放量　D. 加速乙酸胆碱水解

E. 以上都不是

22. 骨骼肌收缩时，在一定范围内增加后负荷，可使肌肉的（　　）。
A. 缩短速度加快　　B. 缩短长度增加　　C. 收缩张力增大
D. 收缩起始时间缩短　　E. 以上都不是
23. 骨骼肌是否发生强直收缩，主要取决于（　　）。
A. 刺激强度　　B. 刺激时间　　C. 强度-时间变化率
D. 刺激频率　　E. 以上都不是
24. 正常情况下，人体内的骨骼肌收缩形式几乎全是（　　）。
A. 等长收缩　　B. 等张收缩　　C. 单收缩
D. 完全强直收缩　　E. 以上都不是
25. 下列对肌肉收缩能力的叙述，正确的是（　　）。
A. 一定范围内增加前负荷可使之增强　　B. 一定范围内增加后负荷可使之增强
C. 缺氧、酸中毒等可使之减弱　　D. 不受神经和内分泌的调节
E. 以上都不是

三、简答题

1. 简述细胞膜进行物质跨膜转运的方式。
2. 简述静息电位的产生机制。
3. 简述动作电位的电位变化过程、特点和产生机制。
4. 简述细胞兴奋后所发生的兴奋性周期变化。
5. 简述骨骼肌神经-肌肉接头处兴奋传递的过程。

四、病例分析

某男性患者，16 岁，近来运动后感到极度肌肉无力，尤其是在进食大量淀粉类食物后加重。门诊检查血清钾正常（4.5 mmol/L），但运动后血清钾明显降低（2.2 mmol/L），经补钾治疗后症状缓解。提示：胰岛素有促进细胞摄取 K^+，即 K^+ 由胞外进入胞内的作用。

1. 为什么低血钾会引起极度肌肉无力？
2. 为什么在进食大量淀粉后症状加重？
3. 血钾增高时对肌肉收缩有何影响？为什么？

（陈丽娟）

第三章　血　液

学习目标

1. 掌握血液的理化特性，血液凝固的基本概念与基本过程，ABO 血型系统、Rh 血型系统和输血原则。

2. 熟悉血细胞及其功能。

3. 了解血液的组成。

知识导航

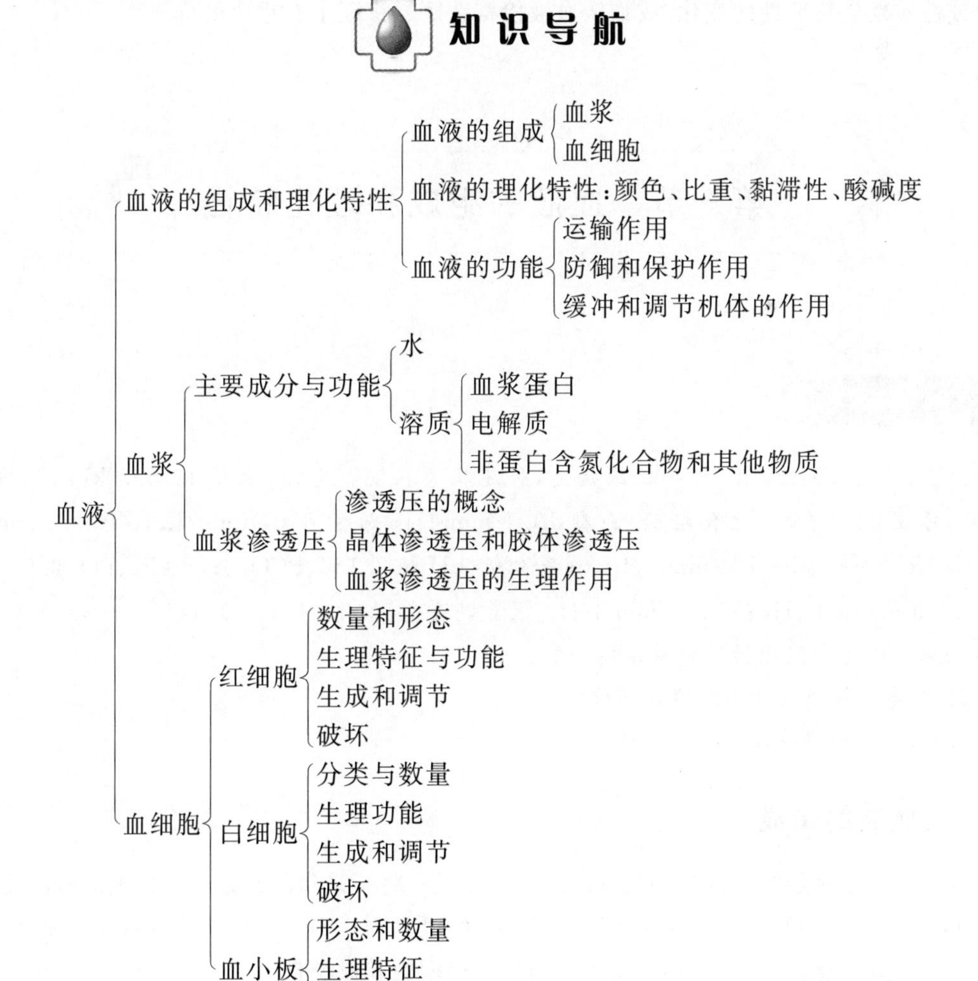

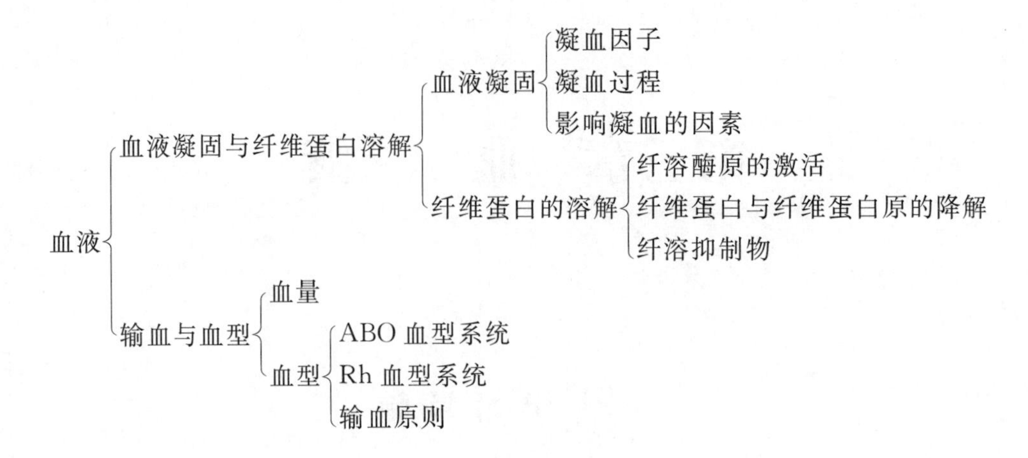

血液是由血浆和血细胞组成的流体组织，在心血管系统内周而复始地循环流动，因此，血液具有物质运输、缓冲、调节体温、参与机体免疫与防御、参与机体的生理性止血等功能。并且通过毛细血管与全身组织进行物质交换，对整个机体内环境稳态起重要作用。当血液总量或组织、器官的血流量不足时，可造成组织损伤，严重时甚至危及生命。很多疾病可导致血液的成分或性质发生特征性的变化，故临床血液检查在医学诊断上有重要的价值。

第一节 血液的组成和理化特性

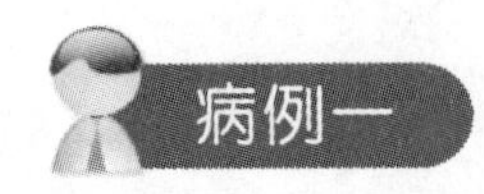

患者，45 岁，男性，有 10 年糖尿病史，昏迷状态入院。查体：血压 12/5.3 kPa，脉搏 101 次/分，呼吸 28 次/分。生化检验：血糖 10.1 mmol/L、尿素 8.0 mmol/L、K^+ 5.0 mmol/L、Na^+ 160 mmol/L、Cl^- 104 mmol/L。血气分析：pH 值 7.136、PCO_2 4.06 kPa、PO_2 9.91 kPa、BE^- 18.0 mmol/L、HCO_3^- 9.9 mmol/L。尿常规检查：酮体(＋＋＋)、糖(＋＋＋)、酸性。诊断为糖尿病昏迷和代谢性酸中毒。请回答：

1. 人体血液正常的 pH 值是多少？
2. 血液怎样维持正常的 pH 值？

一、血液的组成

血液由血浆和悬浮于其中的血细胞两部分组成。将新采集的经过抗凝处理的血液注入试管离心，由于血细胞和血浆的比重不同，血液分为三层(图 3-1)。上层淡黄色液体是血浆，下层是深红色的红细胞，两者之间是一薄层灰白色的白细胞和血小板。

血细胞在血液中所占的容积百分比称为血细胞比容。正常成年男性的血细胞比容为

40%～50%，成年女性为37%～48%。由于血液中白细胞和血小板占总容积的0.15%～1%，故血细胞比容可反映血液中红细胞和血浆的相对数量是否正常。如严重烧伤和腹泻的患者，由于水分大量丢失，因而血细胞比容增高；而在贫血患者中，由于红细胞数量减少，血细胞比容降低。

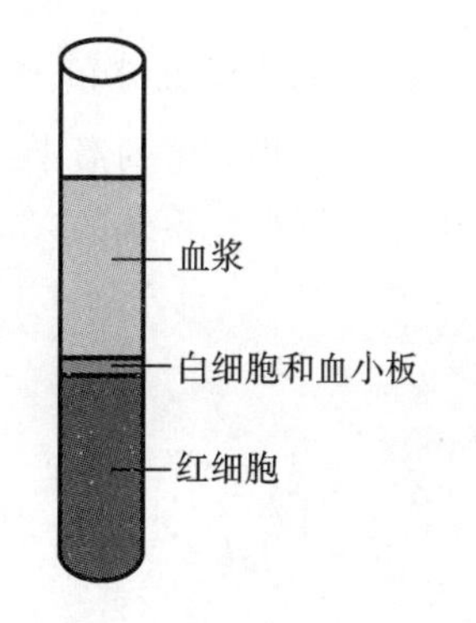

图3-1　血液的组成示意图

二、血液的理化特性

1. 颜色　血液的颜色取决于红细胞内血红蛋白的颜色。氧合血红蛋白呈鲜红色，去氧血红蛋白呈紫蓝色，因此，动脉血因氧合血红蛋白含量多而呈鲜红色，静脉血因去氧血红蛋白含量多而呈暗红色。

2. 比重　正常人全血的比重为1.050～1.060。血液中红细胞数量越多，全血比重就越大。血浆的比重为1.025～1.030，其高低主要取决于血浆蛋白的含量。

3. 黏滞性　血液具有一定的黏滞性。液体的黏度由液体内部分子或颗粒间的摩擦，即内摩擦所决定。与水相比，正常人全血的相对黏度为4～5，血浆的相对黏度为1.6～2.4（温度为37 ℃时）。全血的黏度主要取决于血细胞比容的高低，而血浆的黏度主要决定于血浆蛋白的含量。血液的黏度是形成血流阻力的重要因素之一。当某些疾病使微循环处的血流速度显著减慢时，血液黏度升高，使血流阻力明显增大，从而影响组织的正常灌注。

4. 酸碱度　正常人血浆pH值为7.35～7.45。血浆pH值的相对稳定依赖于血浆内的缓冲物质，以及肺和肾的正常功能。血浆内的缓冲物质主要包括$NaHCO_3/H_2CO_3$、蛋白质钠盐/蛋白质、Na_2HPO_4/NaH_2PO_4三个缓冲对，其中最重要的是$NaHCO_3/H_2CO_3$。当机体产生的酸性或碱性物质进入血液时，通过缓冲物质的缓冲作用，可减轻酸性或碱性物质对血浆pH值的影响，从而维持血浆pH值的相对恒定。

三、血液的功能

血液在心血管中不断循环流动，通过其中所含的各种物质完成不同功能，对机体内环境稳态的维持起重要作用。

（一）运输作用

血液是体内重要的运输工具。血液能将机体所需的O_2和各种营养物质运送到全身各组织细胞，再将组织产生的CO_2和代谢产物运送至肺、肾等器官排出体外，以保持新陈代谢正常进行。

（二）防御和保护作用

血浆中含有的多种免疫物质以及血液中的白细胞，均具有免疫作用。如中性粒细胞对微生物与机体坏死组织具有吞噬分解作用；淋巴细胞具有细胞免疫和体液免疫功能；血小板与血浆中的凝血因子，在血管破裂时有止血和凝血作用，为机体的自我保护功能。

（三）缓冲作用

血液内所含水量和各种矿物质的量都是相对恒定的。血浆作为一缓冲系统，不但可以维持血浆本身及细胞外液的酸碱平衡，而且可以减少各种酸性或碱性物质进入血液时引起的pH值的变化。

(四) 调节机体的作用

内分泌腺分泌的激素和一般组织的代谢产物，通过血液的传递而对机体的活动发挥重要作用。中枢神经系统的兴奋向外传出时，有一部分也是通过体液机理来发挥作用的。

第二节 血 浆

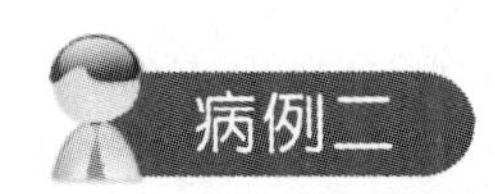

患者，男性，60 岁。有多年乙肝病史，1 个月前出现头晕、恶心、呕吐，随即全身发黄、水肿。初步诊断为重型肝炎。请回答：

1. 人体蛋白质合成减少为什么会引起水肿？
2. 血浆中蛋白质有何作用？

一、血浆的主要成分与功能

血浆的主要成分是水，占血浆总量的 91%～92%；其余为溶质，其中血浆蛋白占血浆总量的 6%～8%，电解质约占 0.9%，非蛋白含氮化合物和其他物质占 1%～2%。

(一) 血浆蛋白

血浆蛋白是血浆中多种蛋白的总称。用盐析法可将血浆蛋白分为白蛋白、球蛋白和纤维蛋白原三类。正常成年人血浆蛋白含量为 65～85 g/L，其中白蛋白的含量最多，为 40～48 g/L，球蛋白为 15～30 g/L。采用电泳法又可进一步将球蛋白区分为 α_1-球蛋白、α_2-球蛋白、β-球蛋白和 γ-球蛋白等。白蛋白与球蛋白的比值为(1.5∶1)～(2.5∶1)。血浆蛋白的主要功能：①形成血浆胶体渗透压，可保持部分水于血管内；②与甲状腺激素、肾上腺皮质激素、性激素等结合，使血浆中的这些激素不会很快地经肾脏排出，从而维持这些激素在血浆中相对较长的半衰期；③作为载体运输脂质、离子、维生素、代谢废物以及一些异物（包括药物）等小分子物质；④参与血液凝固、抗凝和纤溶等生理过程；⑤抵御病原微生物（如病毒、细菌、真菌等）的入侵；⑥营养功能。

(二) 电解质

血浆中的电解质主要由阳离子和阴离子组成。阳离子主要为 Na^+，阴离子主要是 Cl^-。这些离子对保持血浆晶体渗透压、酸碱平衡和组织细胞兴奋性具有重要作用。

(三) 非蛋白含氮化合物和其他物质

血浆中除蛋白质外的含氮化合物，称为非蛋白含氮化合物，主要包括尿素、肌酐、尿酸、氨基酸、胆红素等。临床上把这些非蛋白含氮化合物所含的氮，称为非蛋白氮(NPN)，正常血浆中 NPN 含量是 14～25 mmol/L。血浆中的 NPN 由肾脏排出，所以测定血浆中 NPN 含量，有助于了解肾脏的功能。此外，血浆中还有激素、糖类、维生素等物质。

二、血浆渗透压

（一）渗透压的概念

渗透压是溶液的一种基本特性。只允许溶剂分子通过而不允许溶质分子通过的隔膜叫作半透膜。如果不同浓度的 NaCl 溶液被半透膜分隔时，可以发现水通过半透膜从溶液的低浓度一侧向高浓度一侧扩散，这种现象叫作渗透现象。在高浓度溶液中，由于含有较多数目的溶质微粒，对水产生一定的吸引力，能够透过半透膜将低浓度溶液中的水吸引过来，这种对水的吸引力就叫作渗透压。溶液渗透压的高低取决于溶液中溶质颗粒（分子或离子）数目的多少，而与溶质的种类和颗粒的大小无关。

（二）晶体渗透压和胶体渗透压

正常成人血浆渗透浓度约为 300 mmol/L，即 300 mOsm/(kg・H_2O)，相当于 770 kPa 或 5790 mmHg。血浆渗透压主要由溶解于其中的晶体物质和胶体物质形成。由晶体物质所形成的渗透压称为血浆晶体渗透压，主要由 Na^+ 和 Cl^- 形成；由胶体物质所形成的渗透压称为血浆胶体渗透压，主要由蛋白质形成。血浆中蛋白质含量虽多，但因蛋白质的相对分子质量大，分子数量少，所形成的胶体渗透压小，相当于 3.3 kPa 或 25 mmHg。在血浆蛋白中，白蛋白的相对分子质量小，其分子数量远多于球蛋白，故血浆胶体渗透压的 75%～80%来自白蛋白。若血浆中白蛋白的数量减少，血浆胶体渗透压将明显降低。由于血浆中晶体物质颗粒数量多，因此血浆渗透压主要是血浆晶体渗透压。

（三）血浆渗透压的生理作用

细胞外液中的晶体物质大部分不易通过细胞膜，因此晶体渗透压对保持细胞内、外水的平衡和细胞的正常体积极为重要；血浆蛋白不易通过细胞膜和毛细血管壁，所以在调节血管内、外水的平衡和维持正常的血浆容量中起重要作用（图 3-2）。

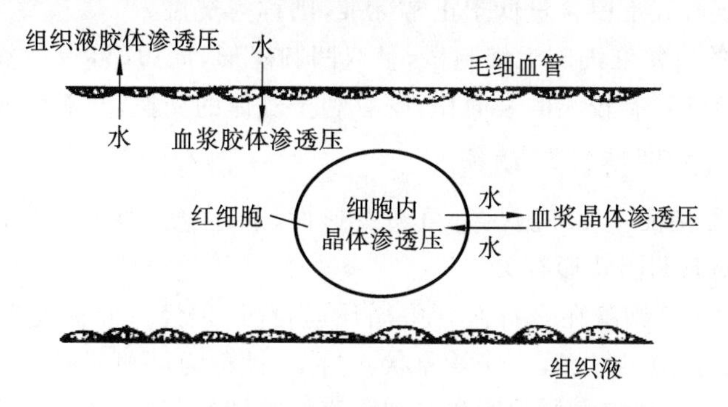

图 3-2　血浆晶体渗透压与胶体渗透压的作用示意图

在临床上和生理实验中所使用的各种溶液，其渗透压与血浆渗透压相等，称为等渗溶液，渗透压高于血浆渗透压的溶液称为高渗溶液，渗透压低于血浆渗透压的溶液称为低渗溶液。0.9%的 NaCl 溶液和 5%的葡萄糖溶液为等渗溶液，红细胞悬浮于其中可保持正常形态和大小。一般把能够使悬浮于其中的红细胞保持正常形态和大小的溶液称为等张溶液。实际上，等张溶液是由不能自由通过细胞膜的溶质所形成的等渗溶液。因此，0.9%的 NaCl 溶液既是等渗溶液，也是等张溶液；1.9%的尿素虽是等渗溶液，却不是等张溶液。

第三节　血　细　胞

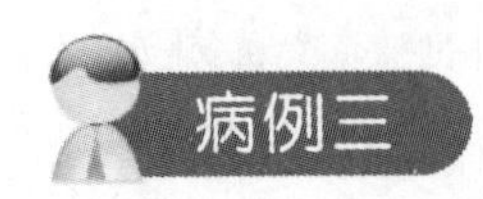

患者，女性，30岁，1年前无明显诱因出现头晕、乏力，家人发现患者面色不如从前红润，近1个月来加重伴活动后心慌。患者月经初潮14岁，7天/27天，末次月经半个月前，近2年月经量多，半年来更明显。血液检查：血红蛋白70 g/L。初步诊断为贫血。请回答：

1. 贫血有哪些类型？
2. 红细胞的作用是什么？

一、红细胞

（一）红细胞的数量和形态

1. 数量　红细胞是血液中数量最多的血细胞。我国成年男性红细胞数为$(4.0\sim5.5)\times10^{12}/L$，成年女性为$(3.5\sim5.0)\times10^{12}/L$。血红蛋白是红细胞内的主要蛋白质。我国成年男性血红蛋白浓度为120～160 g/L，成年女性为110～150 g/L。红细胞数量和血红蛋白浓度不仅有性别、年龄上的差异，还可因生活环境和机体功能状态等的不同而有差异。如儿童低于成年人，但新生儿高于成年人，新生儿可高达$(6.0\sim7.0)\times10^{12}/L$；高原居民高于平原居民。若血液中红细胞数量或血红蛋白含量低于正常标准，则称为贫血。

2. 形态　正常的成熟红细胞无细胞核，呈双凹圆碟形，周边厚，中央薄，直径为7～8 μm。红细胞的形态特点使其具有较大的表面积，既有利于气体的交换，又能增加红细胞的可塑性。

（二）红细胞的生理特征与功能

1. 红细胞的生理特征　红细胞具有可塑变形性、悬浮稳定性和渗透脆性等生理特征，这些特征都与红细胞的双凹圆碟形有关。

（1）可塑变形性　红细胞在全身血管中循环运行时，须经过卷曲变形才能通过口径比它小的毛细血管和血窦孔隙，通过后可恢复原状，这种特性称为可塑变形性。红细胞的可塑变形性与红细胞几何形状、红细胞内的黏度和红细胞膜的弹性有关，其最重要的是红细胞表面积与体积的比值。其比值越大，则变形能力也越大。双凹圆碟形红细胞的可塑变形能力大；遗传性球形红细胞可塑变形能力小。

（2）渗透脆性　红细胞在低渗盐溶液中发生膨胀破裂的特性称为红细胞渗透脆性，简称脆性。红细胞在等渗的0.9%NaCl溶液或5%葡萄糖溶液中可保持其正常形态和大小。若将红细胞悬浮于0.60%～0.80%NaCl溶液中，水将在渗透压差的作用下渗透入细胞，于是红细胞由正常双凹圆碟形逐渐胀大，成为球形；当NaCl浓度降至0.42%时，部分红细胞开始破裂溶血；当NaCl浓度降至0.35%时，则全部红细胞溶血。这一现象表明红细胞对低渗盐溶液具有一定的抵抗力，这种抵抗力大小常以红细胞的脆性表示，抵抗力越大，脆性就越小。生理情况下，衰老红细胞对低渗盐溶液的抵抗力低，即脆性大；而初成熟的红细胞的抵抗力高，即脆性小。有些疾病可影响红细胞的脆性，如遗传性球形红细胞增多症患者的红细胞脆性变大。故测定红细胞的脆性有助于一些疾病的临床诊断。

（3）悬浮稳定性　正常时尽管红细胞比重大于血浆，但下沉缓慢，能相对稳定地悬浮于血浆中，红细胞的这一特性称为悬浮稳定性。通常将加入抗凝剂的血液静置于血沉管中，以红细胞在第一小时末下沉的距离来表示红细胞的沉降速度，称为红细胞沉降率（erythrocyte sedimentation rate，ESR），简称血沉。正常成年男性红细胞沉降率为 0～15 mm/h，成年女性为 0～20 mm/h。红细胞沉降率愈快，表示红细胞的悬浮稳定性愈小。

红细胞悬浮稳定性与红细胞的形态有关，双凹圆碟形的红细胞具有较大的表面积与体积之比，摩擦力较大，阻碍了红细胞的下沉，故红细胞下沉缓慢。在某些疾病（如活动性肺结核、风湿热等）引起红细胞发生叠连后，红细胞团块的总表面积与总体积之比减小，使得红细胞与血浆之间的摩擦力相对减小而导致红细胞沉降率加快。

2. 红细胞的功能　红细胞的主要功能是运输 O_2 和 CO_2，这个功能依靠红细胞内的血红蛋白来完成。一旦红细胞破裂，血红蛋白溢出到血浆中，即丧失其运输功能。

此外，红细胞内含有多种缓冲对，对血液中的酸、碱物质有一定的缓冲作用。红细胞表面还具有Ⅰ型补体的受体（CR1），因而具有一定的免疫功能。

（三）红细胞的生成和调节

1. 红细胞的生成部位　胚胎期红细胞在肝、脾和骨髓内生成，出生后主要在骨髓生成。成年人的髂骨、椎骨、肋骨、胸骨及长骨骨骺端内的红骨髓是生成红细胞的主要场所。红骨髓内的造血干细胞首先分化成为红系祖细胞，再经过原红细胞、早幼红细胞、中幼红细胞、晚幼红细胞和网织红细胞的阶段，成为成熟的红细胞。通常只有成熟的红细胞才能进入循环血中，但也有少量的网织红细胞可进入。若外周血中有大量网织红细胞，则表示造血功能亢进。当机体受到某些药物（如抗癌药物、氯霉素等）或放射线作用时，会抑制骨髓的造血功能，造成红细胞、白细胞和血小板减少，称为再生障碍性贫血。

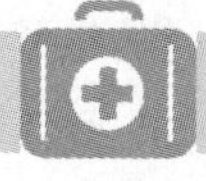

知识拓展

再生障碍性贫血

再生障碍性贫血（aplastic anemia，AA）简称再障，是由多种原因引起的骨髓造血干细胞缺陷、造血微环境损伤以及免疫机制改变，导致骨髓造血功能衰竭，出现以全血细胞减少为主要表现的疾病。根据起病缓急、病情轻重、骨髓损伤程度和转归等，本病分为急性和慢性两型。

2. 红细胞生成所需物质　红细胞的主要成分是血红蛋白，其合成的基本原料是蛋白质和铁。红细胞成熟过程中叶酸和维生素 B_{12} 是必需物质，因此，在红细胞生成的过程中，需要有足够的蛋白质、铁、叶酸和维生素 B_{12} 的供应。此外，红细胞生成还需要氨基酸、维生素 B_2、维生素 C、维生素 E 和微量元素铜、锰、钴、锌等。

(1) 铁　铁是合成血红蛋白的必需原料。成人每天需要 20～30mg 的铁用于红细胞生成,每天来自食物并被吸收的铁大约 1 mg,其余 95%来自体内铁的再利用。衰老的红细胞被巨噬细胞吞噬后,血红蛋白分解所释放的铁可再利用于血红蛋白的合成。当铁的摄入不足,或吸收障碍,或长期慢性失血以致机体缺铁时,可使血红蛋白合成减少,红细胞体积变小,引起低色素小细胞性贫血,即缺铁性贫血。对铁需求增多的孕妇、哺乳期妇女、儿童和长期慢性失血的患者,应注意补充铁。

(2) 叶酸和维生素 B_{12}　叶酸和维生素 B_{12} 是合成 DNA 所需的重要辅酶。叶酸在体内需要维生素 B_{12} 的参与才能转化成四氢叶酸,转化后才能参与 DNA 的合成,因此,缺乏叶酸或维生素 B_{12} 时,DNA 的合成减少,幼红细胞分裂增殖减慢,红细胞体积增大,导致巨幼细胞性贫血。一般饮食中都能满足红细胞生成所需要的叶酸和维生素 B_{12} 的含量,但通过饮食摄入的维生素 B_{12} 要与胃黏膜壁细胞产生的内因子相结合,才能在回肠远端被吸收,因此,当胃大部分切除或胃的壁细胞损伤时,机体缺乏内因子或回肠被切除后,均可因维生素 B_{12} 吸收障碍而导致巨幼细胞性贫血。但在正常情况下,体内维生素 B_{12} 和叶酸都有一定量的储存,因此当维生素 B_{12} 吸收发生障碍时,常在 3～4 年后才出现贫血,当叶酸摄入不足或吸收障碍时,3～4 个月后可发生巨幼细胞性贫血。

重点提示　贫血的类型及其原因

3. 红细胞生成的调节　正常情况下,红细胞数量相对稳定,红细胞的生成与破坏保持动态平衡。不同发育阶段的红系祖细胞受多种因素的调节。如早期红系祖细胞在体外形成集落,依赖于爆式促进活性（burst promoting activity,BPA）的刺激作用;晚期红系祖细胞对 BPA 不敏感,主要受促红细胞生成素（erythropoietin,EPO）和雄激素的调节。

(1) EPO　EPO 是一种糖蛋白,产生的主要部位是肾。可促进晚期红系祖细胞的增殖,并向原红细胞分化;可抑制晚期红系祖细胞凋亡而促进红细胞的生成;EPO 还可加速幼红细胞的增殖和血红蛋白的合成,促进网织红细胞的成熟与释放,对早期红系祖细胞的增殖与分化也有一定的促进作用。

EPO 是机体红细胞生成的主要调节物。血浆 EPO 的水平与血液血红蛋白的浓度呈负相关,贫血时体内 EPO 增高可促进红细胞生成;而红细胞增多时,EPO 分泌则减少,这一负反馈调节使血中红细胞的数量能保持相对稳定。目前临床上已将重组的人 EPO 应用于促进贫血患者的红细胞生成。

(2) 性激素　雄激素可提高血浆中 EPO 的浓度,促进红细胞的生成。雄激素也可直接刺激骨髓,促进红细胞生成。雌激素可降低红系祖细胞对 EPO 的反应,抑制红细胞的生成。雄激素和雌激素对红细胞生成的不同效应,可能是成年男性红细胞数高于女性的原因之一。此外,还有一些激素,如甲状腺激素和生长激素等,也可促进红细胞生成。

(四) 红细胞的破坏

正常人红细胞的平均寿命为 120 天。每天约有 0.8%的衰老红细胞被破坏。90%的衰老红细胞的变形能力差,脆性增加,不易通过微小的孔隙,容易滞留于脾和骨髓中而被单核-巨噬细胞系统所吞噬,这称为血管外破坏。巨噬细胞吞噬红细胞后,血红蛋白被消化后释出铁、氨基酸和胆红素,其中铁和氨基酸可被重新利用,而胆红素则由肝排入胆汁,最后排出体外。此外,还有 10%的衰老红细胞在血管中受机械冲击而破损,这称为血管内破坏。血管内破坏所释放的血红蛋白立即与血浆中的触珠蛋白(又称结合珠蛋白)结合，进而被肝摄取。

当血管内的红细胞被大量破坏，血浆中血红蛋白浓度过高而超出触珠蛋白的结合能力时，未能与触珠蛋白结合的血红蛋白将经肾排出，出现血红蛋白尿。

二、白细胞

(一)白细胞的分类与数量

白细胞为一个不均一的细胞群，根据其形态、功能和来源分为粒细胞、单核细胞和淋巴细胞三大类。根据粒细胞胞质颗粒的嗜色性质不同又分为中性粒细胞、嗜酸性粒细胞和嗜碱性粒细胞。正常成年人血液中白细胞总数为 $(4.0\sim10.0)\times10^9/L$，白细胞的正常值及其主要功能见表 3-1。

表 3-1 正常成人的白细胞正常值及其主要功能

名　　称	均值/($\times10^9$/L)	百分比/(%)	主要功能
粒细胞			
中性粒细胞	4.5	50～70	吞噬细菌与坏死组织
嗜酸性粒细胞	0.1	1～4	抑制组胺释放
嗜碱性粒细胞	0.025	0～1	释放组胺与肝素
淋巴细胞	1.8	20～40	参与特异性免疫
单核细胞	0.45	1～7	吞噬功能

正常人血液中白细胞的数目可因年龄和机体所处的机能状态而有变化：①新生儿白细胞数较高，一般在 $15\times10^9/L$ 左右，婴儿期维持在 $10\times10^9/L$ 左右，至青春期时与成年人基本相同；②有昼夜波动，下午白细胞数稍高于早晨；③进食、疼痛、情绪激动和剧烈运动等可使白细胞数显著增多；④女性在妊娠末期白细胞数波动于 $(12\sim17)\times10^9/L$ 之间，分娩时可更高。

(二)白细胞的生理功能

各类白细胞均具有变形、游走、趋化、吞噬和分泌等多种生理特性，都能参与机体的防御功能。但各类白细胞的生理功能又有所不同。

1. 中性粒细胞 中性粒细胞在白细胞中数量最多，是血液中主要的吞噬细胞，其变形、游走能力和吞噬活性都很强。在血液的非特异性免疫系统中起重要作用，处于机体抵御微生物病原体，特别是化脓性细菌入侵的第一线。当病原物入侵组织后，中性粒细胞在炎症区域产生的趋化性物质作用下，自毛细血管渗出而被吸引到病变处进行吞噬活动，将吞噬入细胞内的细菌或组织碎片杀死并消化、分解。当中性粒细胞吞噬过量细菌后，其本身即解体，释放的各种溶酶体酶又可溶解周围组织而形成脓液。当血液中的中性粒细胞数减少时，机体的抵抗力就会明显降低，容易发生感染。

2. 嗜酸性粒细胞 嗜酸性粒细胞虽有较弱的吞噬能力，但吞噬缓慢，基本上无杀菌作用。嗜酸性粒细胞的主要作用是限制嗜碱性粒细胞和肥大细胞在Ⅰ型超敏反应中的作用，还可参与对蠕虫的免疫反应。此外，在某些情况下，嗜酸性粒细胞也可导致组织损伤。目前认为嗜酸性粒细胞是哮喘发生发展中组织损伤的主要效应细胞。

3. 嗜碱性粒细胞 嗜碱性粒细胞胞质中的主要颗粒有肝素、组胺、嗜酸性粒细胞趋化因子、过敏性慢反应物质等多种有生物活性的物质。组胺和过敏性慢反应物质可使毛细血管壁通透性增加，引起局部组织充血水肿，从而导致荨麻疹、哮喘等过敏反应。嗜碱性粒细胞被激活时释放的嗜酸性粒细胞趋化因子 A，可吸引嗜酸性粒细胞，使之聚集于局部，从而限制嗜碱性粒细胞在过敏反应中的作用。肝素具有抗凝血作用。

4. 单核细胞 从骨髓进入血液的单核细胞仍是尚未成熟的细胞。单核细胞体积大，内含较多的非特异性酯酶，在血液中停留 2～3 天后迁移入组织中，继续发育成巨噬细胞，形成单核-巨噬细胞系统，主要分布在淋巴结、肺泡壁、骨髓、肝和脾等器官。该系统能吞噬细菌与异物，识别和杀伤肿瘤细胞，还在特异性免疫应答的诱导和调节中起关键作用。

5. 淋巴细胞 淋巴细胞在免疫应答反应过程中起核心作用。根据细胞生长发育的过程、细胞表面标志和功能的不同，可将淋巴细胞分成 T 淋巴细胞、B 淋巴细胞和自然杀伤(natural killer，NK)细胞三大类。T 淋巴细胞主要与细胞免疫有关，B 淋巴细胞主要与体液免疫有关，而 NK 细胞可直接杀伤病原微生物感染的细胞或肿瘤细胞，发挥抗肿瘤、抗感染和免疫调节等功能。

（三）白细胞的生成和调节

白细胞也起源于骨髓中的造血干细胞。在细胞发育的过程中经历定向祖细胞、可识别的前体细胞等阶段，然后成为具有多种细胞功能的成熟白细胞。粒细胞的生成受集落刺激因子(colony stimulating factor，CSF)的调节。集落刺激因子在体外可刺激造血细胞形成集落。

（四）白细胞的破坏

白细胞的寿命较短。中性粒细胞在循环血液中停留 8 h 左右即进入组织，4～5 天后即衰老死亡；若有细菌入侵，中性粒细胞在吞噬过量细菌后，因释放溶酶体酶而发生“自我溶解”，与破坏的细菌和组织碎片共同形成脓液。单核细胞在血液中停留 2～3 天，然后进入组织，并发育成巨噬细胞，在组织中可生存 3 个月左右。衰老的白细胞在肝、脾等处被巨噬细胞吞噬和分解，小部分经消化道排出。

三、血小板

（一）血小板的形态和数量

血小板是从骨髓中成熟的巨核细胞裂解脱落下来具有生物活性的小块胞质，体积小，无细胞核，呈双面微凸的圆盘状，直径为 2～3 μm。

正常成年人血液中的血小板数量为 (100～300)×10^9/L，通常午后较清晨高，冬季较春季高，剧烈运动后和妊娠中、晚期升高，静脉血的血小板数量较毛细血管血中的数量高。

（二）血小板的生理特性

1. 黏附 血小板黏附是指血小板与非血小板表面黏着的特性。血小板不能黏附于正常内皮细胞的表面。当血管损伤使内膜下的胶原纤维暴露时，血小板便黏附在胶原纤维上。

2. 释放 血小板被激活后，将储存在致密体、α-颗粒或溶酶体内的 ADP、ATP、5-羟色胺(5-HT)、Ca^{2+} 等物质释放出来。这些物质可进一步促进血小板的活化、聚集，加速止血过程。临床上也可通过测定血浆 β-血小板球蛋白和血小板因子 4(PF_4)的含量来了解体内血小板的活化情况。

3. 聚集 血小板与血小板之间的相互黏着称为血小板聚集。血小板的聚集通常出现两个时相，即第一聚集时相和第二聚集时相。第一聚集时相发生迅速，也能迅速解聚，为可逆性聚集；第二聚集时相发生缓慢，但不能解聚，为不可逆性聚集。目前已知多种生理性因素和病理性因素均可引起血小板聚集。生理性致聚剂主要有ADP、肾上腺素、5-HT、组胺、胶原、凝血酶、TXA_2等；病理性致聚剂有细菌、病毒、免疫复合物、药物等。血小板聚集反应的形式可因致聚剂的种类和浓度不同而有差异。

4. 收缩 血小板含有收缩蛋白，使其具有收缩能力。当血凝块中的血小板发生收缩时，可使血块回缩，加强止血效果。临床上可根据体外血块回缩的情况大致估计血小板的数量或功能是否正常。

5. 吸附 血小板表面可吸附血浆中多种凝血因子（如凝血因子Ⅰ、Ⅴ、Ⅺ、Ⅻ等），促进凝血反应。如果血管内皮破损，随着血小板黏附和聚集于破损的局部，可使局部凝血因子浓度升高，有利于血液凝固和生理止血。

（三）血小板的生理功能

血小板进入血液后，其寿命为7～14天，但只在最初两天具有生理功能。

1. 参与生理性止血 所谓生理性止血是指小血管损伤，血液从小血管内流出后数分钟自行停止的现象。包括受损血管收缩、血小板血栓的形成和血液凝固三个方面。血小板在生理性止血中的作用：①黏附、聚集形成松软的止血栓，堵塞小出血口；②释放缩血管物质，使受损血管收缩，血管裂口减小，减缓血流速度，利于止血；③参与血液凝固过程，形成牢固的血凝块，完成生理性止血过程。

2. 促进凝血 血小板有很多与凝血有关的因子，还可吸附多种凝血因子，因而有较强的促进血液凝固的作用。

3. 维持毛细血管壁的完整性 血小板可随时沉着于毛细血管壁，以填补受损血管内皮细胞脱落留下的空隙，从而维持毛细血管壁的正常通透性。

第四节 血液凝固与纤维蛋白溶解

患者，14岁，学生。9年前因手指被割破后流血不止，以后经常鼻出血，关节青紫肿痛，活动受限。近半个月来，左眼球红肿高突，视力减退，肘腿关节肿大，步履困难。诊断为血友病。请回答：

1. 血友病患者出血不止的原因是什么？
2. 正常人血液凝固的过程是怎样的？

一、血液凝固

血液凝固是指血液由流动的液体状态变成不能流动的凝胶状态的过程，简称凝血。血液凝固是一系列复杂的酶促反应过程，这一过程，就是将血浆中的可溶性纤维蛋白原转变成不溶性的纤维蛋白。纤维蛋白交织成网，把血细胞和血液的其他成分网罗在内，从而形成血凝块。血液凝固发生1～2 h后，血凝块会发生回缩并析出淡黄色的液体，称为血清。血清与血浆的区别在于血清缺乏纤维蛋白原和血液凝固时消耗的一些凝血因子，同时也增加了少量血液凝固过程中由血小板释放的物质。

(一) 凝血因子

血浆与组织中直接参与血液凝固的物质，统称为凝血因子。目前已知的凝血因子主要有十多种，其中根据国际命名法按发现的先后顺序用罗马数字编号的有12种，即凝血因子Ⅰ～ⅩⅢ(简称FⅠ～FⅩⅢ)(表3-2)。其中FⅥ是血清中活化的FⅤa，已不再视为一个独立的凝血因子。此外还有前激肽释放酶、高分子激肽原等。

表3-2　按国际命名法编号的凝血因子

编　号	同 义 名	编　号	同 义 名
FⅠ	纤维蛋白原	FⅧ	抗血友病因子
FⅡ	凝血酶原	FⅨ	血浆凝血激酶
FⅢ	组织凝血激酶	FⅩ	Stuart-Prower 因子
FⅣ	Ca^{2+}	FⅪ	血浆凝血活酶前质
FⅤ	前加速素	FⅫ	接触因子
FⅦ	前转变素	FⅩⅢ	纤维蛋白稳定因子

在这些凝血因子中，除FⅣ是Ca^{2+}外，其余的凝血因子均为蛋白质，在正常情况下这些蛋白质是以无活性的酶原形式存在，必须被激活才具有酶的活性。习惯上激活的凝血因子在其代号的右下角加一个“a”，如FⅡ被激活为FⅡa。除FⅢ来自组织外，其他凝血因子均存在于新鲜血浆中，且大多数在肝内合成，其中FⅡ、FⅦ、FⅨ、FⅩ的生成需要维生素K的参与，因此维生素K缺乏或肝脏病变时，可出现凝血功能障碍而导致出血倾向。

(二) 凝血过程

凝血过程大体上可分为凝血酶原复合物（也称凝血酶原激活物）的形成、凝血酶的形成和纤维蛋白的形成三个基本步骤（图3-3）。

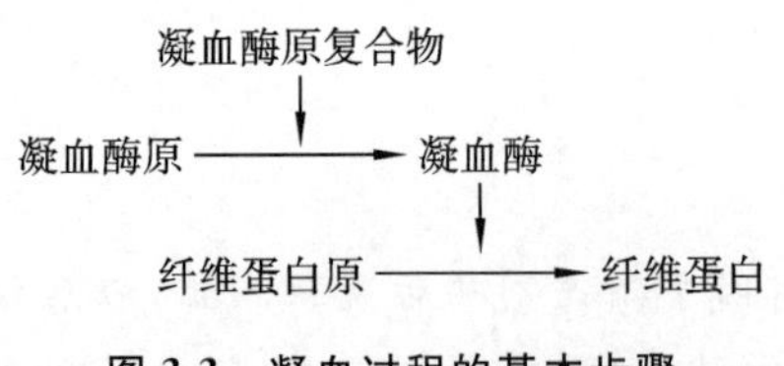

图3-3　凝血过程的基本步骤

1. 凝血酶原复合物的形成　凝血酶原复合物可通过内源性凝血途径和外源性凝血途径生成(图3-4)。两条途径的主要区别在于启动方式和参与的凝血因子有所不同。由内源性凝血途径和外源性凝血途径所生成的FⅩa，在Ca^{2+}存在的情况下可与FⅤa在磷脂膜表面形成FⅩa-FⅤa-Ca^{2+}-磷脂复合物，即凝血酶原复合物，进而激活凝血酶原。

(1) 内源性凝血途径　其参与凝血的因子全部来自血液，其启动因子是FⅫ。通常因血液与异物表面接触时，首先是FⅫ结合到异物表面，并被激活为FⅫa。FⅫa能通过使前激肽释放酶的激活而正反馈促进大量FⅫa的形成。FⅫa的主要功能是激活FⅪ成为FⅪa，从而

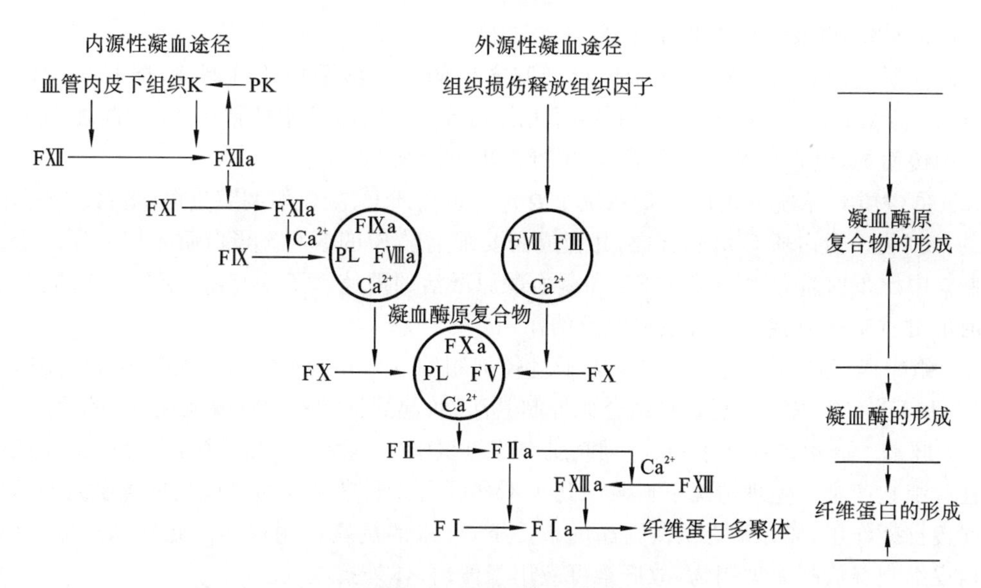

图 3-4　凝血过程示意图

注：K 代表激肽释放酶；PK 代表前激肽释放酶。

启动内源性凝血途径。FⅪa 在 Ca^{2+} 存在的情况下可激活 FⅨ 生成 FⅨa。FⅨa 在 Ca^{2+} 的作用下与 FⅧa 在活化的血小板提供的磷脂膜表面结合成复合物，可进一步激活 FⅩ，生成 FⅩa。

FⅧa 和 FⅨa 为因子Ⅹ酶复合物的重要组分，FⅧ或 FⅨ的缺乏均可导致因子Ⅹ酶复合物生成障碍，分别称为血友病 A 和血友病 B，都表现为凝血过程缓慢，轻微外伤常可引起出血不止。

重点提示　血友病

（2）外源性凝血途径　由来自血液之外的组织因子进入血液而启动的凝血过程，称为外源性凝血途径。当组织损伤或血管破裂时，FⅢ进入血液，与 Ca^{2+}、FⅦ相结合而形成复合物，其可迅速激活 FⅩ，生成 FⅩa。

2. 凝血酶的形成　凝血酶原复合物形成后，凝血酶原在其作用下激活成为有活性的凝血酶。凝血酶是一种多功能凝血因子，其主要作用是使纤维蛋白原（四聚体）转变为纤维蛋白单体。此外，凝血酶还可激活 FⅤ、FⅧ、FⅪ，为凝血过程中的正反馈机制。

3. 纤维蛋白的形成　凝血酶生成后，可使纤维蛋白原转变为纤维蛋白单体。在 Ca^{2+} 的作用下可激活 FⅩⅢ，FⅩⅢa 使纤维蛋白单体变成牢固的不溶于水的纤维蛋白多聚体，后者交织成网，网罗血细胞形成血凝块。

（三）影响凝血的因素

正常情况下，血管内的血液能保持流动状态而不发生凝固，即使当组织损伤而发生生理性止血时，止血栓也只局限于病变部位，并不延及未损部位。这说明体内的生理性凝血过程在时间和空间上受到多因素的综合作用。其中包括血管内皮的完整与光滑、纤维蛋白的吸附、血流的稀释、血浆中存在的抗凝物质和纤溶系统等。

1. 生理性抗凝物质　体内的生理性抗凝物质主要有抗凝血酶Ⅲ、肝素、蛋白质 C 系统和组织因子途径抑制物等，分别抑制激活的维生素 K 依赖性凝血因子（FⅦa 除外）、激活的辅因子 FⅤa 和 FⅧa,以及外源性凝血途径。

(1) 抗凝血酶Ⅲ　由肝和血管内皮细胞产生的丝氨酸蛋白酶抑制物,能封闭凝血因子FⅨa、FⅩa、FⅪa、FⅫa 等分子活性中心而使之失活。在缺乏肝素的情况下,抗凝血酶的直接抗凝作用慢而弱,但它与肝素结合后,其抗凝作用可增强 2000 倍。

(2) 蛋白质 C 系统　蛋白质 C 系统主要包括蛋白质 C、凝血酶调节蛋白、蛋白质 S 和蛋白质 C 的抑制物。蛋白质 C 由肝合成,其合成需要维生素 K 的参与。蛋白质 C 以酶原的形式存在于血浆中。蛋白质 C 系统可使 FⅩ 和凝血酶原激活的限速因子(FⅧa 和 FⅤa)灭活。此外,活化的蛋白质 C 还有促进纤维蛋白溶解的作用。

(3) 组织因子途径抑制物　组织因子途径抑制物主要由血管内皮细胞产生,主要通过能与 FⅩa 和 FⅦa-组织因子复合物结合而抑制其活性,起到抑制外源性凝血途径的作用。

(4) 肝素　肝素是存在于肺、心、肝、肌肉等组织中的一种酸性黏多糖,主要由肥大细胞和嗜碱性粒细胞产生。生理情况下血浆中几乎不含肝素。肝素主要通过增强抗凝血酶的活性而发挥间接抗凝作用,如在缺乏抗凝血酶的条件下,肝素的抗凝作用很弱。此外,肝素还可刺激血管内皮细胞释放凝血抑制物,故肝素可应用于体内、体外抗凝。

2. 其他抗凝因素　临床工作中,常常需要采取各种措施保持血液不发生凝固。外科手术时常用温热盐水纱布等进行压迫止血。这主要是因为纱布是异物,可激活 FⅫ 和血小板;适当加温可使凝血反应加速。此外,枸橼酸钠、草酸铵和草酸钾可与 Ca^{2+} 结合而除去血浆中的 Ca^{2+},阻断凝血过程,从而达到体外抗凝目的。维生素 K 拮抗剂(如华法林)可抑制 FⅡ、FⅦ、FⅨ、FⅩ 等维生素 K 依赖性凝血因子的合成,因而在体内也具有抗凝作用。

二、纤维蛋白的溶解

正常情况下,组织损伤后所形成的止血栓在完成止血使命后将逐步溶解,从而保证血管的畅通,也有利于受损组织的再生和修复。止血栓的溶解主要依赖于纤维蛋白溶解系统(简称纤溶系统)。若纤溶系统活动亢进,可因止血栓的提前溶解而有重新出血的倾向;而纤溶系统活动低下,则不利于血管的畅通,加重血栓栓塞。因此,生理情况下止血栓的溶解液化在空间与时间上也同样受到严格控制。

纤维蛋白被血浆中的纤溶系统降解液化的过程称为纤维蛋白溶解,简称纤溶。纤溶系统主要包括纤溶酶原、纤溶酶、纤溶酶原激活物抑制物与纤溶酶抑制物。纤溶系统的主要作用是清除生理止血过程中形成的止血栓,保持血管的畅通。纤溶过程分为纤溶酶原的激活与纤维蛋白(或纤维蛋白原)的降解两个基本阶段(图 3-5)。

(一) 纤溶酶原的激活

正常情况下,血浆中的纤溶酶是以无活性的纤溶酶原形式存在的。纤溶酶原是主要由肝产生的一种蛋白质,能将其激活成纤溶酶的物质称为纤溶酶原激活物。纤溶酶原激活物主要有以下三类。

1. 血管激活物　主要由血管内皮细胞合成,血管内出现凝血块时被大量释放。如组织型纤溶酶原激活物(t-PA)。

2. 组织激活物　存在于很多组织中,以子宫、肺、甲状腺、前列腺等组织中含量较多,这些组织术后易出现渗血现象,也是月经血不凝固的原因。

3. 依赖 FⅫ 的激活物　如 FⅫa 可激活前激肽释放酶,其生成的激肽释放酶即可激活纤溶酶原。该类激活物可使凝血与纤溶相互配合,保持平衡。

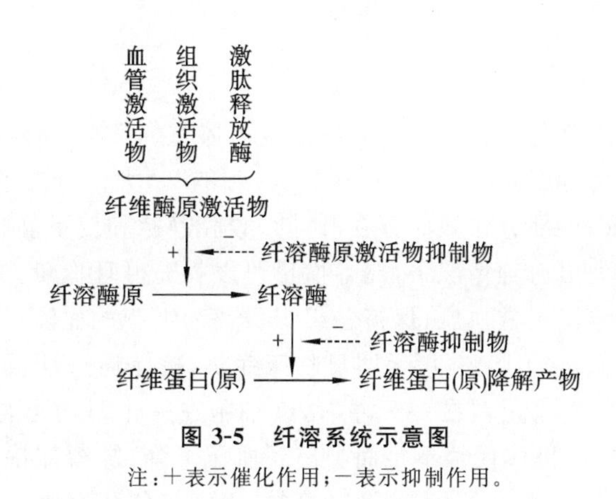

图 3-5　纤溶系统示意图

注：+表示催化作用；−表示抑制作用。

（二）纤维蛋白或纤维蛋白原的降解

在纤溶酶作用下，纤维蛋白或纤维蛋白原可被分解为许多可溶性小肽，称为纤维蛋白（原）降解产物。纤维蛋白（原）降解产物通常不再发生凝固，其中部分小肽还具有抗凝血作用。纤溶酶是血浆中活性最强的蛋白酶，特异性较低，除主要降解纤维蛋白和纤维蛋白原外，还可降解 FⅡ、FⅤ、FⅧ、FⅩ、FⅫ等。当纤溶亢进时，因大量分解凝血因子和纤维蛋白（原）降解产物的抗凝作用而发生出血倾向。

（三）纤溶抑制物

体内有能使纤维蛋白溶解的物质，同时也有多种物质能对抗纤维蛋白溶解。能抑制纤溶的物质主要有纤溶酶原激活物抑制物和纤溶酶抑制物。纤溶酶原激活物抑制物主要通过与激活物竞争，而发挥抑制纤溶酶被激活的作用；纤溶酶抑制物主要通过与纤溶酶的结合，加快其被吞噬细胞清除的速度，从而达到抗纤溶的作用。

正常情况下，凝血与纤溶是相互对立又统一的功能系统，它们之间保持着动态平衡，使血管内血液保持着良好的流动状态。如果两者一旦失衡，则会引起出血性疾病或血栓性疾病。

第五节　输血与血型

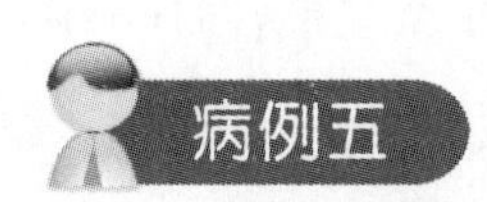

某患者，B 型血，由于外伤导致大量失血引起失血性休克，此时血库中只有 O 型血。请回答：

1. 此患者能接受 O 型血吗？为什么？

2. 输血的一般原则是什么？

一、血量

血量是指人体内血液总量。正常成年人的血量占体重的7%～8%，即每千克体重有70～80 mL血液，因此，体重为60 kg的人，血量为4.2～4.8 L。大部分血液在心血管系统中快速循环流动，称为循环血量；小部分血液储存在肝、肺、腹腔静脉和皮下静脉丛等处，流动很慢，称为储存血量。在运动或大出血等情况下，储存血量可以补充循环血量。

血量的相对恒定可维持正常血压，保持各组织、器官、细胞的血流量。一般来说，正常成人若一次失血量不超过总血量的10%，可无明显临床症状，机体通过动员体内多种代偿机制，使血量在1～2 h得到恢复，血浆蛋白在一天左右，红细胞在一个月内可得到补充而恢复。若一次急性失血达到20%左右，机体代偿不足而会出现血压下降、脉搏加快、口渴、眩晕、乏力等症状。若一次急性失血在30%以上，则需要及时抢救，否则将危及生命。

二、血型

血型通常是指红细胞膜上特异性抗原的类型。红细胞的抗原物质是指位于红细胞膜上的糖蛋白和糖脂，称为凝集原。血浆中能与红细胞膜上的凝集原起反应的特异性抗体称为凝集素。凝集原与相应的凝集素相结合，会发生凝集反应。

自1901年Landsteiner发现第一个人类血型系统——ABO血型系统以来，至今已发现29个不同的红细胞血型系统。其中，ABO血型系统和Rh血型系统与临床关系最为密切。

（一）ABO血型系统

1. ABO血型的分型 根据红细胞膜上是否存在A凝集原和B凝集原的不同可将血液分为四种类型：红细胞膜上只含A凝集原者为A型；只含B凝集原者为B型；含有A与B两种凝集原者为AB型；A和B两种凝集原均无者为O型。不同血型的人血清中含有不同的凝集素，但不会含有与自身红细胞凝集原相对应的凝集素。在A型血者的血清中，只含有抗B凝集素；B型血者的血清中只含有抗A凝集素；AB型血者的血清中没有抗A和抗B凝集素；而O型血的血清中则含有抗A和抗B两种凝集素（表3-3）。

表3-3 ABO血型系统中的凝集原与凝集素

血　型	红细胞膜上的凝集原	血清中的凝集素
A型	A	抗B
B型	B	抗A
AB型	A和B	无
O型	无A、无B	抗A和抗B

ABO血型系统还有几种亚型，其中最为重要的亚型是A型中的A_1和A_2亚型，同样AB血型中也有A_1B和A_2B型，因此在输血时仍应注意血型亚型的存在。

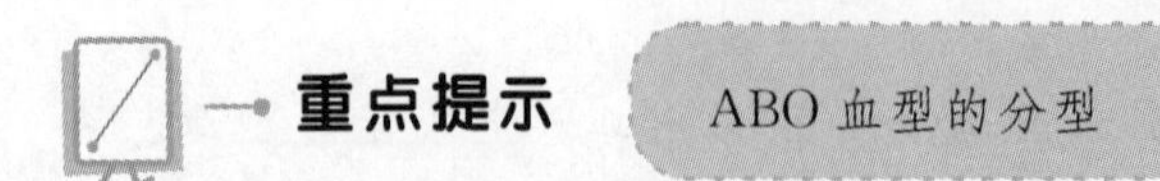

ABO血型的分型

2. ABO血型系统的抗体 ABO血型系统存在天然抗体。新生儿的血液尚无ABO血型系统的抗体，出生后2～8个月开始产生，8～10岁时达到高峰。体内ABO血型天然抗体不能通过胎盘，因此，血型与胎儿血型不合的孕妇，不会使胎儿的红细胞发生凝集破坏。

3. ABO 血型的鉴定　血型鉴定是安全输血的前提，是组织、器官移植成败的关键。血型鉴定一般是将被鉴定者的红细胞加入标准 A 型血清与标准 B 型血清中，观察有无凝集现象，从而测知被鉴定者红细胞膜上有无 A 或(和)B 凝集原，以判断血型。

(二) Rh 血型系统

Rh 血型系统是仅次于 ABO 血型的另一个重要血型系统。此血型系统发现 40 多种 Rh 抗原（也称 Rh 因子），与临床关系密切的是 D、E、C、c、e 五种抗原，其中 D 抗原的抗原性最强，故医学上通常将红细胞上含有 D 抗原者称为 Rh 阳性；而红细胞上无 D 抗原者称为 Rh 阴性。在我国各族人群中，汉族和其他大部分民族的人群中，Rh 阳性者约占 99%，Rh 阴性者只占 1%左右。

与 ABO 血型系统不同，人的血清中不存在抗 Rh 的天然抗体，只有当 Rh 阴性者在接受 Rh 阳性的血液后，才会通过体液免疫产生抗 Rh 的免疫性抗体，因此，Rh 阴性受血者在第一次接受 Rh 阳性血液的输血后，一般不产生明显的输血反应，但在第二次或多次输入 Rh 阳性的血液时，即可发生凝集反应，输入的 Rh 阳性红细胞将被破坏而发生溶血。

Rh 系统与 ABO 系统之间的另一个不同点是抗体的特性。Rh 系统的抗体主要是 IgG，其分子较小，能透过胎盘。当 Rh 阴性的孕妇怀有 Rh 阳性的胎儿时，Rh 阳性胎儿的少量红细胞或 D 抗原可进入母体，使母体产生抗 D 抗体。这种抗体可透过胎盘进入胎儿的血液，使胎儿的红细胞发生溶血，造成新生儿溶血性贫血，严重时可导致胎儿死亡。但第一次妊娠时因抗体数量有限，不产生严重反应，若再次妊娠怀有 Rh 阳性胎儿时，母体内的抗 Rh 抗体可通过胎盘进入胎儿体内而引起新生儿溶血。

三、输血原则

输血在临床上应用较广泛，已成为治疗某些疾病、抢救伤员生命和保证一些手术得以顺利进行的重要手段。但若输血不当，就会对患者造成严重的损害，甚至危及生命。为保证输血的安全和提高输血的效果，必须遵守输血原则。

输血的基本原则是供血者的红细胞不被受血者血浆中的凝集素所凝集。在输血前，必须进行血型鉴定，保证供血者与受血者的 ABO 血型相合。对于育龄期妇女和需要反复输血的患者，还必须使供血者与受血者的 Rh 血型相合。

输血前必须进行交叉配血试验。把供血者红细胞的混悬液与受血者的血清进行配合试验，称为交叉配血主侧；再将受血者红细胞的混悬液与供血者的血清进行配合试验，称为交叉配血次侧(图 3-6)。如果交叉配血试验的主侧、次侧均无凝集反应，即为配血相合，可以进行输血；如果主侧发生凝集反应，则为配血不合，受血者绝不能接受该供血者的血液；如果主侧不发生凝集反应，而次侧发生凝集反应称为配血基本相合，一般不进行输血。输血最好采用同型输血，在缺乏同型血源的紧急情况下可输入少量(<300 mL)配血基本相合的血液，输血速度也不宜太快，且在输血过程中应密切观察，若发生输血反应，必须立即停止输血。

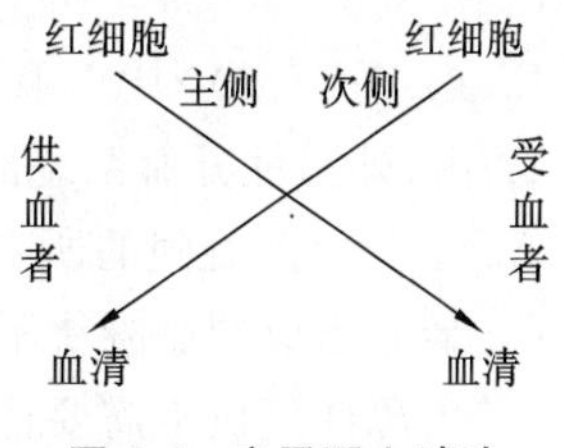

图 3-6　交叉配血试验

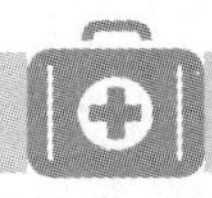

重点提示 输血原则

知识拓展

O型血的人不是“万能供血者”

以往很多人把O型血的人称为“万能供血者”，但随着科学的发展，这种说法是不可取的。因为O型血的红细胞上虽然没有A和B凝集原，不会被受血者的血浆所凝集，但O型血的血浆中存在抗A和抗B凝集素，这些凝集素能与其他血型受血者的红细胞发生凝集反应。当输入的血量较大时，供血者血浆中的抗体未被受血者的血浆足够稀释时，受血者的红细胞会被广泛凝集。

随着医学和科学技术的进步，输血疗法已从原来的输全血发展为成分输血。成分输血是把人血中的各种不同成分，如红细胞、粒细胞、血小板和血浆等，分别制备成高纯度或高浓度的制品，再输注给患者。不同的患者可选择性地输入相应的血液成分。如严重贫血患者可适宜输注浓缩红细胞悬液；大面积烧伤患者适宜输入血浆或血浆代用品、右旋糖酐溶液等。成分输血可增强治疗的针对性，提高疗效，减少不良反应，且能节约血源。

练习与思考

一、名词解释

1. 血细胞比容　2. 血型　3. 红细胞沉降率　4. 血量　5. 血液凝固

二、单项选择题

1. 正常人血液中血小板数量为(　　)。

A. $(4000\sim5500)\times10^9/L$　　B. $(4\sim10)\times10^9/L$

C. $(3800\sim4600)\times10^9/L$　　D. $(100\sim300)\times10^9/L$

E. $(4.5\sim5.5)\times10^9/L$

2. 内、外源性凝血系统的根本区别在于(　　)。

A. 参与血液凝固的所有凝血因子都不同　　B. 起始因子不同

C. 最后形成的血凝块不同　　D. 外源性凝血不形成凝血酶原激活物

E. 内源性凝血不需要稳定因子

3. 启动外源性凝血途径的物质是(　　)。

A. FⅢ　B. FⅫ　C. PF_3　D. Ca^{2+}　E. 凝血酶原

4. 下述哪种因子不存在于血浆中？(　　)

A. FⅤ　B. FⅢ　C. FⅩ　D. FⅫ　E. FⅦ

5. 某人的红细胞与B型血的血清凝集，而其血清与B型血的红细胞不凝，此人的血型为(　　)。

A. A型　　B. B型　　C. AB型　　D. O型　　E. 无法判断

6. 关于ABO血型系统的叙述,下列哪项是错误的?(　　)

A. AB型血的血清中含有抗A和抗B凝集素

B. AB型血的红细胞膜上有A和B凝集原

C. A型血的血清中有抗B凝集素

D. B型血的血清中有抗A凝集素

E. O型血的红细胞膜上不含凝集原

7. 0.9%的NaCl溶液是(　　)。

A. 等渗溶液　　B. 等张溶液　　C. 等渗和等张溶液

D. 既不是等渗溶液,也不是等张溶液　　E. 高渗溶液

8. 维生素B_{12}和叶酸缺乏引起的贫血是(　　)。

A. 再生障碍性贫血　　B. 缺铁性贫血　　C. 巨幼细胞性贫血

D. 地中海贫血　　E. 溶血性贫血

三、思考题

1. 输血的基本原则是什么?

2. 实际应用中,有哪些方法可以加速或延缓血液凝固?请简要叙述其机制。

3. 如有一Rh阴性血型的妇女怀有Rh阳性的胎儿,产后需要输血时为何不能接受Rh阳性血型供血者的血?

(田　琴)

第四章　血液循环

学习目标

1. 掌握心动周期、心率、搏出量、射血分数、血压、动脉血压、收缩压、舒张压的概念；心脏的泵血过程、心输出量及其影响因素；心肌细胞的生物电现象、心肌的生理特性；动脉血压的形成及其影响因素；中心静脉压及其临床意义。

2. 熟悉第一心音、第二心音的产生机制及特点；组织液生成与回流的影响因素；微循环的功能；颈动脉窦和主动脉弓压力感受器反射的过程及意义；肾上腺素和去甲肾上腺素对心血管系统的生理作用。

3. 了解浦肯野细胞的动作电位及形成机制；正常心电图波形及意义；各类血管的功能特点；微循环的调节；冠脉循环、肺循环及脑循环。

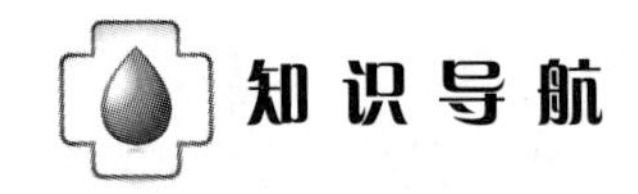

知识导航

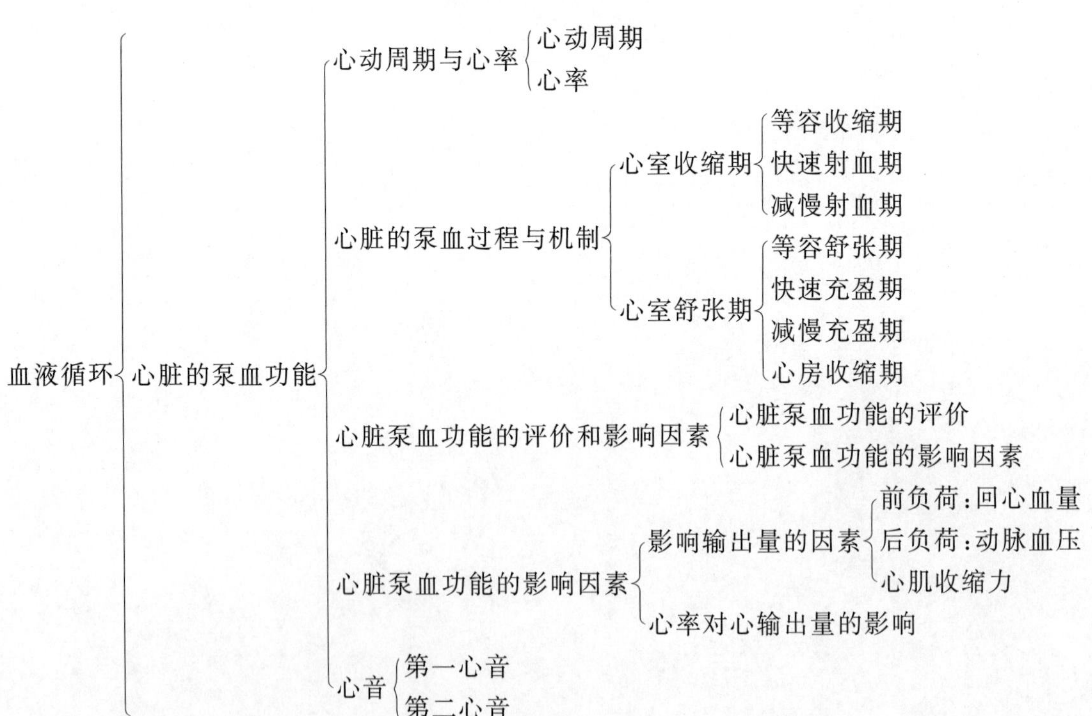

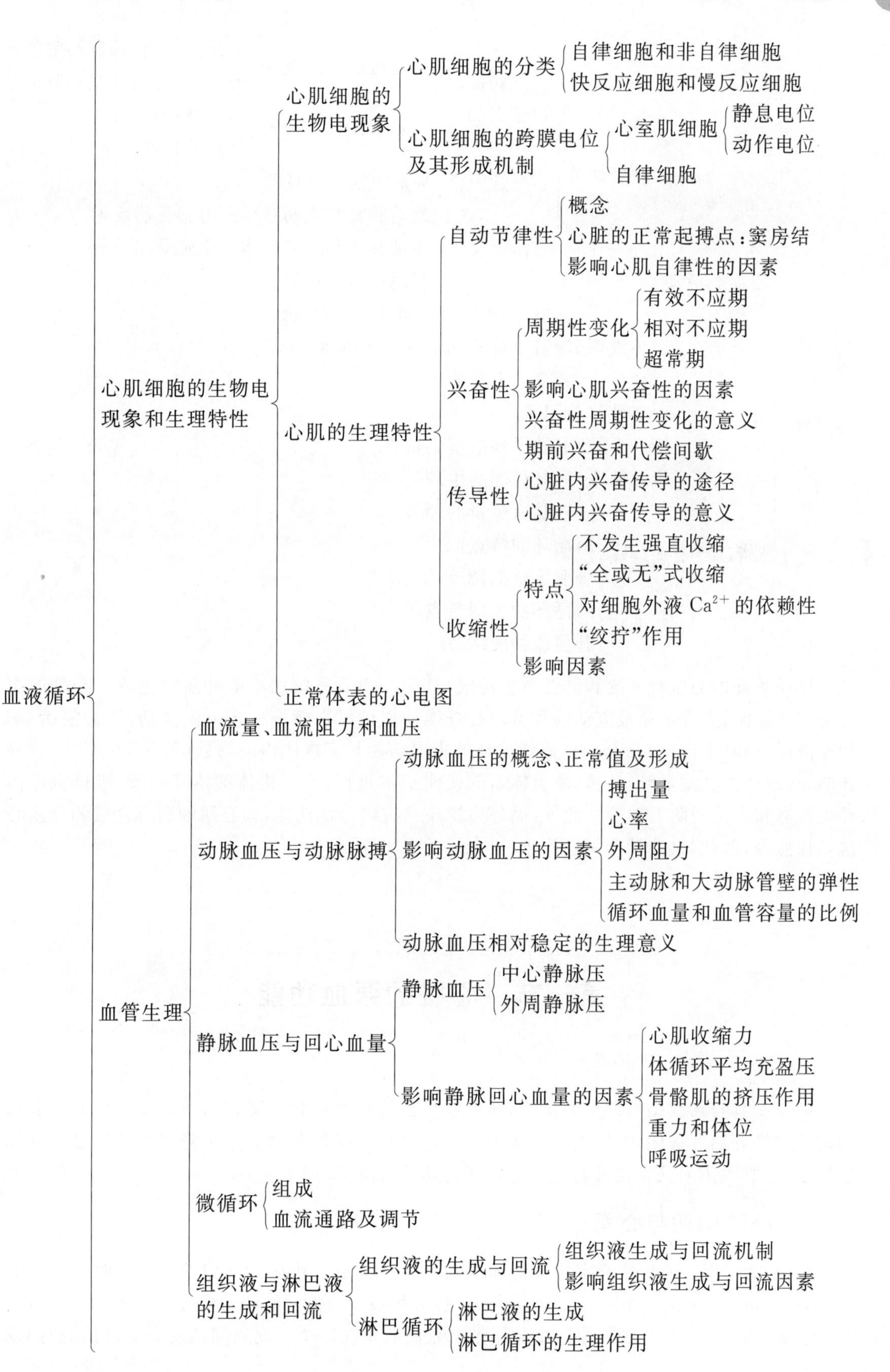

血液循环
心肌细胞的生物电现象和生理特性
心肌细胞的生物电现象
心肌细胞的分类
自律细胞和非自律细胞
快反应细胞和慢反应细胞
心肌细胞的跨膜电位及其形成机制
心室肌细胞
静息电位
动作电位
自律细胞
心肌的生理特性
自动节律性
概念
心脏的正常起搏点：窦房结
影响心肌自律性的因素
兴奋性
周期性变化
有效不应期
相对不应期
超常期
影响心肌兴奋性的因素
兴奋性周期性变化的意义
期前兴奋和代偿间歇
传导性
心脏内兴奋传导的途径
心脏内兴奋传导的意义
收缩性
特点
不发生强直收缩
“全或无”式收缩
对细胞外液 Ca^{2+} 的依赖性
“绞拧”作用
影响因素
正常体表的心电图
血管生理
血流量、血流阻力和血压
动脉血压与动脉脉搏
动脉血压的概念、正常值及形成
影响动脉血压的因素
搏出量
心率
外周阻力
主动脉和大动脉管壁的弹性
循环血量和血管容量的比例
动脉血压相对稳定的生理意义
静脉血压与回心血量
静脉血压
中心静脉压
外周静脉压
影响静脉回心血量的因素
心肌收缩力
体循环平均充盈压
骨骼肌的挤压作用
重力和体位
呼吸运动
微循环
组成
血流通路及调节
组织液与淋巴液的生成和回流
组织液的生成与回流
组织液生成与回流机制
影响组织液生成与回流因素
淋巴循环
淋巴液的生成
淋巴循环的生理作用

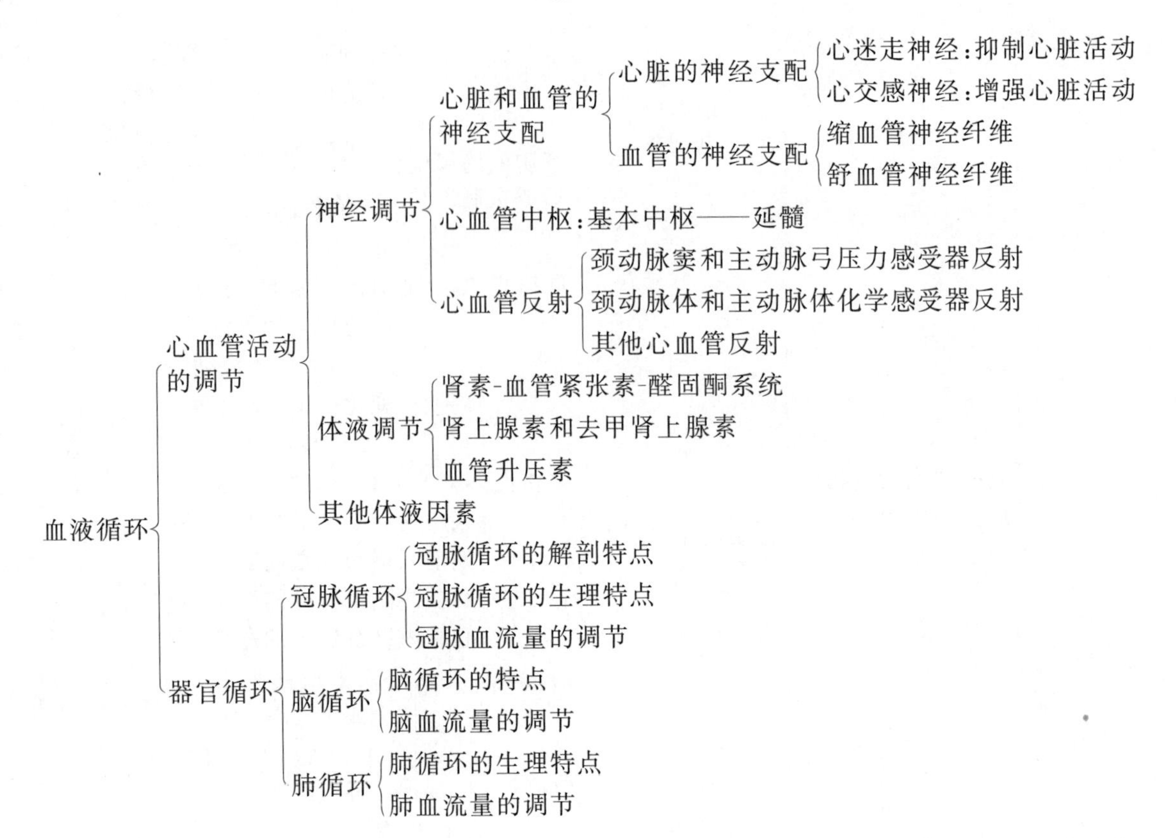

循环系统由心血管系统和淋巴系统构成,其中心血管系统由心脏和血管组成。心脏的主要功能为泵血,血管是血液流动的管道。心脏推动血液沿血管按一定方向流动,周而复始,称为血液循环(blood circulation)。血液循环的主要功能是完成体内的物质(包括 O_2、CO_2、营养物质、代谢产物及激素等)运输,使机体新陈代谢正常进行,实现机体的体液调节,维持机体内环境稳态和血液的防卫功能。此外,循环系统还具有内分泌功能,如心肌细胞可合成和分泌心房钠尿肽等,因此,血液循环一旦停止,生命活动也将终止。

第一节　心脏的泵血功能

心脏是具有瓣膜结构的空腔器官,通过节律性的舒张和收缩交替活动以及由此而引起瓣膜的规律性开启和关闭,来实现对血液单一方向循环流动的驱动。心脏舒张时低压吸引静脉血回心,心脏收缩时又将血液射入压力较高的动脉管道。

一、心动周期与心率

1. 心动周期　心房或心室每收缩和舒张一次所构成的机械活动周期经历的时间称为心动周期(cardiac cycle)。在一个心动周期中,心房和心室的机械活动均可分为收缩期(systole)和舒张期(diastole)。心脏收缩射血和舒张充盈血液是在一个心动周期活动中实现的,故心动周期可作为分析心脏机械活动的基本单元。

2. 心率 心脏每分钟跳动的次数称为心率(heart rate)。在安静状态下，正常成年人的心率为 60～100 次/分，超过 100 次/分称为心动过速，低于 60 次/分称为心动过缓。心率可因机体年龄、性别及生理状况的不同而变化。新生儿心率可超过 130 次/分，之后逐渐减慢，至青春期接近成年人的心率；老年人心率较慢；成年人中，男性的心率一般比女性慢；同一个人，安静或睡眠时的心率比运动及情绪激动时慢；经常进行体育锻炼或体力劳动的人，平时心率较慢。

心动周期的持续时间与心率的快慢有关，两者成反比关系。如正常成年人平均心率为 75 次/分，一个心动周期持续时间为 0.8 s。其中心房收缩期持续 0.1 s，继而心房舒张期持续 0.7 s；心室收缩期持续 0.3 s，继而心室舒张期持续 0.5 s。心室舒张期的前 0.4 s，心房也处于舒张期，这一时期称为全心舒张期(图 4-1)。在一个心动周期中，心房和心室的舒张与收缩均是按一定顺序交替进行的，左、右心房或左、右心室的活动几乎是同步的。虽然心房和心室不同步收缩，但其舒张期均长于收缩期，两者有一段较长的共同舒张时间，保证了血液回流充盈心脏。

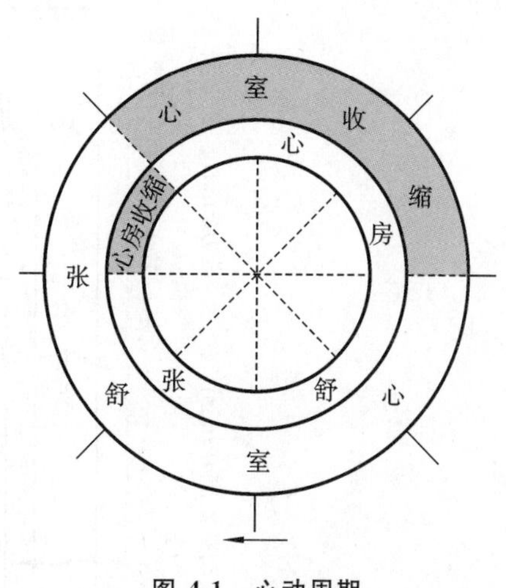

图 4-1 心动周期

当心率增快时，心动周期就会缩短，其中收缩期和舒张期均相应缩短，但舒张期缩短更明显，这对心脏的充盈和射血均不利。在临床上快速型心律失常可导致心力衰竭。

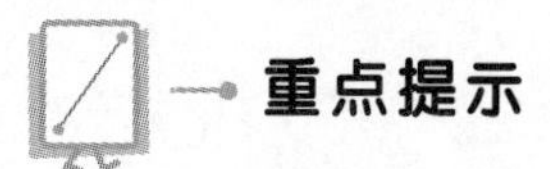

心动周期的概念、心率的概念及正常值、心动周期的持续时间与心率的关系

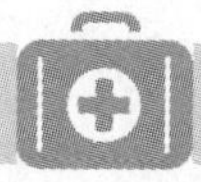

知识拓展

窦性心动徐缓

窦性心动徐缓是指运动员心率较低，可低于 60 次/分，甚至可达 30～40 次/分。运动员经多年的训练，心迷走神经紧张性增强，心交感神经紧张性减弱，就会形成窦性心动徐缓。窦性心动徐缓与运动年限、训练程度和运动项目有关，进行耐力训练的运动员心率会更低。

窦性心动徐缓对运动员的心脏活动具有重要意义。训练有素的运动员，心动周期延长，心舒期延长，心肌得以充分休息，避免过劳，使心脏有更多的血液充盈。此外，也会增加运动员心肌收缩蛋白和肌红蛋白的含量，使心肌中的毛细血管大量新生，增加供血量，结果导致心肌纤维变粗，心脏收缩力提高。

二、心脏的泵血过程与机制

在心脏泵血过程中，左、右心室呈同步性活动，两者的泵血过程基本相似，其中左心室起主要作用，故常以左心室的充盈和射血为例来分析心脏的泵血过程和机制(图 4-2)。据心室内容积和压力的变化、瓣膜的启闭及血流方向，可将心室泵血过程分为心室收缩期和心室舒张期两个时期。

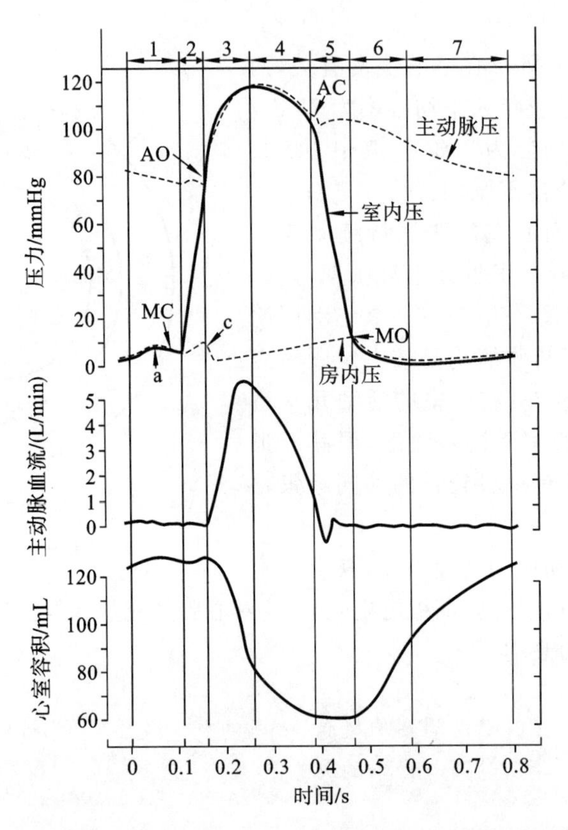

图 4-2　心动周期各时相中左心室内压、容积、瓣膜及主动脉血流的变化

注：1. 心房收缩期；2. 等容收缩期；3. 快速射血期；4. 减慢射血期；5. 等容舒张期；6. 快速充盈期；7. 减慢充盈期；AO 代表主动脉瓣开放；AC 代表主动脉瓣关闭；MO 代表二尖瓣开放；MC 代表二尖瓣关闭。

1. 心室收缩期　心室收缩期分为等容收缩期、快速射血期和减慢射血期 3 个时期。

(1) 等容收缩期　在心室舒张晚期，心房收缩将血液挤入心室，使得心室进一步充盈，随即心房进入舒张期，心室开始收缩，室内压迅速升高，当室内压超过房内压时推动房室瓣关闭，防止血液倒流入心房。此时，室内压仍低于主动脉压，主动脉瓣(半月瓣)仍处于关闭状态，心室成为一个密闭的腔。由于心室腔中充满着的血液不可压缩，心室肌收缩表现为等长收缩，心室继续收缩导致室内压急剧升高，但容积并不变，故称为等容收缩期。等容收缩期是从房室瓣关闭开始到主动脉瓣即将开放为止，持续时间约 0.05s。心室在密闭状态下收缩，室内压升高，在心动周期中等容收缩期的室内压上升速度最快、幅度最大。

(2) 快速射血期　等容收缩末期，心室肌继续强烈收缩使室内压升高，当室内压超过主动脉压时，主动脉瓣被冲开，血液由心室快速射入主动脉内，心室内容积迅速缩小，称为快速射血期，历时约 0.1 s。此期心室射出的血液量约占总射血量的 2/3，而且速度快。快速射血期室内压上升到最高峰，且心室容积下降速度最快。

（3）减慢射血期　快速射血期后，已有大量的血液射入主动脉，心室容积迅速减小、室内压降低，而主动脉容积增大、压力相应增高。此时，心室收缩能力逐步减弱，室内压由峰值逐步下降，射血速度逐渐减慢，直至射血结束，称为减慢射血期，历时约 0.15 s。在此期，因受到心室收缩的挤压，虽然室内压已低于主动脉压，但是心室内的血液仍可获得较大动能，故在惯性作用下心室内血液仍可以逆着压力差继续射入主动脉。心室容积在减慢射血末期将减小到最小值。

2. 心室舒张期　心室舒张期可分为等容舒张期、快速充盈期、减慢充盈期和心房收缩期 4 个时期。

（1）等容舒张期　心室收缩期结束后随即转入心室舒张期。心室开始舒张后，室内压急剧下降，当室内压低于主动脉压时，主动脉内的血液向心室方向反流冲击主动脉瓣使其关闭。此时室内压仍明显高于房内压，房室瓣仍处于关闭状态，心室又成为密闭的腔，心室继续舒张，室内压急剧下降，但容积不变，称为等容舒张期，等容舒张期是指从动脉瓣关闭到房室瓣即将开放为止，历时约 0.08 s。心室在密闭状态下舒张，室内压下降，在心动周期中等容舒张期的室内压下降速度最快、幅度最大。

（2）快速充盈期　等容舒张期末，心室肌继续舒张使室内压急剧下降，当室内压低于房内压时，房室瓣被冲开，血液由心房顺着压力梯度充盈至心室内，心室容积扩大。房室瓣开放后，心室进一步舒张，室内压低于房内压，造成心房的血液顺房室压力梯度被快速“抽吸”流入心室，心室容积迅速增大、压力快速升高，这一时期称为快速充盈期，历时约 0.11 s。快速充盈期是心室充盈的主要阶段，此期间流入心室的血液量约占总充盈量的 2/3。此期心室容积增加速度最快。

（3）减慢充盈期　快速充盈期后，随着心室内血液量增多，室内压升高，房室间的压力梯度逐渐减小，血液流入心室的速度减慢，心室容积缓慢增大，称减慢充盈期，历时约 0.22 s。

（4）心房收缩期　在减慢充盈期末，随着血液不断流入心室，房室间的压力趋于平衡。在心室舒张的最后 0.1 s，心房开始收缩提高房内压，将心房内的血液继续挤入已有相当充盈量但仍处于舒张状态的心室，心室容积进一步增大，称为心房收缩期。心室充盈完成随后开始收缩，进入下一个心动周期。心房收缩期流入心室的血量仅占心室总充盈量的 10%～30%，所以在临床上心房纤颤者虽然心室充盈量有所减少，但不会引起心输出量明显减少。

综上所述，在心脏泵血过程中，心室肌的收缩和舒张造成的室内压的升降变化，是导致心房和心室之间、心室和主动脉之间形成压力梯度的基本原因，而压力梯度又是启闭房室瓣和动脉瓣及推动血液流动的直接动力。在心脏泵血过程中，心室起主要作用，心房起辅助作用，房室压力梯度是心房内血液流入心室的动力，其形成主要依靠心室的“抽吸”力量，心房的“挤压”为辅助力量。因此，临床上心房不能正常收缩时，心室充盈血量虽有所减少，但尚不会引起严重后果，但如果心室不能正常射血，就会造成心脏的泵血功能立即发生障碍，将会危及患者生命。

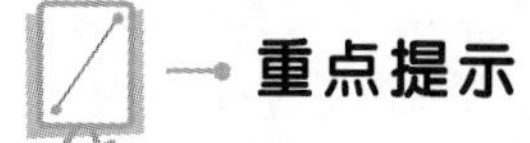

心脏泵血的具体过程

三、心脏泵血功能的评价和影响因素

（一）心脏泵血功能的评价

心脏的主要功能是泵血，通过不断地射出血液以满足机体新陈代谢的需要，因此用什么样的方法和指标来测量和评定心脏功能是十分重要的。其中应用较为广泛的重要评价指标有以下几种。

1. 每搏输出量与射血分数 一侧心室每次收缩时射出的血量，称为每搏输出量（stroke volume），简称搏出量。正常成人安静时的搏出量为60～80 mL，左、右心室的搏出量基本相等，通常说的搏出量是指左心室的搏出量。搏出量占心室舒张末期容积量的百分比，称为射血分数（ejection fraction，EF）。安静状态下，健康成人的射血分数为55％～65％。正常情况下，心脏搏出量始终与心室舒张末期容积相适应，即射血分数基本不变。在心室功能减退而心室腔异常扩大的情况下，其搏出量可能与正常人相比变化不大，但射血分数却明显下降，此时如果单纯依据搏出量来评定心脏的泵血功能就显得不全面、不科学，因此射血分数是评定心脏泵血功能较客观而完善的指标，特别对发现早期心脏射血功能异常有重要价值。

射血分数＝搏出量（mL）/心室舒张末期容积（mL）×100％

2. 每分输出量与心指数 一侧心室每分钟泵出的血量称为每分输出量，简称心输出量（cardiac output），它等于搏出量乘以心率。

心输出量＝搏出量×心率

正常成年人安静时心率约为75次/分，搏出量为60～80 mL，心输出量则为4.5～6.0 L/min，平均约为5 L/min。心输出量与新陈代谢水平相适应，正常人的心输出量与机体的性别、年龄及代谢水平等因素有关。通常情况下女性的心输出量比同体重男性约低10％；青年人的心输出量高于老年人；情绪激动时心输出量可以比安静时增加50％～100％；在重体力劳动或剧烈运动时心输出量可比安静时提高5～6倍；麻醉情况下心输出量可下降50％。

研究表明，心输出量并不与体重成正比，而是与体表面积成正比。以每平方米体表面积计算的心输出量，称为心指数（cardiac index），可作为比较不同个体心功能的常用指标。

心指数＝心输出量/体表面积

空腹和安静状态下测定的心指数，称为静息心指数，是常用的评定不同个体心脏泵血功能的指标。以健康成年人体表面积为1.5～1.7 m^2，心输出量则为4.5～6.0 L/min来计算，静息心指数为3.0～3.5 L/(min · m^2)，心指数与新陈代谢水平相适应，进食、运动、情绪紧张及妊娠时，心指数均有不同程度增高；不同年龄个体心指数也不同，10岁左右时，静息心指数最大，可超过4 L/(min · m^2)，10岁以后随年龄增长而逐渐下降，到80岁时可降低接近于2 L/(min · m^2)；同龄女性的心指数低于男性。此外，在评价病理状态下心室射血功能时，由于心指数的测定未考虑心室舒张末期容积变化，所以其价值不如射血分数。

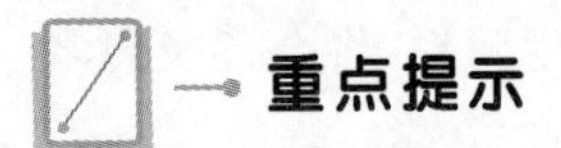

每搏输出量、射血分数、每分输出量及心指数的概念

3. 心脏做功量 心脏做功用来克服动脉血压形成的阻力，供给血液流动所消耗的能量。在不同的动脉血压前提下，心脏做功的大小会有所不同。所以，心脏做功比单用心室射血量更适合作为评价心功能的指标。

(1) 搏出功　心室收缩射血一次所做的功,称为每搏功或搏出功(stroke work),包括压力-容积功和动力功两部分。压力-容积功是心室以一定的压强将血液射入主动脉所做的功,动力功是心脏给予血液的适当的动能所做的功。一般情况下,动力功在心脏做功中只约占1%,故可忽略不计。

(2) 每分功　心脏每分钟做的功,称为每分功(minute work),等于搏出功乘以心率。左、右心室的搏出量相等,但肺动脉平均压仅为主动脉平均压的1/6,故右心室做功量也只有左心室的1/6。

每分功=搏出功×心率

4. 心力储备　心输出量随机体代谢需要而提高的能力,称为泵功能储备或心力储备(cardiac reserve)。健康成年人安静时的心输出量约5 L/min,而剧烈运动时可达25～30 L/min,为静息时的5～6倍,表明健康人心脏有相当大的储备能力。心脏的储备能力包括心率储备和搏出量储备两方面。

1) 心率储备　心率可由静息时的75次/分增大到160～180次/分,充分动用心率储备,可以使心输出量增加2～2.5倍。一般情况下,提高心输出量的主要途径就是动用心率储备,但是如果心率过快,反而会使搏出量减少,造成心输出量减少。

2) 搏出量储备　分为收缩期储备和舒张期储备。

(1) 收缩期储备　心室收缩时射血量比安静状态时增加,称为收缩期储备。安静状态下,健康成人心室收缩末期容积通常约为75 mL,当心肌收缩能力增强时,心室能射出更多的血量,可使心室收缩末期容积降低至20 mL以下。由此可见,通过动用收缩期储备,可使搏出量增加约55 mL。

(2) 舒张期储备　心室舒张时充盈量比安静状态时增加,称为舒张期储备。安静状态下,健康成人心室舒张末期容积约为125 mL,由于心包的限制和心肌伸展性小,心室不能过分扩大,心室舒张末期容积一般只能达到约140 mL,即舒张期储备只有约15 mL。可见,舒张期储备比收缩期储备要小很多。

心力储备可以较全面地反映心脏的功能状况。坚持体育锻炼可以使心肌纤维增粗,心肌收缩力增强,收缩期储备能力增加;交感-肾上腺系统活性增加,心率储备能力增加;由于肌泵的作用,使静脉回心血量增加,心室舒张末期的心室容积增大,舒张期储备能力增加,最终使心输出量增加。运动员的心输出量可增大到静息时的7倍,适当的体育锻炼,可以有效地提高心率储备,增强心脏泵血功能,促进心脏的健康。

(二) 心脏泵血功能的影响因素

心脏泵血功能受神经和体液等因素调节,心输出量是衡量心脏功能最基本的指标。下文从心脏角度出发来讨论心输出量的影响因素。心输出量等于搏出量与心率的乘积,因此,凡能影响以上两者的因素都能影响心输出量。

1. 影响搏出量的因素　当心率不变时,搏出量的多少取决于心肌收缩的强度和速度,心肌收缩的强度和速度又受前负荷、后负荷及心肌收缩力三方面的影响。

(1) 前负荷　前负荷是指心室肌收缩前所承受的负荷,即心室舒张末期充盈的血量。心室舒张末期充盈血量是静脉回心血量和心室射血后心室内的余血量之和,但主要取决于静脉回心血量。在一定范围内,外周静脉压和心室内压的压差增大、心室舒张期延长均可导致静脉回心血量增多,心室舒张末期充盈血量增多,心肌初长度增长,则心肌的收缩速度和强度增大,搏出量增多;反之静脉回心血量减少,搏出量减少。由于心肌纤维本身初长度的改变而引起心肌收缩强度改变的调节形式,称为异长自身调节,也叫 Starling 机制。

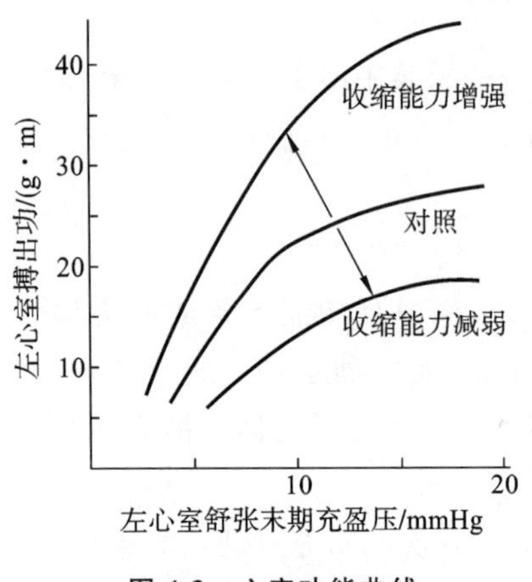

图 4-3 心室功能曲线

以心室舒张末期充盈压为横坐标,左心室搏出功(或搏出量)为纵坐标绘成的关系曲线,称为心室功能曲线(ventricular function curve)(图 4-3)。心室功能曲线大致可分为三部分:①正常成人左心室舒张末期充盈压为 12～15 mmHg,曲线呈上升趋势,说明此充盈压范围为左心室最适前负荷,在此范围内心室肌细胞表现为最适初长度,其左侧曲线表明在达到最适前负荷之前,搏出功随心室充盈压的增加而增加。一般情况下,左心室舒张末期充盈压为 5～6 mmHg,因此当静脉回心血量增多造成前负荷增大时,心室肌可以通过异长自身调节增强其射血能力。②左心室舒张末期充盈压在 15～20 mmHg 范围内变动时,心室功能曲线逐渐平坦,说明前负荷在此范围内对心脏的搏出功及泵血功能影响不大。③左心室舒张末期充盈压高于 20 mmHg 后,曲线平坦或轻度下降,但未出现明显的降支。说明左心室舒张末期充盈压即使处于很高水平,搏出功也基本不变或轻度下降。究其原因是心肌具有强大的抗伸展作用,使心脏不至于因为前负荷明显增加而减少做功和搏出量。但心力衰竭的患者,心室肌初长度过度增加,超过了最适初长度,尽管心室舒张末期容积增大,但因心肌收缩力减弱,搏出量就会明显减少。

(2) 后负荷　后负荷是指心室开始收缩射血时所遇到的负荷,即心脏射血过程中所遇到的阻力,也就是动脉血压。在心率、前负荷和心肌收缩能力不变的情况下,后负荷与搏出量成反比关系。因为动脉血压升高时,等容收缩期室内压峰值必须相应增高,等容收缩期延长,射血期缩短,射血速度减慢,搏出量减少。其他条件不变时,动脉血压降低,则搏出量增加。高血压患者动脉血压持续处于高水平状态,如果不应用降压药物,其后负荷持续加重,心室肌的收缩活动长期加强,将导致心肌肥厚、心肌供血不足等病理性改变,最终导致心力衰竭。

(3) 心肌收缩力　心肌收缩力是指心肌不依赖于前、后负荷而改变其收缩能力的一种内在特性。前、后负荷不变的情况下,心肌收缩能力与搏出量成正比关系。通过心肌细胞内部功能状态的改变来调节心脏泵血功能的机制,称为等长自身调节。正常情况下,心肌收缩力受神经、体液、药物及心肌本身功能状态等多种因素影响。在情绪激动及运动时,兴奋交感-肾上腺髓质系统,增加了肾上腺素和去甲肾上腺素的释放,心肌收缩力增强,搏出量增加,心率也会加快,最终导致心输出量明显增多;此外,甲状腺激素浓度增加也会增强心肌收缩力;相反,安静状态下,兴奋迷走神经,增加了乙酰胆碱的释放,使得心肌收缩力减弱,搏出量减少,心输出量相应减少;老年人、甲状腺功能低下的患者及缺氧、酸中毒等患者心肌收缩力也会减弱。

2. 心率对心输出量的影响　心率在 40～180 次/分范围内变化时,心率与心输出量成正比关系,即心率加快,心输出量增多。一方面,由于剧烈运动或情绪激动造成心率太快,超过 180 次/分时,因心动周期缩短,表现为心室舒张期缩短更明显,心室充盈时间也明显缩短,充盈血量不足,导致搏出量急剧减少,心输出量减少;另一方面,由于心率过快,心脏过度消耗能量，也使得心肌收缩能力下降。反之，如果房室传导阻滞造成心率太慢，低于 40 次/分，此时虽然心室舒张期延长使得心室充分充盈，但由于心室肌的伸展性很小，已经达到极限，并不能进一步增加心室充盈量，结果搏出量减少，心输出量也会下降。可见，适宜的心率可使心输出量最多，心率过快或过慢都会减少心输出量。

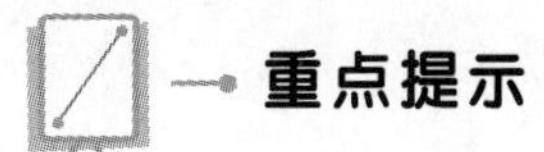

影响心输出量的因素

四、心音

在心动周期中，心肌收缩舒张、瓣膜启闭、血液冲击心血管壁等因素引起的机械振动而产生的，可通过周围组织传递到胸壁，将听诊器放在胸壁一定部位就可听到的声音，称为心音(heart sound)。正常心脏在一个心动周期中会有 4 个心音，即第一心音、第二心音、第三心音和第四心音。通常用听诊器只能听到第一心音和第二心音，某些健康儿童和青年人有时可能听到第三心音，40 岁以上的健康人还可能出现第四心音。心脏功能改变、瓣膜关闭不全或狭窄时均可产生杂音或异常心音。如心肌炎患者，听诊时可出现心尖区第一心音低钝；而高血压患者，听诊时可出现主动脉瓣区第二心音亢进。因此，心音听诊时可根据杂音产生部位、时间、性质及强度，来判断瓣膜功能受损情况和程度，听取心脏杂音对于某些心脏疾病的诊断有重要价值。

1. 第一心音　第一心音发生在心室收缩初期，音调低，持续时间较长，在心尖搏动处即第 5 肋间左锁骨中线内侧听得最清楚。第一心音是由心室肌收缩、房室瓣关闭、心室内血液冲击房室瓣及心室射血冲击动脉管壁产生的涡流发出的振动所致，因此，第一心音标志心室收缩期的开始，第一心音的强弱反映心肌收缩力的强弱及房室瓣的功能状态(表 4-1)。

2. 第二心音　第二心音发生在心室舒张初期，音调高，持续时间较短，在胸骨左缘或右缘第 2 肋间听得最清楚。第二心音是由主动脉瓣和肺动脉瓣的关闭、血液冲击大动脉根部和心室壁引起的振动所致，因此，第二心音标志心室舒张期的开始，第二心音的强弱反映主动脉和肺动脉内压的高低及主动脉瓣和肺动脉瓣的功能状态(表 4-1)。

表 4-1　第一心音和第二心音的区别

项目	第一心音	第二心音
产生原因	主要是房室瓣关闭	主要是动脉瓣关闭
听诊特点	音调低，持续时间较长	音调高，持续时间较短
听诊部位	心尖搏动处(第 5 肋间左锁骨中线内侧)	胸骨左缘或右缘第 2 肋间
生理意义	心室收缩期开始的标志	心室舒张期开始的标志

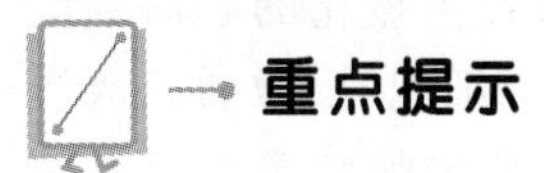

第一心音和第二心音的产生原因、听诊特点、听诊部位及生理意义

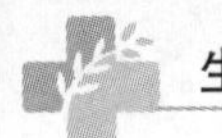

第二节　心肌细胞的生物电现象和生理特性

一、心肌细胞的生物电现象

（一）心肌细胞的分类

心肌细胞依据其生物电特点可将其分为不同的类型。

1. 自律细胞和非自律细胞　根据组织学和生理学特性以及功能上的区别，心肌细胞可分为两大类型：①非自律细胞，即普通的心肌细胞，主要包括心房肌和心室肌细胞，因富含肌原纤维而执行收缩功能，具有收缩性、兴奋性和传导性。此类细胞具有稳定的静息电位，而不具有自动节律性，又称为工作细胞。②自律细胞，即特殊分化了的心肌细胞，其中主要包括窦房结细胞和浦肯野细胞，组成心脏的特殊传导系统。它们除了具有兴奋性、传导性之外，因为没有稳定的静息电位而具有自动节律性，又因为它们缺乏肌原纤维，所以几乎丧失了收缩功能。此类细胞的主要功能是产生和传播兴奋、控制心脏活动的节律。非自律细胞和自律细胞相互配合，来共同完成心脏的整体功能。心脏各部分心肌细胞的跨膜电位见图 4-4。

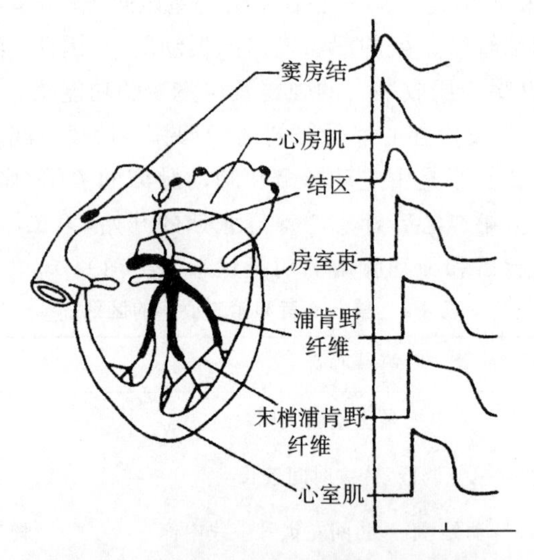

图 4-4　心脏各部分心肌细胞的跨膜电位

2. 快反应细胞和慢反应细胞　根据心肌细胞动作电位 0 期去极化速率的快慢，又可将心肌细胞分为两类：①快反应细胞，由激活开放快 Na^+ 通道而引起 0 期快速去极化的心肌细胞称为快反应细胞，如心房肌细胞、心室肌细胞和浦肯野细胞等。②慢反应细胞，由激活开放慢 Ca^{2+} 通道而引起 0 期缓慢去极化的心肌细胞称为慢反应细胞，如窦房结细胞和房室交界细胞等。

综上所述，可将心肌细胞分为四种类型：①快反应自律细胞，如房室束和浦肯野细胞。②快反应非自律细胞，如心房肌和心室肌细胞。③慢反应自律细胞，如窦房结细胞、房结区和结希区细胞。④慢反应非自律细胞，如结区细胞。

（二）心肌细胞的跨膜电位及形成机制

1. 心室肌细胞的跨膜电位及形成机制

（1）静息电位　正常心室肌细胞的静息电位约为－90 mV，其形成机制与骨骼肌细胞和神经纤维相似，主要是 K^+ 外流所形成的电-化学平衡电位。

（2）动作电位　与骨骼肌细胞和神经纤维不同，心室肌细胞动作电位的上升支和下降支不对称，复极化过程复杂、持续时间长，整个动作电位过程分为 0 期、1 期、2 期、3 期、4 期共五个期（图 4-5）。

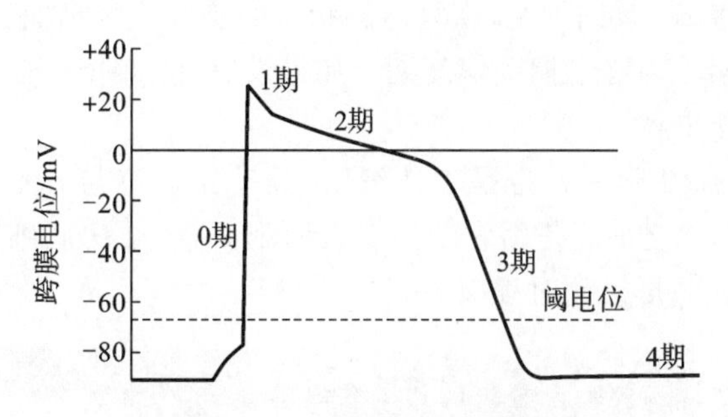

图 4-5　心室肌细胞动作电位

（1）0 期（去极化过程）　在适宜的外来刺激作用下，心室肌细胞兴奋，膜内电位由静息状态时的－90 mV 迅速上升到约＋30 mV，构成动作电位的上升支。形成 0 期的具体机制：心室肌细胞兴奋初，细胞膜小部分 Na^+ 通道开放引起少量 Na^+ 顺浓度差和电位差内流，造成膜轻度去极化，当去极化达到阈电位（膜内电位为－70 mV）时，细胞膜上 Na^+ 通道开放的数量和速率迅速增加，出现再生性 Na^+ 内流，导致心室肌细胞进一步去极化，使膜内电位急剧升高；当膜内电位升高到约 0 mV 时，膜上的 Na^+ 通道开始失活，Na^+ 内流速率降低，在膜内电位达到＋30 mV时，Na^+ 内流停止，直至到达动作电位上升支顶点而接近 Na^+ 的平衡电位，形成动作电位的 0 期。Na^+ 通道激活快，失活也快，称为快通道，可被河豚毒选择性阻断。心室肌细胞动作电位的 0 期很短，仅 1～2 ms。

（2）复极化过程　心室肌细胞的膜内电位到达＋30 mV 后，开始缓慢地向极化状态恢复，此过程称为复极化。心室肌细胞的复极化过程比较复杂而缓慢，历时 200～300 ms，包括 1 期、2 期和 3 期。

① 1 期（快速复极初期）：动作电位到达上升支顶点后，会出现快速短暂的复极化，膜内电位由＋30 mV 迅速下降到约 0 mV，历时 10 ms 左右。1 期形成机制是 Na^+ 通道已经失活关闭，膜的去极化使膜上的 K^+ 通道被激活而开放，K^+ 外流。0 期去极化和 1 期复极化的电位变化均很迅速，在动作电位图形上构成尖锋形状，合称为锋电位（spike potential）。四乙胺和 4-氨基吡啶（4-AP）等 K^+ 通道阻断剂可选择性阻断此期。

② 2 期（平台期或缓慢复极期）：当 1 期复极到约 0 mV 时，复极化速率开始变得极为缓慢，膜内电位基本停滞在 0 mV 水平，在下降支上形成平台状，持续 100～150 ms，故又称为平台期或缓慢复极期。平台期是心室肌动作电位时程长的主要原因，也是心室肌动作电位区别于骨骼肌细胞和神经纤维的主要特征。平台期的形成主要是由于 Ca^{2+} 缓慢、持续内流和少量 K^+ 外流。在 2 期开始，内、外向跨膜转运的电荷量处于相对平衡状态，使得膜电位稳定于 0 mV水平，随后 Ca^{2+} 内流逐渐减弱，K^+ 外流逐渐增强，动作电位由 2 期（平台期或缓慢复极

期)转入3期(快速复极末期)。心室肌细胞的Ca^{2+}通道为电压依赖性慢反应通道,其开放过程缓慢,开放持续时间长,可被异搏定等多种Ca^{2+}阻断剂所阻断。

③ 3期(快速复极末期):平台期末,心室肌细胞复极化速度加快,膜内电位下降很快,由平台期的约0 mV快速下降到-90 mV,完成复极化过程,此期历时100~150 ms。3期主要是由于Ca^{2+}通道完全关闭,Ca^{2+}内流停止,而K^+外流又进行性增加所致。膜电位很快可到达原先的静息水平,但是膜内、外的离子分布尚未完全恢复到原静息状态。

④ 4期(静息期或恢复期):复极完毕后,心室肌细胞膜电位基本上已经恢复并稳定于静息电位水平(-90 mV)。此期通过心室肌细胞膜上Na^+-K^+泵和Na^+-Ca^{2+}泵,逆浓度差将Na^+、Ca^{2+}泵出细胞并将K^+泵回细胞,恢复静息状态细胞膜内、外两侧的离子分布,以维持细胞的兴奋性,故又将4期称为静息期或恢复期。如果没有外来刺激,心室肌细胞的4期将保持稳定状态,不会产生动作电位。

心房肌细胞同心室肌细胞一样也是工作细胞,其动作电位与心室肌细胞相似,但时程较短,历时为150~200 ms。这可能是因为较心室肌细胞而言,心房肌细胞的细胞膜对K^+的通透性大,造成心房肌细胞的复极化时程减短。

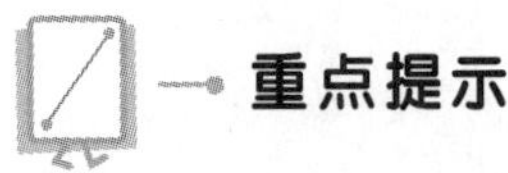

心室肌细胞动作电位各期的形成机制

2. 自律细胞的动作电位及形成机制 与非自律细胞显著不同的是,自律细胞动作电位的特点是4期能发生自动去极化,当去极化达到阈电位水平时暴发下一个动作电位,因此,自律细胞产生自动节律性兴奋的基础就是复极4期自动去极化。不同类型的自律细胞,4期自动去极化的速度和离子机制有所不同。

(1) 窦房结细胞的动作电位及形成机制 窦房结细胞的动作电位仅由0期、3期及4期组成(图4-6)。窦房结细胞的动作电位与浦肯野细胞相比,具有以下特点:①0期去极化速度慢、幅度小;②最大复极电位和阈电位均较高,分别为-70 mV和-40 mV;③没有明显的复极1期和2期;④4期可产生自动去极化,并且窦房结细胞的4期自动去极速度明显快于浦肯野细胞,在单位时间内产生兴奋的频率较快。

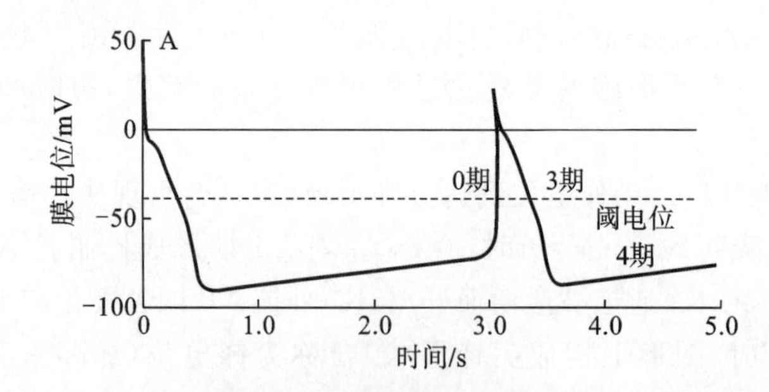

图4-6 窦房结细胞的动作电位

窦房结细胞的0期去极化主要是Ca^{2+}缓慢内流引起的,属于慢反应自律细胞;此后Ca^{2+}通道逐渐失活关闭,Ca^{2+}内流减少,K^+通道被激活开放,出现K^+外流致3期复极;窦房结细胞的4期自动去极化速度最快、自律性最高,是心脏的正常起搏点,主要原因是K^+外流逐渐衰减、Na^+内流逐渐增强以及少量Ca^{2+}内流。

(2) 浦肯野细胞的动作电位及形成机制 浦肯野细胞的0期去极化主要是Na^+内流引

起，属于快反应自律细胞，最大复极电位约为－90 mV，其动作电位的 0～3 期形态及离子机制与心室肌细胞类似，但是浦肯野细胞的 4 期可产生自动去极化。浦肯野细胞 4 期自动去极化的形成机制：外向 K^+ 电流逐渐衰减，内向 Na^+ 电流逐渐增强，导致自动去极化。浦肯野细胞 4 期自动去极化的速度比窦房结细胞慢，其自律性比窦房结细胞低，故单位时间内兴奋频率比窦房结细胞慢，因此，在生理状态下，浦肯野细胞的活动受窦房结发出的冲动控制。

综上所述，自律细胞与非自律细胞的主要区别在于有无 4 期自动去极化，4 期自动去极化也是自律细胞产生自动节律性兴奋的基础，自律细胞自律性的高低取决于 4 期自动去极化的速度。4 期自动去极化的速度越快，自律细胞的兴奋频率越高，其自律性越高；反之，其自律性越低。

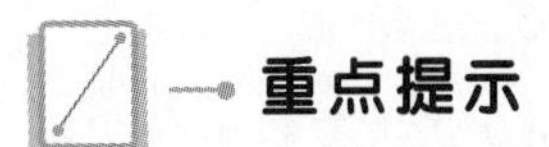

自律细胞动作电位的特征及产生自律性的基础

二、心肌的生理特性

心肌具有兴奋性、自动节律性、传导性和收缩性四种生理特性。其中前三者为电生理特性，是以心肌细胞的跨膜电活动为基础的，反映了心脏的兴奋功能；收缩性为机械特性，是以心肌细胞内收缩蛋白之间的功能活动为基础的，反映了心脏的泵血功能。

（一）自律性

心肌细胞在没有神经、体液因素及外来刺激的情况下，能自动地发生节律性兴奋的能力或特性，称为自动节律性(autorhythmicity)，简称自律性。具有自律性的组织或细胞称为自律组织或自律细胞，通常情况下只有少部分心脏细胞具有自律性。自律性的高低通常以自律细胞单位时间(每分钟)内能自动产生兴奋的次数来表示，即自动兴奋的频率来衡量。正常情况下，包括窦房结细胞、房室交界区及浦肯野细胞在内的心脏特殊传导系统具有自律性。不同部位的自律细胞自律性高低不一，窦房结细胞自律性最高(约 100 次/分)，房室交界区(约 50 次/分)和房室束分支(约 40 次/分)的自律性较低，浦肯野细胞最低(约 25 次/分)。

1. 正常起搏点和潜在起搏点　在正常情况下，由于窦房结细胞的自律性最高，是正常心脏兴奋的起点，它产生的兴奋按心脏各部位的一定顺序依次向外扩布，最终引起整个心脏兴奋和收缩。可见，窦房结是控制心脏兴奋和搏动的正常部位，故将窦房结称为心脏的正常起搏点(normal pacemaker)，由窦房结为起搏点控制的心搏节律称为窦性心律。一般情况下，由于支配窦房结迷走神经的紧张性大于交感神经，所以正常成人安静时的心率平均约为 75 次/分。其他部位的心脏自律组织自律性低于窦房结，虽同样具有起搏能力，但正常生理情况下受控于窦房结的节律而不表现出其本身的自律性，只起传导兴奋的作用，故称为心脏的潜在起搏点。在某些病理情况下，窦房结的自律性低，兴奋传导阻滞或潜在起搏点的自律性异常升高时，潜在起搏点的自律性才会表现出来，取代窦房结发生兴奋控制整个心脏的活动，这些起搏部位称为异位起搏点。由异位起搏点控制的心搏节律称为异位心律。

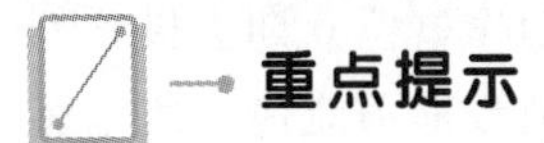

自律性的概念及心脏正常起搏点

知识链接

人工心脏起搏器

人工心脏起搏器是通过将电极和心内膜相连的电子脉冲发生器，代替心脏起搏点发出一定频率和振幅的电子脉冲，使心脏继续得以有规律地舒缩，保证了心脏的正常泵血。当心脏的正常起搏点功能失常或心脏的传导系统严重病变时，心脏的泵血功能受到严重影响。此时，人工心脏起搏器的应用可以达到人为地控制心率、维持正常心脏泵血功能的作用，以保障机体进行正常的生命活动。

2. 影响心肌自律性的因素 自律细胞的 4 期自动去极化使膜电位从最大复极电位去极化达到阈电位水平而引起一次兴奋，因此，自律细胞自律性的高低取决于 4 期自动去极化速度、最大复极电位与阈电位的差距两方面的影响，以前者为主(图 4-7)。

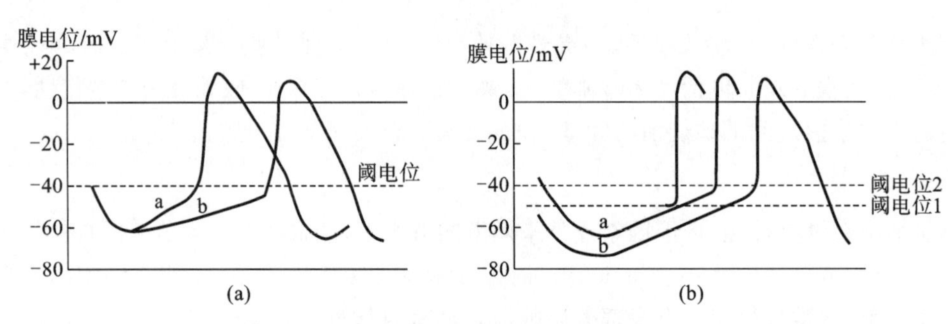

图 4-7 影响心肌自律性的因素

注：(a)起搏电位斜率由 a 减小到 b 时，自律性减低；

(b)最大复极电位水平由 a 达到 b，或由阈电位 1 上升到阈电位 2 时，自律性均下降。

(1) 4 期自动去极化速度　4 期自动去极化是形成自律细胞自律性的基础。其他条件不变情况下，4 期自动去极化速度越快，膜电位从最大复极电位达到阈电位所需时间越短，单位时间内产生兴奋次数越多，自律性越高，心率越快；反之，自律性越低，心率越慢。儿茶酚胺可以加快窦房结的 4 期去极化速度，提高其自律性，使心率加快。

(2) 最大复极电位与阈电位之间的差距　最大复极电位绝对值减小和(或)阈电位水平下移，均可使两者间的差距减小，使得 4 期自动去极化到达阈电位水平所需的时间缩短，自律性增高；反之，自律性降低。

(二) 兴奋性

心肌细胞受到外来足够刺激的作用能产生兴奋的能力或特性，称为兴奋性。

1. 心肌细胞兴奋性的周期性变化 心肌细胞每发生一次兴奋会发生相应的周期性改变。以心室肌为例说明心肌细胞兴奋性的周期性变化，包括有效不应期、相对不应期及超常期三个时期(图 4-8)。

(1) 有效不应期　包括绝对不应期和局部反应期两个子时期。从动作电位 0 期去极化开始到 3 期复极化膜电位到达约 −60 mV 的这段时间内，无论多强大的刺激都不能使心肌细胞再产生反应，这一时期称为有效不应期(effective refractory period，ERP)，历时 200～300 ms。从 0 期去极化开始到 3 期复极化膜电位到达约 −55 mV 时，由于膜电位过低，膜上 Na^+ 通道

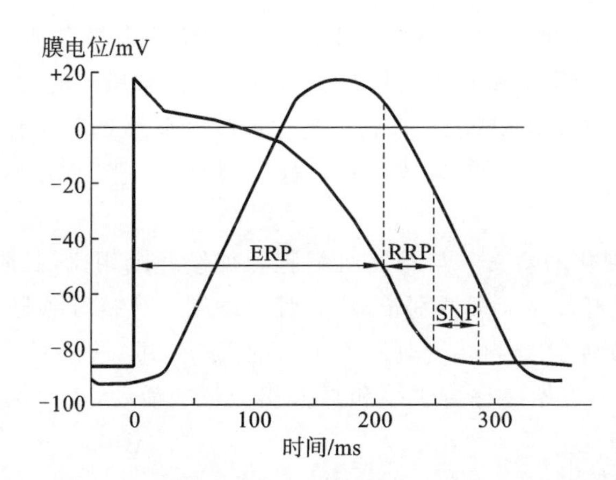

图 4-8　心室肌动作电位期间兴奋性的变化及其与机械收缩的关系

完全失活，膜的兴奋性完全丧失，对任何刺激均不会产生任何去极化反应，称为绝对不应期。当继续复极化，膜电位由－55 mV 到－60 mV 这段时间，极少量 Na^+ 通道开始复活，一旦给予足够强度的刺激，心肌细胞也只能产生局部的去极化，不能引起可传导的动作电位，也不能引起心脏的兴奋和收缩，这段时期称为局部反应期。在有效不应期后期，虽有少量 Na^+ 通道复活，但还远没有恢复到可再被激活的备用状态。

（2）相对不应期　有效不应期结束后，膜电位从－60 mV 复极化到－80 mV 这段时间内，给予阈刺激心肌细胞不产生动作电位，而给予强大的阈上刺激时，就可使心肌细胞产生可扩布的动作电位，这段时间称为相对不应期（relative refractory period，RRP）。在此期内，只有少部分 Na^+ 通道已复活到备用状态，心肌细胞的兴奋性逐渐恢复，但仍低于正常。受到刺激后 Na^+ 通道开放数量较少，故 Na^+ 内流速度慢，所引起的动作电位较正常时幅度小，兴奋性较低，兴奋的传导能力弱、速度慢，且容易发生传导阻滞。

（3）超常期　膜电位从－80 mV 复极化到－90 mV 这段时间，给予阈下刺激就可使心肌细胞产生可扩布的动作电位，称为超常期（supranormal period，SNP）。在超常期内，几乎全部 Na^+ 通道已基本恢复至备用状态，再加上膜电位此时距阈电位的差距较小，心肌细胞的兴奋性高于正常，有利于心肌细胞产生兴奋。但是，由于膜电位的绝对值小于正常静息电位，使超常期产生的动作电位去极化的速度和幅度小于正常，兴奋的传导速度也较慢。超常期结束后，膜电位完全恢复到静息电位水平，兴奋性也恢复到正常状态。

2. 影响心肌兴奋性的因素　心肌细胞产生兴奋，是在静息电位的基础上产生去极化到达阈电位，到达阈电位后 Na^+ 通道被激活开放而产生动作电位的过程。任何影响这个过程的因素均能够影响心肌细胞的兴奋性。

（1）静息电位和阈电位之间的差距　一定范围内，静息电位（自律细胞为最大复极电位）绝对值增大或阈电位水平上移，均能加大两者之间的差距，增大兴奋所需的刺激阈值，兴奋性降低；反之，静息电位绝对值减小，兴奋性增高。但同静息电位比较，阈电位较少发生改变。

（2）Na^+ 通道的状态　快 Na^+ 通道具有激活、失活和备用三种功能状态，在一次跨膜电位过程中 Na^+ 通道状态会发生规律性动态变化。当膜电位处于静息电位水平（－90 mV）时，Na^+ 通道处于完全备用状态，此时通道虽然关闭，但可以激活。在此状态下，心肌受到阈刺激，膜电位从静息水平去极化到阈电位水平（－70 mV）时，Na^+ 通道被大量激活而开放（激活状态），导致大量 Na^+ 快速内流，历时约 1 ms。Na^+ 通道激活后便迅速失活而关闭（失活状态），

使 Na^+ 内流终止，兴奋性最低。处于失活状态的 Na^+ 通道不能被激活，只有等膜电位恢复到静息电位水平时，Na^+ 通道重新恢复到备用状态而具有再次被激活的能力，细胞兴奋性也恢复到正常。只有 Na^+ 通道处于备用状态，心肌细胞才能接受刺激产生动作电位。Na^+ 通道在不同状态下对刺激的反应会有所不同，即膜的兴奋性不同，是上述心肌细胞发生周期性变化的内在机制。

3. 兴奋性周期性变化的意义 与骨骼肌细胞和神经纤维相比，心肌细胞兴奋时，兴奋性周期性变化的特点就是有效不应期特别长，从心脏收缩期一直持续到舒张期早期(图 4-8)，因此，心脏在心肌舒张开始后才能再接受刺激产生新的兴奋收缩，故心肌不会像骨骼肌那样产生完全强直收缩，这就使心脏始终保持收缩和舒张相交替的活动，从而保证了泵血功能的正常进行。

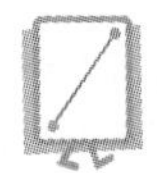
重点提示 心肌细胞兴奋性周期性变化的特点及意义

4. 期前兴奋和代偿间歇 正常情况下，心脏活动受控于窦房结发出的兴奋节律。但异常情况下，如果在心房或心室有效不应期后，下次窦房结产生的兴奋到达前，受到一次阈刺激水平或阈刺激水平以上的人工刺激或窦房结以外的潜在起搏点发出的异常兴奋刺激，就可发生一次提前出现的兴奋和收缩，分别叫作期前兴奋和期前收缩。期前收缩又称早搏，临床上常分为房性早搏和室性早搏。正常人过度的疲劳或过量饮入咖啡、浓茶等均可引起偶发的期前收缩；临床上，心肌炎及心肌缺血也可导致频繁或多发的期前收缩。期前收缩也有自己的有效不应期，如果一次窦房结收缩紧接在期前收缩之后传到心房肌或心室肌，恰好落在期前收缩的有效不应期内，就不能引起心房肌或心室肌的兴奋和收缩，出现一次“脱失”，必须等到下一次窦房结的兴奋传来才能再次引起心房肌或心室肌的兴奋和收缩。因此，在一次期前收缩之后往往会出现一段较长时间的心房或心室的舒张期，称为代偿间歇(图 4-9)。然后再恢复窦性心律。

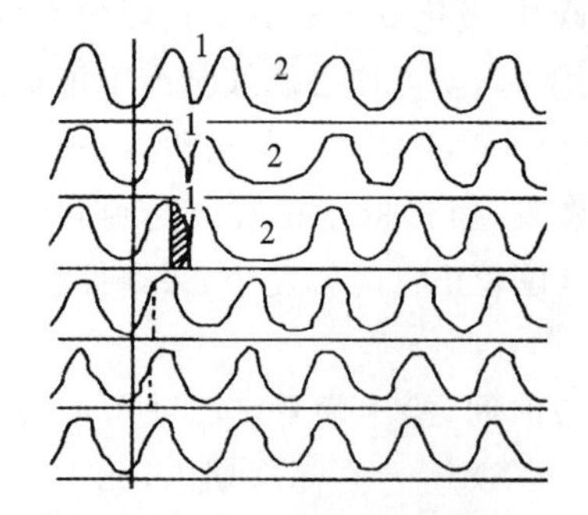

图 4-9 期前收缩和代偿间歇

注：1 为期前收缩；2 为代偿间歇。

(三) 传导性

心肌细胞具有传导兴奋的能力，称为传导性(conductivity)。兴奋在同一心肌细胞上传导的机制和其他细胞一样，也是以局部电流的方式实现的。由于相邻心肌细胞之间存在由闰盘缝隙相连接构成的低电阻区，因其通透性强，故兴奋可以局部电流的形式在细胞间传导。因兴奋能够在细胞间迅速传播，使左、右心房和左、右心室分别构成一个功能性合胞体，实现两心房的同步收缩、舒张和两心室的同步收缩、舒张。心房和心室间有纤维结缔组织环将两者隔开，使心房和心室能按一定顺序先后收缩和舒张，这是因为心房和心室间的兴奋是通过特殊传导系统进行有序扩布来实现的。

1. 心脏内兴奋传导的途径 正常情况下，窦房结发出的兴奋通过心房肌迅速直接传导到整个右心房和左心房，引起两心房的兴奋和收缩，同时兴奋沿着心房肌细胞组成的“优势传导通路”迅速传到房室交界区，再经房室束，左、右束支和浦肯野纤维细胞传至心室肌，兴奋由心室内膜侧向外膜侧扩布，最终使得左、右心室兴奋(图 4-10)。

2. 心脏内兴奋传导的意义　不同心肌细胞的传导性不同，所以兴奋在心脏各个部位传导的速度也会不同。传导速度最快的是浦肯野纤维网，为2.0～4.0 m/s；传导速度最慢的是房室交界区，其中结区的传导速度仅为0.02 m/s。在心脏兴奋传导途径中，窦房结的传导速度约为0.05 m/s，心房肌的传导速度约为0.4 m/s，心房内“优势传导通路”的传导速度为1.0～1.2 m/s，心室肌的传导速度约为1 m/s，兴奋从房室束传遍左、右心室需约0.06 s，因此两侧心室肌细胞几乎是同步兴奋和收缩的。

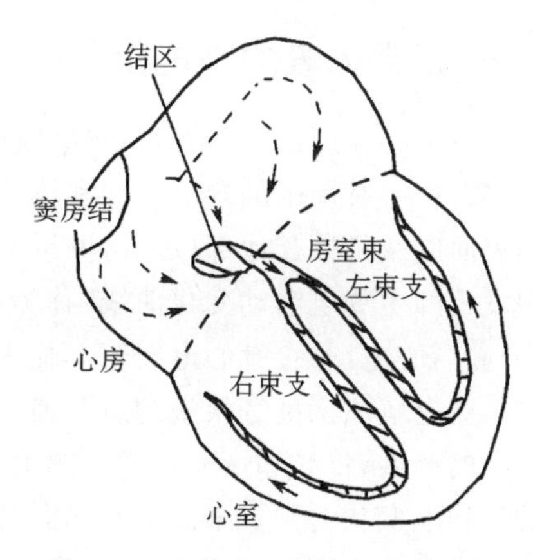

图 4-10　兴奋在心脏内的传导途径

正常情况下，房室交界区是兴奋从心房传至心室的唯一通路。由于兴奋在房室交界区的传导速度最慢，耗时约0.1 s，使兴奋在房室交界区延搁一段时间，这种现象称为房室延搁。其意义是心房收缩完毕后心室才会收缩，使心房和心室不会出现同步收缩，保证了心室的充盈和射血。但上述特性也会使房室交界区成为传导阻滞的好发部位，房室传导阻滞是临床上较常见的一种心律失常。

重点提示　心脏内兴奋传导的途径，房室延搁的概念及意义

（四）收缩性

心肌细胞的收缩机制类似于骨骼肌细胞，但由于心肌细胞的结构和电生理特性与骨骼肌细胞不尽相同，所以收缩性具有明显的特点。

1. 心肌收缩的特点

(1) 不发生强直收缩　心肌细胞的兴奋性周期性变化的特点是有效不应期特别长，从心脏收缩期一直持续到舒张期早期。在有效不应期内，任何强度刺激均不能引起心肌细胞收缩，故心脏不会产生强直收缩，表现为有规律地舒缩，保证了心脏泵血正常进行。

(2) “全或无”式收缩　如前所述，左、右心房及左、右心室分别成为一个功能性合胞体。在正常反应期内，当刺激强度达到阈值后，就可以引起左、右心房或左、右心室肌细胞的几乎同步兴奋和收缩，称为“全或无”式收缩。这种收缩方式力量大，有利于泵血效率的提高。

(3) 对细胞外液 Ca^{2+} 的依赖性　兴奋-收缩耦联的关键离子是 Ca^{2+}。心肌细胞的肌浆网不如骨骼肌发达，储存的 Ca^{2+} 少。在心肌收缩时，需要依赖细胞外液中 Ca^{2+} 内流。如果细胞外液 Ca^{2+} 的浓度增加，心肌细胞动作电位平台期 Ca^{2+} 内流就会增多，心肌收缩力增强；反之，心肌收缩力减弱。

(4) “绞拧”作用　心室肌较厚，尤以右心室为甚，分为浅、中、深三层，其中部分心肌纤维呈螺旋状走行，所以心肌收缩时会产生“绞拧”作用，收缩的合力使心尖呈顺时针方向旋转，能够最大限度地减小心室容积而更有效地将更多血液射入动脉。

2. 影响心肌收缩的因素　许多因素均能够影响心肌的收缩。生理情况下，运动可兴奋交感-肾上腺髓质系统，心肌收缩能力增强，射血增多以满足机体的代谢需要；病理情况下，心肌缺氧、缺血、代谢紊乱及酸性物质生成增多等，均可导致心肌收缩力减弱。

三、正常体表的心电图

每一个心动周期，都是由窦房结发出兴奋，按一定的途径，依次传向心房、心室，引起整个心脏兴奋。心脏周围的导电组织和体液，可以将心脏各部分的生物电变化形成的电流传导到身体表面以及机体其他部位。将测量电极置于体内、外的一定部位就可以记录出心脏兴奋过程中发生的生物电活动变化曲线，称为心电图(electro cardiogram，ECG)，包括常规体表心电图、心腔内心电图、食管心电图等。临床上，心电图技术已广泛应用，可作为诊断心脏疾病、体液中某些电解质紊乱等疾病的重要辅助手段。心电图可以很客观地反映心脏在一个心动周期中兴奋的产生、传导和恢复过程中的生物电变化，但与心脏的机械性活动无直接关联。心肌细胞的生物电变化的主要来源是心电图，但心电图曲线却明显区别于单个心肌细胞的动作电位波形。

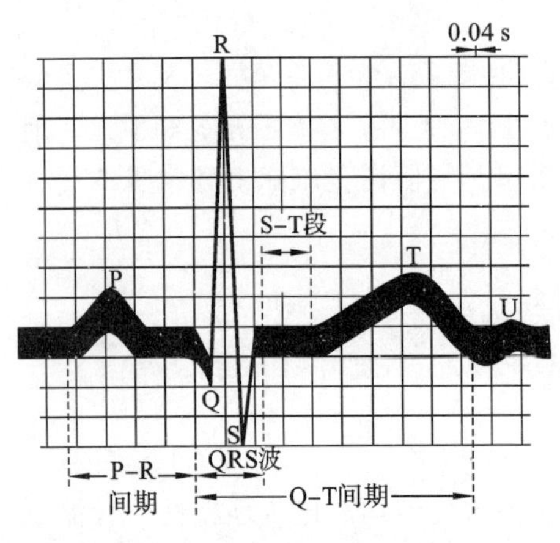

图 4-11　正常心电图波形

这里介绍典型的体表正常心电图波形(图4-11)及其生理意义。

1. P 波　P 波代表左、右心房去极化过程，波形小而圆钝，历时 0.08～0.11 s，波幅一般不超过 0.25 mV。P 波波形的改变，常提示心房去极化过程有变化。

2. QRS 波群　QRS 波群(简称 QRS 波)代表左、右两心室去极化过程。QRS 波是一典型的包括三个紧密相连的电位波动的复合波：第一个向下的为 Q 波，紧接着是高而尖锐向上的 R 波，最后又是一个向下的 S 波。QRS 波历时 0.06～0.10 s，代表兴奋在左、右心室肌扩布所需的时间。在心电图的不同导联中，QRS 波变化较大。

3. T 波　T 波反映左、右心室复极化过程，历时 0.05～0.25 s，波幅为 0.1～0.8 mV。在 R 波为主的导联中，T 波的方向与 QRS 波的主波方向保持一致。心肌缺血时，T 波可出现低平、双向甚至倒置。

4. U 波　在 T 波后的 0.02～0.04 s，有时可出现一个小的电位波动，称为 U 波。其方向与 T 波保持一致，波幅通常不超过 0.05 mV。U 波的成因及意义尚不清楚，推测可能与浦肯野细胞复极化有关。

5. P-R 间期　P-R 间期(或 P-Q 间期)指从 P 波起点到 QRS 波起点之间的时长，正常为 0.12～0.20 s。P-R 间期反映由窦房结发出的兴奋经心房传到心室，并引起心室兴奋所需要的时间，也称为房室传导时间。P-R 间期延长常提示房室传导阻滞。

6. Q-T 间期　Q-T 间期是从 QRS 波起点到 T 波终点之间的时长，正常为 0.12～0.20 s。Q-T 间期代表左、右心室开始去极化到完全复极化至静息状态所需的时间。Q-T 间期的长短与心率成反比关系。

7. S-T 段　S-T 段是从 QRS 波终点到 T 波起点之间的线段。S-T 段正常与基线相平或接近，代表心室已全部处于去极化状态，心室肌细胞之间已基本无电位差。S-T 段异常对诊断心肌损伤、缺血具有重要的提示作用。

第三节　血管生理

血管的主要功能为分配血量、运输血液、维持血压和实现血液与组织液之间的物质交换。血液循环系统中，由心室射出的血液依次经动脉、毛细血管和静脉，再返回心房。由于各类血管所在部位和组织结构不同，血液流经各血管时表现出不同的血流特点。

主动脉和肺动脉等大动脉血管的管壁厚，含有丰富的弹性纤维，具有明显的弹性和可扩张性，将其称为弹性储器血管。中动脉功能是将血液分配至各器官组织，又称为分配血管。小动脉和微动脉的管径小，对血流的阻力大，又称为阻力血管，是血压降低幅度最大的部分。真毛细血管管壁仅由单层内皮细胞和基膜构成，通透性很高，血管数量众多且血流速度缓慢，是血液和组织液物质交换的主要场所，又称为交换血管。静脉口径粗，数量多，管壁薄，故其容量大。安静时，循环血量的60%～70%容纳在静脉中，静脉是血管系统的血液储存库，故称其为容量血管。

一、血流量、血流阻力和血压

血液在心血管系统中流动的力学，称为血流动力学。血流动力学研究的基本对象是血流量、血流阻力和血压，以及三者间的关系。由于血管与血液自身特性，血流动力学除符合流体力学的一般规律外，还有其自身的特点。

1. 血流量　血流量(Q)是指单位时间内流过血管某一截面的血量，又称容积速度。根据流体力学，血流量与血管两端的压力差(ΔP)成正比，与血流阻力(R)成反比，即

$$Q=\Delta P/R$$

可见，血流量取决于推动血流的压力差和阻碍血流的阻力两个主要因素。循环系统是一个封闭的系统，所以其各个截面的血流量都应该等于心输出量。以体循环为例，Q为心输出量，R为血流阻力，ΔP则为主动脉压与右心房压之差，由于右心房压接近于0，故ΔP基本接近于主动脉压(P)。实际上，灌注各个器官的动脉血压相差不大，因此决定器官流量的主要因素是器官内的血流阻力。

2. 血流阻力　血流阻力是指血液在血管内流动时所遇到的阻力，主要来源于血液内部各成分间以及血液与血管壁间的摩擦。根据流体力学，血流阻力(R)与血管长度(L)和血液黏滞度(η)成正比，而与血管半径(r)的4次方成反比，即

$$R=8\eta L/\pi r^4$$

由于血管长度变化很少，所以，血流阻力主要取决于血管半径和血液黏滞度，其中血管半径的影响最显著。

3. 血压　血压(blood pressure，BP)是指血管内流动的血液对单位面积血管壁的侧压力。血压的测定常用单位为千帕(kPa)或毫米汞柱(mmHg)(1 mmHg＝0.133 kPa)，临床上习惯采用后者。在循环系统中各类血管的血压不同，分别称为动脉血压、毛细血管血压和静脉血压。血液在整个血管系统中流动，需不断克服阻力消耗能量，血压从动脉到静脉逐渐降低，血

流至右心房时压力最低已接近于0(图4-12)。临床上所说的血压通常指的是动脉血压。

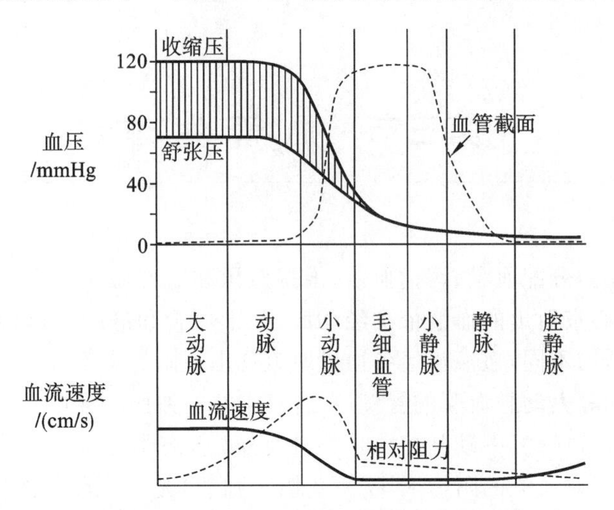

图4-12　血流速度、血压与各类血管的关系

二、动脉血压与动脉脉搏

（一）动脉血压

1. 动脉血压的概念　动脉血压(arterial blood pressure)是指动脉血管内流动的血液对单位面积血管壁的侧压力，一般是指主动脉血压。每一个心动周期中，在心室收缩时，动脉血压升高，在收缩中期达到的最高值，称为收缩压(systolic pressure)；在心室舒张时，动脉血压下降，在心室舒张末期达到最低值，称为舒张压(diastolic pressure)。收缩压和舒张压的差值称为脉搏压，简称脉压(pulse pressure)。在一个心动周期中，每一瞬间的动脉血压平均值，称为平均动脉压。平均动脉压大约等于舒张压加1/3脉压。

2. 动脉血压的正常值及其变异　在大动脉与中动脉内血压下降幅度很小，故临床上通常用上臂测得的肱动脉压来代表主动脉压，即通常所说的血压。

在安静状态下，我国健康青年人的收缩压为100～120 mmHg(13.3～16.0 kPa)，舒张压为60～80 mmHg(8.0～10.6 kPa)，脉压为30～40 mmHg(4.0～5.3 kPa)，平均动脉压约为100 mmHg。如果个体安静时收缩压持续高于140 mmHg(18.6 kPa)和(或)舒张压持续高于90 mmHg(12.0 kPa)称为高血压；收缩压持续低于90 mmHg(12.0 kPa)或舒张压持续低于60 mmHg(8.0 kPa)称为低血压。正常成人每天的血压呈波浪式变化，清晨6时和下午6时血压较高，中午较低，凌晨2时最低。运动、精神紧张、情绪激动及性别、年龄和健康状况等因素均能影响动脉血压。一般说来，青春期以后，动脉血压随年龄的增加而逐渐升高，其中收缩压升高更明显。临床上，低血压常见于心脏病变和失血性休克。

3. 动脉血压的形成　循环系统内有足够的血液充盈是动脉血压形成的前提。一般用循环系统平均充盈压来表示其中血液充盈的程度。当心脏突然停止跳动，血流暂停时，血液会迅速均匀地分布在循环系统中，此时测得的压力相等，即为循环系统平均充盈压，其压力高低取决于循环系统中的血量和血管容量之间的关系。如果血量增多或血管容量缩小，循环系统平均充盈压增高；反之，循环系统平均充盈压就降低。

心室收缩射血和外周阻力是形成动脉血压的两个基本因素。心室收缩是形成血压的能量来源，可使循环系统内发生周期性的压力变化。心室收缩时所释放的能量可分为两部分：少部分变为推动血液流动的动能；大部分转化为对血管壁的侧压，使血管扩张，成为势能（即压强能），形成动脉血压。另一个影响动脉血压形成的基本因素是外周阻力，其大小取决于小动脉和微动脉的口径。由于存在外周阻力，左心室收缩射血时血液不能立即全部流向外周。可见，动脉血压的形成是心室收缩射血的动力和外周阻力共同作用的结果。

形成动脉血压的另一个因素是大动脉管壁的弹性缓冲作用。一般情况下，心室收缩期内心室射出的血液大约只有1/3流至外周血管，其余约2/3被暂时储存在主动脉和大动脉内，使其进一步扩张，可缓冲血压升高，心室射血释放的能量大部分转换为势能，形成收缩压。心室舒张期，心室停止射血，大动脉弹性回缩，将动脉中储存的势能回放，在心室舒张期间继续推动剩余的2/3血液进入外周血管，并使大动脉血管容积逐步减小，使得舒张压不至于过低（图4-13）。总之，由于大动脉管壁弹性作用，在使心室的间断射血转化为动脉内的连续血流的同时，还可减小动脉血压的变动幅度。

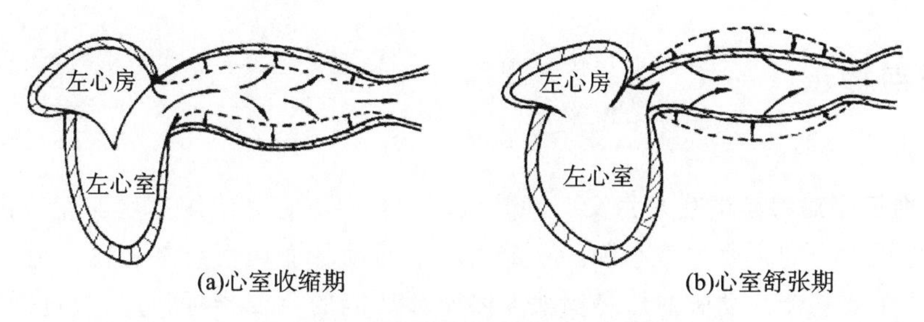

图 4-13　大动脉管壁弹性作用示意图

4. 影响动脉血压的因素　能影响动脉血压形成的因素，都能影响动脉血压。此外，心率的变化对动脉血压也有影响。

（1）搏出量　当心率和外周阻力不变时，搏出量增加，动脉血压的升高主要表现为收缩压升高，舒张压升高不明显，故脉压增大；反之，当搏出量减少时，则主要表现为收缩压降低，脉压减小。这是因为心室收缩力增强，搏出量增大，心室收缩期射入主动脉的血量增多，主动脉和大动脉管壁的扩张程度增大，收缩压升高明显；由于收缩压升高，增大近心大血管与外周血管的压力差，加速血液流动，待到舒张期末，大动脉内存留的血量增加并不多，舒张压升高不明显，脉压增大。在一般情况下，收缩压的高低主要反映心脏搏出量的多少。

（2）心率　如果其他因素不变，心率加快，动脉血压升高，主要表现为舒张压升高，收缩压升高不明显，脉压减少；相反，心率减慢时，主要表现为舒张压降低，脉压增大。这是因为心率加快，心动周期缩短，其中心室舒张期缩短得更明显，使心室舒张期内流至外周的血液减少，心室舒张末期主动脉内存留的血量增多，舒张压升高；由于动脉血压升高加速血流，心室收缩期内有较多的血液流至外周，收缩压升高不明显，脉压减小。

（3）外周阻力　在其他因素不变的情况下，外周阻力增大，动脉血压升高，主要表现为舒张压升高，收缩压升高不明显，脉压减少；相反，外周阻力减小，主要表现为舒张压明显降低，脉压增大。这是因为外周阻力增大，心室舒张期血液向外周流动的速度减慢，心室舒张期末存留在主动脉中的血量增多，故舒张压升高。而在心室收缩期，动脉血压升高加快血流速度，造成收缩压升高不如舒张压升高明显，脉压加大。在一般情况下，舒张压的高低主要反映外周阻力的大小。

（4）主动脉和大动脉管壁的弹性　主动脉和大动脉的弹性具有缓冲血压变化的作用，使动脉血压的波动幅度较小，缓冲收缩压不致过高，维持舒张压不致过低。随着年龄增长，大动脉管壁弹性下降，缓冲血压变化能力降低，理论上表现为收缩压升高，舒张压降低，脉压增大。但现实生活中，老年人往往伴有不同程度的小、微动脉硬化，外周阻力增大，舒张压也会升高。所以老年人血压表现为收缩压升高，舒张压升高没有收缩压明显，脉压增大。

(5) 循环血量和血管容量的比例　循环血量和血管容量保持适当的比例，才能使血管保持足够的血液充盈量，维持正常血压。如果循环血量不变而血管容量增大(如过敏性休克或中毒性休克等)，造成动脉血压降低；如果血管容量不变而循环血量减少(如失血性休克)，造成动脉血压降低。根据不同情况，临床上采取补液、输血或使用缩血管药物等措施来升高血压。

上述对于各种影响动脉血压的因素分析，均以假定其他因素不变为前提，来分析某一因素对动脉血压的影响。而实际上，单一因素改变而其他因素不变的情况几乎是不存在的，上述各种影响动脉血压的因素会不同程度地同时发生改变，因此，当动脉血压变化时，要综合分析多因素的作用。

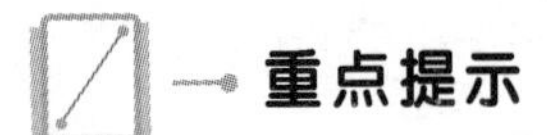

动脉血压的概念及正常值、动脉血压的形成和影响动脉血压的因素

5. 动脉血压相对稳定的生理意义　动脉血压使各个器官和组织有足够血液供应的保证，是血液克服外周阻力的主要力量来源。一定高水平的动脉血压可维持各器官血流量，尤其是心脏、肾、脑等重要脏器。动脉血压是反映人体循环功能的重要指标，过高或过低就会改变心血管系统的负担和各脏器的血液供应，造成严重后果，故保持动脉血压的相对稳定具有十分重要的生理意义。

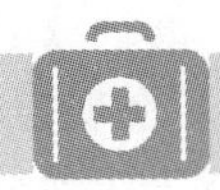

知识拓展

老年人的血压变化及危害

老年人主动脉及大动脉血管壁的中层和内膜变厚，壁内胶原纤维含量增多而弹力纤维减少，导致主动脉及大动脉管壁弹性降低，缓冲血压的能力下降，再加上老年人常伴有小动脉硬化，结果收缩压升高而舒张压升高不明显，使得脉压增大。

以往，人们常认为收缩压升高是人类自然衰老的良性过程，而舒张压升高比收缩压升高更危险。但近年的大量流行病学研究表明，老年人收缩压的升高会并发多种心脑血管疾病，使死亡率升高，尤以脑卒中最多见。所以，老年人出现收缩压升高，不可掉以轻心，应及时给予有效治疗。

(二) 动脉脉搏

每个心动周期中，伴随心脏舒缩，动脉内的压力和容积也会发生周期性变化，这种变化引起的动脉血管的搏动称为动脉脉搏(arterial pulse)，简称脉搏。用手指在身体浅表动脉部位即可触摸到脉搏，桡动脉是临床上最常作为检测脉搏的部位。

脉搏是以波浪的形式沿动脉管壁向外周末梢血管传播的。左心室收缩射血时，将血液快速射入主动脉，接近左心室的主动脉根部内的压力急剧上升，使得这段血管管壁向外扩张，这段血管回缩时将能量传给下一段血管内的血液，以此类推，形成沿血管壁向外周血管传递的脉搏波。脉搏波并非是血液在血管内流动所致，而是沿血管管壁传播的一种行波，所以脉搏波的传播速度比血流速度要快很多。脉搏波的传播速度与血管弹性成反比，血管弹性越大，其传导速度越慢；反之，传导速度越快。主动脉血管弹性比小动脉大，其脉搏波传播速度比小动脉慢。由于血流在小动脉及微动脉中所遇阻力较大，在微动脉之后的脉搏波将明显减弱，当到达毛细血管时，脉搏已经基本消失。临床上，用脉搏仪来记录的动脉脉搏波形称为脉搏图，分析脉搏图有助于了解心血管系统的功能。

三、静脉血压与回心血量

静脉系统不仅可以汇集血液回流入心脏，还由于其容量很大，易扩张，故又可以储存血液，在生理学中将静脉称为容量血管。安静时，静脉可容纳循环血量的 60%～70%。所以，静脉的收缩和舒张，可以使其容纳的血量发生较大的变化，有效地调节回心血量和心输出量，使循环系统能够满足机体不同生理状态的需要。

（一）静脉血压

当体循环血液从动脉流经毛细血管到达微静脉时，因不断克服阻力，血压逐渐下降至约 15 mmHg。静脉血压已经不受心室舒缩活动的影响，故无收缩压和舒张压的波动。右心房作为体循环的终点，血压最低，接近于 0 mmHg。根据测量部位不同，可将静脉血压分为中心静脉压和外周静脉压。

1. 中心静脉压　通常将胸膜腔内大静脉和右心房的血压称为中心静脉压（central venous pressure，CVP）。正常成人，中心静脉压较低，其变动范围为 4～12 cmH_2O（0.39～1.18 kPa）。中心静脉压的高低主要取决于心脏射血能力和静脉回心血量间的相互关系，是判断心血管功能的一个指标。如果心脏射血能力较强，能及时地将回心血量射入动脉，中心静脉压就会维持在正常的较低水平；反之，心脏射血能力减弱（如心力衰竭等），右心房和胸膜腔大静脉内血液留存，中心静脉压就会升高。另一方面，如果心脏射血能力不变，静脉回流速度加快，中心静脉压就会升高；反之，静脉回流速度减慢，中心静脉压就会降低。中心静脉压的高低可作为判断心血管功能和控制补液量与速度的重要指标。若中心静脉压偏低或有下降趋势，常提示循环血量不足；相反，若中心静脉压偏高或有进行性升高的趋势，则提示输液量过多、速度过快或心功能不全，输液需慎重或暂停。

重点提示　中心静脉压的概念及意义

2. 外周静脉压　各器官的静脉血压称为外周静脉压。通常以正常成人平卧时的肘正中静脉压为代表，正常值为 5～14 cmH_2O（0.5～1.4 kPa）。当心功能减弱时，中心静脉压升高，静脉回流减慢，很多血液滞留在外周静脉内，就会使外周静脉压升高，因此外周静脉压对判断心功能具有一定的参考价值。

（二）影响静脉回心血量的因素

单位时间内的静脉回心血量取决于外周静脉压和中心静脉压之差，以及静脉对血流的阻力。凡能影响上述三者的因素，均能影响静脉回心血量。

1. 心脏收缩力　如果心脏收缩力强，心脏射血量多，在心室舒张期心室内压较低，对心房和大静脉内血液的“抽吸”力量较大，静脉回流速度较快，回心血量增多；反之，如果心脏收缩力弱，回心血量就会减少。因此，右心衰竭时，右心室收缩力降低，搏出量减少，心室舒张期右心室内压较高，导致血液淤积在右心房和大静脉内，中心静脉压升高，静脉回心血量减少，患者可出现颈外静脉怒张、肝充血肿大、下肢水肿等体循环淤血表现。同理，左心衰竭时，左心房压和肺静脉压升高，可造成肺淤血和肺水肿等。

重点提示 左、右心衰竭的症状及形成原因

2. 体循环平均充盈压 体循环平均充盈压是反映血管系统充盈程度的指标，取决于循环血量和血管容积之间的相对关系。循环血量增多或容量血管收缩而造成血管容积减少，体循环平均充盈压就会升高，静脉回心血量增多；反之，则静脉回心血量减少。

3. 骨骼肌的挤压作用 由于静脉瓣的存在，使静脉血只能向心脏方向流动而不能倒流，此外，静脉管壁薄易受周围组织挤压影响静脉血流。骨骼肌收缩时，挤压位于肌肉内和肌肉间的静脉，外周静脉压升高，静脉回流加速；骨骼肌舒张时，受到静脉瓣的阻挡使静脉不能回流，外周静脉压降低，有利于血液从毛细血管流入静脉。可见，骨骼肌节律性舒缩和静脉瓣相互配合，对静脉回流起着“泵” 的作用，称为“肌肉泵”或“静脉泵”。如果肌肉长期维持在紧张性收缩的状态，静脉持续受压，静脉回流减少，会引起下肢静脉的血液淤积，这就是长期静止站立的人易造成下肢静脉曲张的原因。

4. 重力和体位 因为静脉管壁较薄且易于扩张、静脉压较低，所以静脉血液回流易受重力和体位的影响。当人体卧位时，全身静脉与心脏几乎处于同一水平面，重力对静脉回流影响较小。当机体由卧位或持久下蹲位突然转为直立时，因重力的关系，心脏以下静脉血管充盈量增加，回心血量瞬间减少，心输出量减少，血压下降，出现暂时的头晕眼花，称为体位性低血压。长期卧床或体弱的患者，由于机体调节能力减弱，由平卧位突然站起来时，大量血液积滞在下肢，回心血量过小，心输出量减少而引起血压明显下降，发生视网膜和脑供血不足，出现眼花和昏厥等症状。此外，如果人在高温环境中长久站立不动，皮肤血管舒张而使容纳血量增多，回心血量减少，也会导致心输出量减少而脑供血不足，引起头晕甚至昏厥。

5. 呼吸运动 呼吸运动对静脉回流也起着“呼吸泵”的作用。通常情况下，胸膜腔内压低于大气压，称为胸膜腔负压，右心房和胸膜腔内大静脉被牵引而处于扩张状态。吸气时胸廓扩大，胸膜腔容积加大，胸膜腔负压值增大，右心房和胸膜腔内大静脉被吸引而扩张，中心静脉压降低，有利于血液回心；反之，呼气时回心血量减少。

四、微循环

微动脉和微静脉之间的血液循环称为微循环(microcirculation)。微循环的基本功能是实现血液和组织液之间的物质交换，维持内环境的稳态，以保证组织细胞正常的新陈代谢。此外，微循环还可以调节器官血流量。

（一）微循环的组成

典型的微循环由微动脉、后微动脉、毛细血管前括约肌、真毛细血管、通血毛细血管（或称直捷通路）、动-静脉吻合支和微静脉七部分组成(图 4-14)。微循环主要包括三条不同的通路，其具体路径和功能如下。

1. 迂回通路 血液经微动脉、后微动脉、毛细血管前括约肌、真毛细血管网到微静脉的通

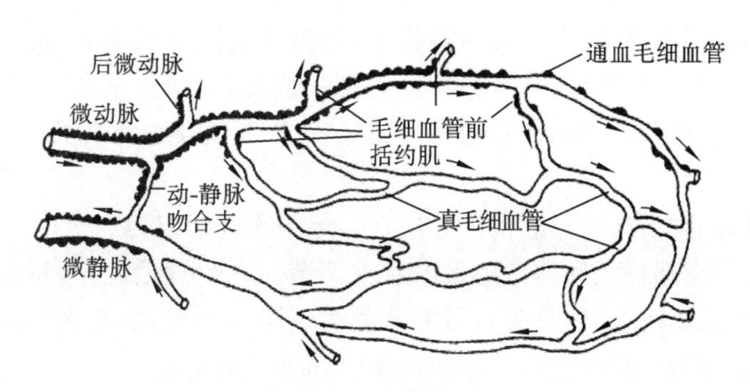

图 4-14 微循环模式图

路称为迂回通路。真毛细血管壁由单层内皮细胞构成，外面被基膜包围，所以其管壁薄、通透性好；加之真毛细血管穿插于组织细胞间隙中，数量多、相互交错成网，迂回曲折、血流缓慢，具有巨大的表面积，是血液与组织细胞之间进行充分物质交换的主要场所，故又称为“营养通路”。在器官、组织的代谢活动影响下，真毛细血管网是轮流交替开放的。

2. 直捷通路 血液经微动脉、后微动脉、通血毛细血管进入微静脉的通路称为直捷通路。该通路在骨骼肌组织的微循环中较为多见，经常处于开放状态。通血毛细血管是后微动脉的直接后续延伸，其管壁平滑肌逐渐稀疏变小直至消失。通血毛细血管由于承受的血液压力大，管壁较厚，管径粗大，阻力较小，血流速度较快，所以只能进行少量的物质交换，其主要功能是使部分血液能快速通过微循环而进入静脉后及时回心，即保证回心血量。

3. 动-静脉短路 血液经微动脉、动-静脉吻合支直接进入微静脉的通路称为动-静脉短路。该通路在皮肤和皮下组织内较多见，通常处于关闭状态。微动脉与微静脉之间压力差大，动-静脉吻合支开放后，血流速度快，加上动-静脉吻合支管壁厚，故该通路不能进行物质交换，而主要发挥调节体温的作用。当环境温度升高时，动-静脉短路开放，皮肤血流量增加而温度升高，有利于散发体热；环境温度低时，动-静脉短路关闭，皮肤血流量减少而温度降低，有利于保存体热。

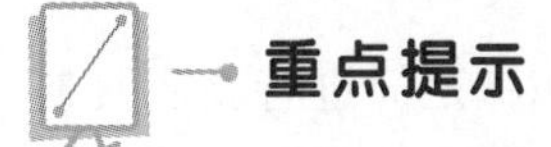

微循环的三条通路路径及功能

（二）微循环血流量的调节

微循环的血流量受毛细血管前后阻力血管的共同影响，微动脉、后微动脉和毛细血管前括约肌是毛细血管前阻力血管，微静脉是毛细血管后阻力血管，前后阻力比值约为 5∶1。如果前阻力增加，将会引起毛细血管灌注不足而缺血；若后阻力增加，则会引起毛细血管内淤血。

微动脉位于微循环的起始部位，主要受交感神经支配，也受体内某些缩血管活性物质的体液因素（如肾上腺素、去甲肾上腺素、血管紧张素等）影响。在上述因素的调节下，微动脉舒张，毛细血管的前阻力减小，进入微循环的血流量就会增多；微动脉收缩，则进入微循环的血流量减少。微动脉在微循环中起着控制血流量的“总闸门”作用。

毛细血管前括约肌位于真毛细血管起始部位，是微循环的“分闸门”，它控制进入真毛细血管的血流量。毛细血管前括约肌主要受体液因素及局部代谢产物（如肾上腺素、去甲肾上腺素、CO_2和乳酸等）的调节。毛细血管前括约肌主要控制真毛细血管的开闭，通常每分钟轮流交替开闭 5～10 次。若毛细血管前括约肌收缩，导致真毛细血管关闭，局部代谢产物不断堆积，随后引起毛细血管前括约肌舒张，真毛细血管开放，流入的血量增多，结果代谢产物被清除，随后在缩血管物质作用下毛细血管前括约肌又收缩，真毛细血管又关闭，流入血量减少，如此周而复始。

微静脉是微循环的“后闸门”，它的舒缩决定了毛细血管后阻力的大小，决定着微循环的血液流出量。微静脉受交感神经和体液因素的双重调节。在生理情况下，微静脉的舒缩活动变化并不大，但在病理状态下（如休克等），微静脉收缩后阻力增大，血液大量淤滞在真毛细血管内，使回心血量减少，心输出量减少，造成血压下降而加重病情。

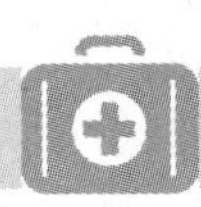

知识拓展

微循环与休克

微循环障碍→微循环灌注不足→重要生命器官因缺氧发生功能和代谢障碍→休克。休克时微循环的变化大致分为微循环缺血期、淤血期及凝血期三个阶段。①微循环缺血期：毛细血管前的小动脉、微动脉及毛细血管前括约肌等前阻力血管收缩，大量动-静脉吻合支开放，使血液由微动脉直接注入微静脉，导致毛细血管内血液减少，组织缺血缺氧。②微循环淤血期：毛细血管前的小动脉、微动脉及毛细血管前括约肌等前阻力血管舒张，大量毛细血管开放，毛细血管后的微静脉和小静脉等后阻力血管收缩，导致毛细血管内血液淤积。③微循环凝血期：毛细血管内血液淤积浓缩，产生血液凝固，微循环内出现播散性的血管内凝血，导致组织细胞缺血坏死，使各器官出现功能障碍。由于消耗了凝血因子和血小板，继而发生广泛性出血。

（三）血液和组织液之间的物质交换

血液和组织液之间的物质交换主要是通过以下三种方式进行的。

1. 扩散 扩散是血液和组织液之间进行物质交换的主要方式。毛细血管内皮细胞连接处存在细微的孔隙（图 4-15）。直径小于孔隙的水、晶体物质和小分子物质，就能通过管壁扩散；脂溶性物质（如 O_2、CO_2 等）可直接通过内皮细胞进行扩散。扩散量的大小取决于该物质在管壁两侧的浓度差、管壁的通透性及扩散距离和面积等多种因素。

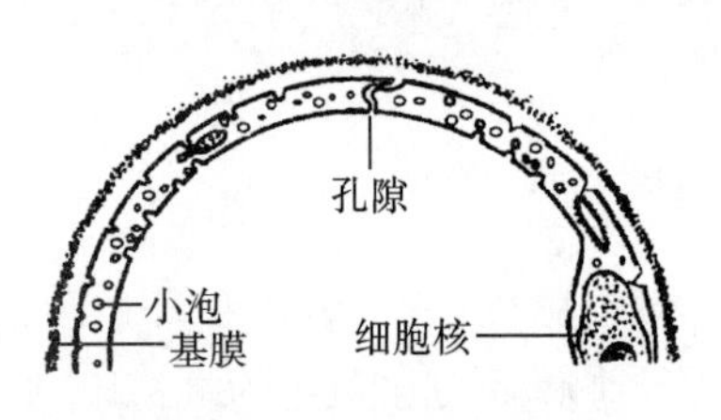

图 4-15 毛细血管壁

2. 滤过和重吸收 液体由毛细血管内向毛细血管外的移动称为滤过，而液体向相反方向的移动称为重吸收。滤过与重吸收主要受管壁两侧液体静水压和胶体渗透压的影响。通过此方式发生的物质交换仅占总物质交换的很小一部分，但在组织液的生成与回流中却具有重要的作用。

3. 入胞和出胞 直径大于毛细血管孔隙的溶质物质（如蛋白质等）通过毛细血管时，可被管壁内皮细胞膜包围并吞饮入细胞内形成吞饮囊泡，囊泡随即被运送至细胞内的另一侧，并以出胞的方式排到细胞外。

五、组织液与淋巴液的生成和回流

存在于组织和细胞间隙内的液体称为组织液，是血液和组织细胞之间进行物质交换的中介。组织液需要不断地更新，以保证内环境稳态及机体正常的新陈代谢。绝大部分组织液由白蛋白组成，呈胶冻状，不能自由流动，组织液中有极小一部分由水、各种晶体物质和小分子的有机物组成，呈液态，可自由流动。两种组织液之间保持动态平衡。组织液中绝大多数成分与血浆基本相同，其蛋白质浓度明显低于血浆。

（一）组织液的生成与回流

1. 组织液生成与回流机制　血浆中的某些成分，在有效滤过压的驱动下经毛细血管壁进入组织细胞间隙的过程，称为组织液的生成；经毛细血管壁，组织液被重吸收进入毛细血管内的过程，称为组织液的回流。组织液生成与回流的结构基础是毛细血管壁的通透性。组织液的生成和回流取决于四个因素，即毛细血管血压、血浆胶体渗透压、组织液静水压和组织液胶体渗透压。其中，毛细血管血压和组织液胶体渗透压是组织液生成的动力；而血浆胶体渗透压和组织液静水压是组织液重吸收的动力。滤过的力量和重吸收的力量之差称为有效滤过压，是组织液生成的总动力，可用下式表示：

有效滤过压＝（毛细血管血压＋组织液胶体渗透压）－（血浆胶体渗透压＋组织液静水压）

如图 4-16 所示，正常机体内，毛细血管血压在动脉端约为 30 mmHg(4.0 kPa)，静脉段约为 12 mmHg(1.6 kPa)；血浆胶体渗透压、组织液胶体渗透压和组织液静水压分别约为 25 mmHg(3.3 kPa)、15 mmHg(2.0 kPa)和 10 mmHg(1.3 kPa)，将这些数值带入上式计算，得出毛细血管动脉端的有效滤过压为＋10 mmHg，液体滤出毛细血管，即组织液生成；在毛细血管静脉端的有效滤过压力为－8 mmHg，液体被重吸收回血管，即组织液回流。在静脉端约90％的组织液被重吸收回血液，其余约 10％进入毛细淋巴管成为淋巴液，经淋巴循环回收入血液，以保证组织液的生成与回流的动态平衡。

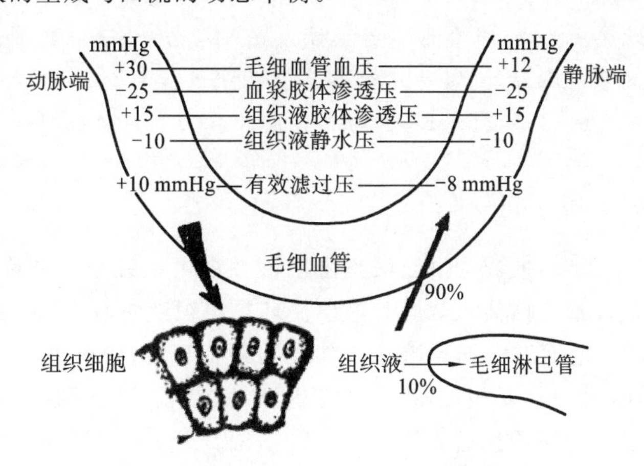

图 4-16　组织液生成与回流示意图

注：＋代表使液体滤出毛细血管的力量；－代表使液体吸收回毛细血管的力量。

2. 影响组织液生成与回流的因素　在正常情况下，组织液的生成与回流保持着动态平衡，使体液分布保持在正常水平。如果打破这种动态平衡，造成组织液生成过多或重吸收减少，就会形成组织水肿。根据组织液生成的机制，决定有效滤过压的各种因素均可使组织液生成增多，形成水肿。所以，影响组织液生成与回流的因素，主要有以下几方面。

(1) 毛细血管血压　毛细血管血压是促进组织液生成的主要因素。在其他因素不变的前提下,毛细血管血压升高,有效滤过压增大,导致组织液生成多而造成水肿。当微动脉扩张(如运动、炎症)时毛细血管前阻力下降,或微静脉回流受阻(如右心衰竭)时毛细血管后阻力升高,均可使毛细血管血压升高,有效滤过压升高,组织液生成增多,形成水肿。

(2) 血浆胶体渗透压　主要由血浆蛋白质分子组成。任何原因造成血浆内蛋白质减少,如营养不良时机体蛋白质摄入不足、肝硬化时白蛋白合成减少、肾炎时机体丢失蛋白质过多等,都可使血浆蛋白含量减少,血浆胶体渗透压降低,有效滤过压升高而形成水肿。

(3) 淋巴回流　正常情况下,组织液的10%是经过淋巴循环回流入血的。淋巴回流具有调节体液动态平衡和防止发生水肿的作用。当淋巴回流受阻(如丝虫病、局部慢性淋巴管炎等)时,其远心端的组织液回流障碍,导致局部水肿。乳腺癌患者在根治术后,由于淋巴结被清扫摘除,淋巴回流不畅,发生上肢水肿。

(4) 毛细血管通透性　正常情况下,蛋白质不易通过毛细血管。在过敏反应、烧伤等病理情况下,局部释放大量组胺,毛细血管壁的通透性升高,使部分血浆蛋白质漏入组织液,导致病变部位组织液胶体渗透压升高,有效滤过压升高而产生局部水肿。

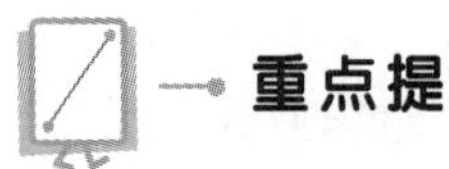

有效滤过压公式,影响组织液生成与回流的具体因素

知识链接

丝　虫　病

丝虫病产生一系列体征的重要原因就是淋巴系统回流受阻。在成虫的刺激下,淋巴管扩张,其瓣膜关闭不全,导致淋巴液淤积,出现凹陷性淋巴液肿。此后,淋巴管壁会出现炎症细胞浸润、内皮细胞增生、管腔狭窄等病变而造成淋巴管闭塞。随后以微丝蚴和死亡的成虫为中心,会形成丝虫性肉芽肿,最终导致淋巴管栓塞。被阻塞的淋巴管远端部位管内压力大,容易产生淋巴管曲张甚至破裂。患者常由于阻塞部位不同而表现出不同的临床症状,如乳糜尿、象皮肿及睾丸鞘膜积液等。

(二) 淋巴循环

组织液进入毛细淋巴管,便成为淋巴液。淋巴液在淋巴系统中流动称为淋巴循环。淋巴液来自组织,经淋巴循环最终回流入静脉。淋巴循环是组织液向血液回流的重要辅助系统。

1. 淋巴液的生成　毛细淋巴管起始端稍膨大为袋状盲管,管壁由单层内皮细胞组成,相邻内皮细胞的边缘像瓦片一样互相覆盖,向管腔内飘动,形成了向管腔内开放的单向活瓣,管壁无基膜,故毛细淋巴管的通透性远大于毛细血管,因此,组织液和其中的蛋白质、脂肪滴等均能够很容易地进入毛细淋巴管,不会反流回组织液。淋巴液生成的动力是组织液和毛细淋巴管内淋巴液之间的压力差。组织液压力升高,加速淋巴液的生成。类似静脉系统,毛细淋巴管汇合最终形成集合淋巴管。淋巴管壁平滑肌收缩活动和瓣膜共同构成了“淋巴管泵”,能够推动淋巴液流动。此外,淋巴管周围组织压迫也能推动淋巴液流动,所以长期静止站立及肿瘤压迫均可使淋巴液减少。

2. 淋巴循环的生理作用　①回收蛋白质:是淋巴循环的主要作用。淋巴循环将组织液中的蛋白质分子带回至血液中，有利于保持血浆和组织液之间胶体渗透压的相对稳定。②防御障碍作用：淋巴结内具有吞噬能力的巨噬细胞可以清除淋巴液中的红细胞和细菌等异物。此外，淋巴结所产生的淋巴细胞和浆细胞，均参与机体的免疫调节。所以，淋巴循环对机体具有防御障碍作用。③运输营养物质：小肠绒毛的毛细淋巴管可吸收营养物质(特别是脂肪)入血，经淋巴循环输送入血的脂肪占小肠总吸收量的 80%～90%。④调节血浆与组织液之间的液体平衡：组织液中约 10%是通过淋巴系统回流入血的，以保证血浆与组织液之间的液体平衡。

第四节　心血管活动的调节

机体在不同的生理状况下，各细胞、组织及器官的代谢水平不一致，对血流量的需求也不尽相同。通过神经和体液调节，机体可对心脏和各部位血管的活动进行调节，从而满足各组织、器官在不同状态下对血流量的需求，全面协调地分配各器官的血流量。此外，社会、心理因素对心血管活动也有一定的影响。

一、神经调节

心肌和血管平滑肌接受自主神经的支配。神经系统对机体心血管活动的调节，是通过各种心血管反射来实现的。

(一) 心脏和血管的神经支配

1. 心脏的神经支配　心脏接受心交感神经和心迷走神经的双重支配，前者增强心脏活动，后者抑制心脏活动(图 4-17)。

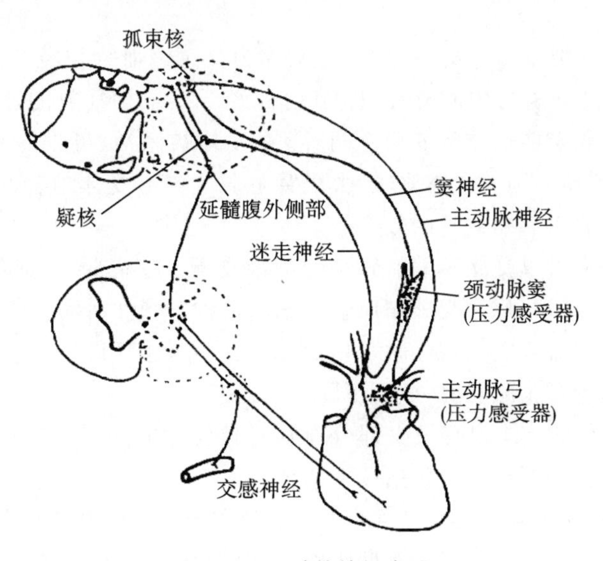

图 4-17　心脏的神经支配

(1) 心交感神经　心交感神经的节前神经元起源于脊髓胸段($T_1 \sim T_5$)的灰质外侧柱，与星状神经节或颈神经节神经元形成突触联系，节后神经分为心上、心中及心下神经，支配窦房结、心房肌、房室交界、房室束及分支和心室肌。左、右两侧心交感神经对心脏的支配不同，右侧主要支配窦房结，其兴奋出现心率加快；左侧主要支配房室交界，其兴奋加强心肌收缩能力。

心交感神经兴奋时，节后纤维末梢释放的递质为去甲肾上腺素，与心肌细胞膜上的 β_1 受体结合，增大了心肌细胞膜对 Ca^{2+} 的通透性，Ca^{2+} 内流增多，可导致心率加快，房室交界的传导加速、心肌收缩能力加强，以上效应分别称为正性变时作用、正性变传导作用和正性变力作用。心交感神经对心脏的兴奋作用可被盐酸普萘洛尔等 β 受体阻断剂阻断。

(2) 心迷走神经　心迷走神经节前神经元起源于延髓的迷走神经背核和疑核，行走于迷走神经干中至胸膜腔后，在心壁神经节换元。节后神经纤维支配窦房结、房室交界、房室束及其分支、心房肌及部分心室肌。左、右两侧心迷走神经对心脏的支配也不同，但不如心交感神经差别显著。右侧主要支配窦房结，其兴奋出现心率减慢；左侧主要支配房室交界，其兴奋减弱心肌收缩能力。

心迷走神经兴奋时，节后纤维末梢释放的递质是乙酰胆碱，与心肌细胞膜上的 M 型胆碱受体结合，增大了心肌细胞膜对 K^+ 的通透性，增加 K^+ 的外流，可导致心率减慢，心房肌不应期缩短，房室传导速度减慢，心房肌收缩能力减弱，以上效应分别称为负性变时作用、负性变传导作用和负性变力作用。迷走神经对心脏的抑制作用可被 M 型胆碱受体阻断剂阻断，如阿托品等。

心交感神经和心迷走神经对心脏的作用是相互拮抗、相互协调的。通常情况下，心迷走神经的作用更占优势。

重点提示　心交感神经与心迷走神经的功能

2. 血管的神经支配　除真毛细血管外，其余血管壁内均有平滑肌分布。自主神经支配绝大部分的血管平滑肌。支配血管平滑肌的神经纤维从功能上可分为缩血管神经纤维和舒血管神经纤维两大类。

(1) 缩血管神经纤维　属于交感神经，故又称为交感缩血管神经纤维。其节前神经元起源于胸、腰段($T_1 \sim L_3$)脊髓的中间外侧柱，节后神经纤维末梢释放的递质为去甲肾上腺素。血管平滑肌上的肾上腺素能受体有 α 和 β 两类。α 受体被激活，可收缩血管平滑肌；β 受体被激活，则舒张血管平滑肌。与 β 受体比较，去甲肾上腺素与 α 受体结合的能力强，故交感缩血管神经纤维兴奋时主要引起缩血管的效应。

体内绝大多数的血管仅受交感缩血管神经纤维支配。安静时，交感缩血管神经纤维每秒发放 1～3 次的低频率冲动，称为交感缩血管紧张。这种紧张性活动可使血管平滑肌保持一定程度的收缩。当交感缩血管紧张增强时，血管平滑肌收缩，血管口径变小，外周阻力增大，血压升高；反之，交感缩血管紧张减弱时，血压下降。

(2) 舒血管神经纤维　体内有极少部分血管除接受缩血管纤维支配外，还接受舒血管神经纤维支配。舒血管神经纤维主要包括以下两种。

① 交感舒血管神经纤维　此类神经纤维主要分布于骨骼肌血管平滑肌中，其末梢释放的递质为乙酰胆碱，与血管平滑肌上的 M 型胆碱受体结合，扩张血管，增加血流量。安静时，交感舒血管神经纤维基本无紧张性活动，只有人体在处于情绪激动、肌肉运动或发生防御反应时

才发放冲动。

② 副交感舒血管神经纤维　此类神经纤维主要分布于脑膜、唾液腺、胃肠外分泌腺和外生殖器等少数器官的血管中，其末梢释放的递质也为乙酰胆碱，与血管平滑肌的 M 型胆碱受体结合，同样可扩张血管，增加血流量。副交感舒血管神经纤维仅对局部器官、组织血流起调节作用，对全身血压无明显影响。

（二）心血管中枢

将与控制心血管活动有关的神经元集中部位称为心血管中枢（图 4-18）。心血管中枢广泛分布在中枢神经系统各级水平上，它们虽然各自具有不同的功能，但互相密切联系，使心血管系统的活动协调一致，以适应整个机体的活动。

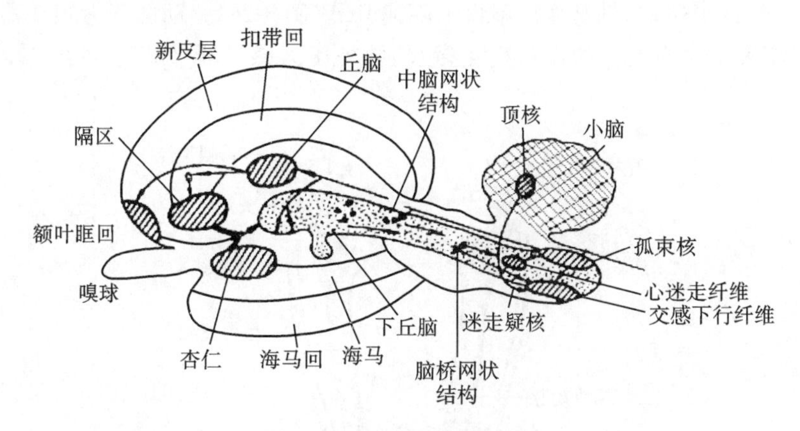

图 4-18　心血管中枢示意图

1. 延髓心血管中枢　动物实验结果显示，心血管的基本中枢位于延髓。心交感中枢和缩血管中枢位于延髓腹外侧部，两中枢主要控制心交感神经和交感缩血管神经的紧张性活动；心迷走中枢位于延髓迷走神经背核和疑核，主要控制心迷走神经的紧张性活动。心交感中枢、心迷走中枢及交感缩血管中枢的神经元平时均具有紧张性活动，分别称为心交感紧张、心迷走紧张和交感缩血管紧张。心交感紧张和心迷走紧张活动对心脏的作用是相互拮抗的。安静时，正常人的心迷走紧张性活动大于心交感神经，所以心率较慢，约为 75 次/分；运动或情绪激动时，心交感神经紧张性活动大于心迷走神经，心率加快，约为 100 次/分，血压升高。

2. 延髓以上的心血管中枢　延髓以上的脑干部分、大脑、小脑及下丘脑中，都存在着与心血管活动有关的神经元。这些神经元不仅具有反射中枢的功能，更重要的是可将心血管活动和机体其他功能进行复杂整合。中枢神经元所处的位置越高，对机体功能的整合调节就越重要、越复杂。例如，下丘脑在体温调节、摄食、水平衡以及恐惧等情绪反应中，都起着重要的整合作用，这些整合作用几乎都包含相应的心血管活动变化。在紧张或恐惧等状态下，机体通过各级中枢的整合，表现为心率加快、心收缩力加强、心输出量增加，血压升高以及呼吸和其他内脏活动变化，实现在整体水平上各种功能的相互协调。

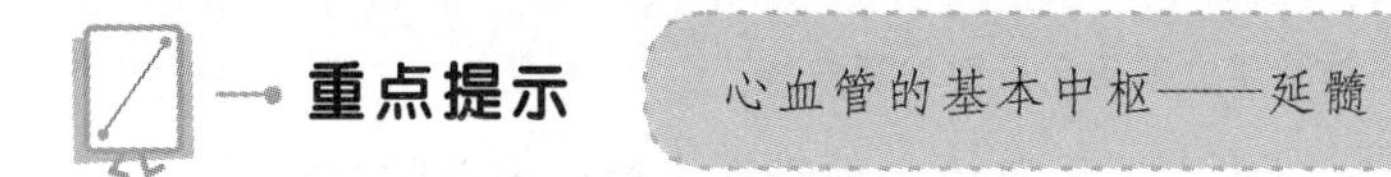

（三）心血管反射

神经系统对心血管活动调节的最基本方式是心血管反射，主要有颈动脉窦和主动脉弓压力感受器反射、颈动脉体和主动脉体化学感受器反射等。

1. 颈动脉窦和主动脉弓压力感受器反射 当动脉血压升高时，通过兴奋压力感受器引起压力感受性反射，其结果使心率减慢，外周阻力降低，最终导致血压回降，故该反射又称为降压反射或减压反射。

(1) 动脉压力感受器 颈动脉窦和主动脉弓血管壁的外膜下，存有丰富的感觉神经末梢，其末梢膨大呈卵圆形，对机械牵张较敏感，称为动脉压力感受器(图 4-19)，可以说这种压力感受器实际上是机械感受器或血管壁牵张感受器。动脉血压升高，动脉管壁被牵张的程度就会升高，传入冲动也就增多。实验研究显示，当动脉血压在 60～180 mmHg 范围内变动时，动脉压力感觉器发挥作用，其传入冲动频率与动脉管壁扩张程度成正比。当动脉血压超过 180 mmHg 或接近 60 mmHg 时，动脉血压不再下降或升高(图 4-20)。动脉压力感受器对搏动性的压力变化敏感度大于非搏动性的压力变化；颈动脉窦压力感受器敏感度大于主动脉弓压力感受器。

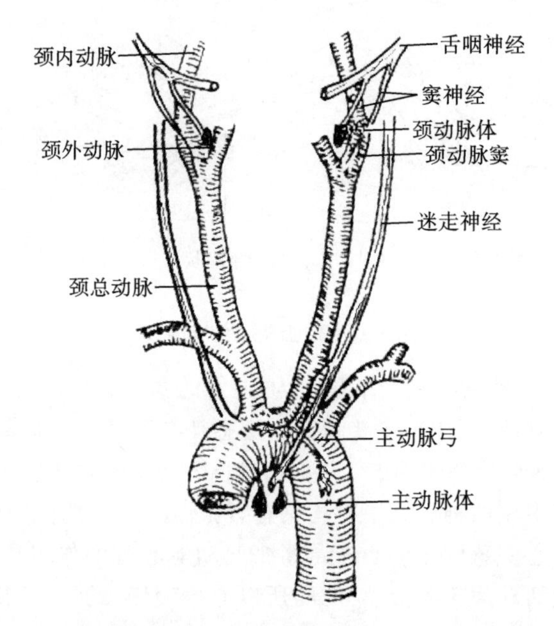

图 4-19 颈动脉窦与主动脉弓的动脉压力感受器与化学感受器

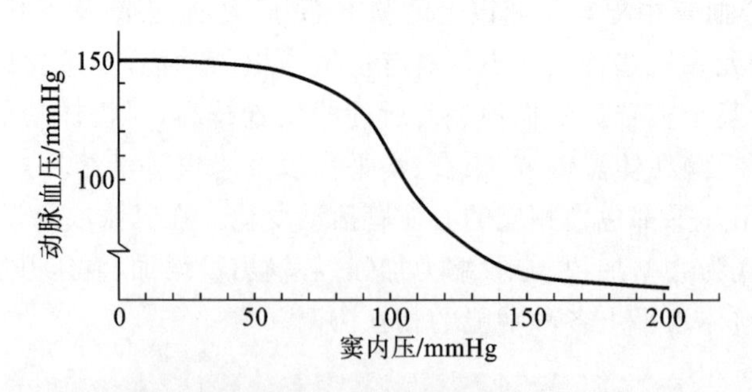

图 4-20 动脉压力感受器反射功能曲线

(2) 传入神经和中枢联系 颈动脉窦压力感受器传入神经纤维组成颈动脉窦神经，经舌咽神经进入延髓；主动脉弓压力感受器的传入神经纤维为主动脉神经，加入迷走神经，然后进入延髓。实验证明，家兔的主动脉神经自成一束，伴行于迷走神经，称为减压神经。

(3) 反射效应　动脉血压突然升高时，动脉血管扩张，颈动脉窦和主动脉弓压力感受器兴奋，传入冲动增加，分别经舌咽神经和迷走神经，将冲动传至位于延髓的心血管中枢，通过延髓及其以上的各级心血管中枢的复杂联系和整合作用，使得心迷走中枢活动加强、心交感中枢和交感缩血管中枢活动抑制，这种反应通过心迷走神经、心交感神经和交感缩血管神经传递到心脏和血管，表现的效应为心率减慢、心肌收缩力减弱、心输出量减少、外周血管舒张而外周血管阻力降低，故动脉血压下降到正常水平。相反，动脉血压降低时，压力感受器传入冲动减少，减弱迷走神经紧张而加强交感神经紧张，最终导致心率加快、心肌收缩力加强、心输出量增加、外周血管收缩而外周血管阻力增高，血压回升至正常水平。可见减压反射对血压的调节是双相的。

(4) 颈动脉窦和主动脉弓压力感受性反射的生理意义　减压反射是一种负反馈调节，其生理意义是缓冲动脉血压的急剧变化，维持动脉血压的相对稳定。

重点提示　颈动脉窦和主动脉弓压力感受器反射的过程及生理意义

2. 颈动脉体和主动脉体化学感受器反射　颈动脉体和主动脉体化学感受器分别位于颈总动脉分叉处和主动脉弓区域，能够感受血液中某些化学物质成分的变化。当动脉血液中 PaO_2 降低、$PaCO_2$ 过高及 H^+ 浓度过高时，可以刺激上述化学感受器，其兴奋分别经窦神经和迷走神经传入，至延髓孤束核换元后，最终改变延髓内呼吸中枢和心血管活动中枢的活动。正常情况下，化学感受性反射主要作用是调节呼吸，使呼吸加深加快(详见第五章呼吸)，对心血管活动的调节作用并不明显，只有在低氧、窒息、失血、动脉血压过低和酸中毒等情况下才会调节心血管活动。化学感受性反射的生理意义主要是调节机体应急状态下的血液循环，实现血流的再分配，维持血压，以保证脑、心脏等重要器官的血液供应。

3. 其他心血管反射　身体其他系统或部位的感受器受到刺激，也可产生不同程度的心血管反射。在心房、心室及肺循环大血管壁存在许多感受器，总称为心肺感受器，其传入神经纤维走行于迷走神经内，其中心房主要感受血容量的变化，故又将心房壁的牵张感受器称为容量感受器。其主要的反射效应为，心率减慢，心输出量减少，外周血管阻力降低，血压下降。同时，还可出现肾血流量增多及释放血管升压素减少等一系列反应，影响肾脏对水的重吸收。此外，扩张肺、胃、肠、膀胱等空腔器官，挤压睾丸等，常可引起减慢心率和舒张外周血管等，这些内脏感受器的传入纤维走行于迷走神经或交感神经内，皮肤的冷热刺激、肌肉活动及各种伤害性刺激均能够引起心血管反射活动。

二、体液调节

心肌和血管平滑肌的活动受到血液和组织液中一些化学物质的调节。这些体液因素中，有些是通过血液循环运输到全身，广泛作用于心血管系统，属于全身性体液调节；有些则在组织中形成，主要调节局部组织的血流，属于局部性体液调节。

(一) 肾素-血管紧张素-醛固酮系统

肾素是肾近球细胞合成和分泌的一种酸性蛋白水解酶，经肾静脉进入血液循环。肾素在血浆中将主要来源于肝脏的血管紧张素原(A，14 肽)水解为血管紧张素Ⅰ(AⅠ，10 肽，图 4-21)。一般情况下，血管紧张素Ⅰ不具有活性。经过肺循环时，受到肺血管的血管紧张素Ⅰ

转换酶作用，血管紧张素Ⅰ被水解为血管紧张素Ⅱ(AⅡ,8肽)。在血浆和组织中血管紧张素转换酶的作用下，血管紧张素Ⅱ进一步转换为血管紧张素Ⅲ(AⅢ,7肽)。

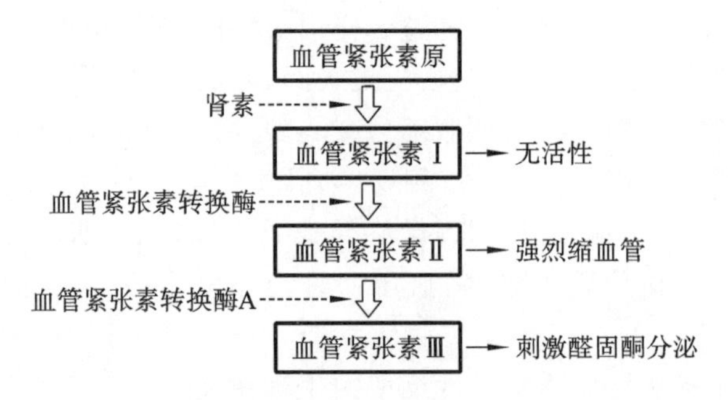

图4-21　肾素-血管紧张素系统

血管紧张素Ⅱ具有强烈收缩血管的作用，是血管紧张素中最重要的成分，对心血管调节的作用如下：①收缩全身的小动脉、微动脉，加大外周阻力；也收缩静脉，增大回心血量，使心输出量增多，导致动脉血压升高。②作用于交感缩血管纤维末梢，促其释放更多地去甲肾上腺素。③作用于中枢神经系统，加强交感缩血管中枢的紧张性，同时引起或增强口渴的感觉，导致饮水行为。④与血管紧张素Ⅲ共同刺激肾上腺皮质球状带细胞合成和释放醛固酮，引起保钠保水，使循环血量增加，升高血压(详见第八章肾脏的排泄功能)。血管紧张素Ⅲ仅为血管紧张素Ⅱ缩血管效应的10%～20%，但刺激醛固酮合成和释放的作用较强。⑤刺激血管升压素的释放。由于肾素、血管紧张素和醛固酮三者关系密切，将其合称为肾素-血管紧张素-醛固酮系统(renin-angiotensin-aldosterone system,RAAS)，参与动脉血压的长期调节，尤其在失血、血Na^+浓度降低等病理情况下，该系统的活动加强，对循环功能的调节起着重要作用。

(二)肾上腺素和去甲肾上腺素

肾上腺素(E)和去甲肾上腺素(NE)都属于儿茶酚胺类激素。循环血液中的两者主要来自肾上腺髓质，其中肾上腺素约占80%，去甲肾上腺素约占20%。

肾上腺素能神经末梢释放的去甲肾上腺素一般在局部发挥作用，也有一小部分进入血液循环。肾上腺素和去甲肾上腺素对心脏和血管的作用，基本与交感神经兴奋的作用相同，但两激素的作用又各有特点和优势。这是因为心血管中存有不同的肾上腺素能受体，两种激素与受体的结合能力也不同。

1. 肾上腺素　肾上腺素与α和β两类肾上腺素能受体结合的能力均较强。在心脏，肾上腺素与主要存在于心肌细胞膜上的β_1受体结合，产生正性变时、正性变力、正性变传导作用，使心率加快、心肌收缩力加强、房室传导速度加快、心输出量增加，动脉血压升高，尤其收缩压明显升高。在血管，肾上腺素的作用效果取决于血管平滑肌上α和β两类肾上腺素能受体的分布情况。在皮肤、肾脏和胃肠道的平滑肌细胞膜上，α受体的数量占优势，肾上腺素的作用是收缩血管；在骨骼肌、肝血管及冠状动脉上，β_2受体的数量占优势，小剂量的肾上腺素主要兴奋β受体，表现为血管舒张，大剂量的肾上腺素则主要兴奋α受体引起血管收缩。因此，临床上常把肾上腺素作为强心药。

2. 去甲肾上腺素　去甲肾上腺素与α受体结合的能力最强，与β受体，尤其是β_2受体结合的能力较弱。去甲肾上腺素对血管的作用与肾上腺素不同，主要激活α和β_1受体。去甲肾上腺素可广泛收缩全身血管，加大外周阻力，升高动脉血压，血压升高又会加强减压反射活动，减压反射对心脏的抑制效应超过去甲肾上腺素对心脏的直接兴奋效应，最终导致心率减慢。因此，临床上常将去甲肾上腺素作为缩血管的升压药。

重点提示 肾上腺素和去甲肾上腺素对心血管系统的作用

（三）血管升压素

血管升压素（VP）是由下丘脑视上核和室旁核神经元合成的，经下丘脑-垂体束运输到神经垂体储存，当渗透压感受器或容量感受器受到刺激时可释放入血液。血管升压素的作用：①抗利尿：由于血管升压素能提高减压反射的敏感性，产生缓冲升压的效应，故在正常情况下，生理浓度的血管升压素可促进肾远曲小管和集合管对水的重吸收，使尿量减少，故又称为抗利尿激素（ADH）（详见第八章肾脏的排泄功能）。②升高血压：当血浆中血管升压素浓度过高时，可作用于血管平滑肌的相应受体，收缩全身血管平滑肌，升高血压，是已知的最强的缩血管物质之一。在人体大量失水、失血等情况下，血管升压素释放大量增加，对稳定循环血量和维持动脉血压具有重要作用。

（四）其他体液因素

1. 心房钠尿肽 心房钠尿肽（ANP）又称心钠素或心房肽，是由心房肌细胞合成和释放的一类具有生物活性的多肽。当心房壁受到牵拉或摄入过多 Na^+ 时，就会引起心房钠尿肽的释放。心房钠尿肽的生理作用：促使肾脏排钠利尿，血容量减少；抑制肾素、血管升压素、血管紧张素和醛固酮的释放；舒张血管，降低外周阻力和血压；减少搏出量，心率减慢，心输出量减少。心房钠尿肽是体内一种调节血压、血容量及水盐代谢平衡的重要体液因素。

2. 前列腺素 前列腺素（PG）是一种脂肪酸的衍生物，据其分子结构的不同，前列腺素可分为多种类型，存在于全身各种组织中。不同类型的前列腺素对血管平滑肌的作用也不同，如前列腺素 $F_{2\alpha}$ 可收缩静脉，前列腺素 E_2 则具有强烈的舒血管作用。此外，前列环素（即前列腺素 I_2）也具有强烈的舒血管作用。

3. 阿片肽 体内主要有脑啡肽、强啡肽及β-内啡肽三种内源性阿片肽物质。脑啡肽可提高心室肌收缩力，强啡肽可抑制心房肌的收缩力。β-内啡肽作用于神经中枢，抑制交感神经，兴奋迷走神经，降低血压，被认为是针刺疗法降低高血压患者血压的机制之一。

4. 组胺 广泛存在于皮肤、肺和胃肠黏膜组织中的肥大细胞中，是由组氨酸脱羧生成的。组胺具有强烈的舒张血管作用，并收缩毛细血管和微静脉的内皮细胞，扩张细胞间的裂隙，增加血管壁的通透性，使血浆漏入组织，导致局部组织水肿。当组织受到损伤、发生炎症或过敏反应时，都可引起大量组胺释放。

5. 激肽 可分为缓激肽和血管舒张素两种，是目前已知的最强烈的舒血管物质。存在于血浆的血浆激肽释放酶，可将血浆中的高分子激肽酶水解为缓激肽；存在于肾脏、汗腺、唾液腺、胰腺等器官组织内的组织激肽释放酶，能将存在于上述组织中的低分子激肽酶原水解为胰激肽，也称血管舒张素。缓激肽和血管舒张素舒张全身血管平滑肌，降低外周阻力，使血压下降。此外，两者还可舒张一些腺体器官局部的血管，增加血流量。总之，循环血液中的激肽可参与动脉血压的调节，使血管舒张、血压降低。

第五节 器官循环

通常情况下，体内各器官的血流量与该器官的动脉压和静脉压之间的压力差成正比，与该器官的血流阻力成反比。由于各器官的结构、功能有所不同，该器官的血管功能的调节也各具特点。本节主要讨论冠状动脉（简称冠脉）循环、脑循环及肺循环的特征。

一、冠脉循环

（一）冠脉循环的解剖特点

心脏是人类最重要的生命器官，故冠脉循环在各器官循环中占重要地位。冠脉循环起于主动脉根部的左、右冠脉，是心肌的血液供应来源。对于多数人，左冠脉主要供应左心室前部，然后经冠状窦回流入右心房；右冠脉主要供应左心室后部和右心室，然后经心前区静脉回流入右心房。冠脉主干走行于心脏表面，其小分支常垂直于心脏表面穿入心肌，并在心内膜的下层分支成网，这种分支方式极易使冠脉血管在心肌收缩时受到压迫导致血流量减少，甚至血流中断。冠脉分支最终形成的毛细血管网分布异常丰富，通常毛细血管数和心肌纤维数的比例可达 1∶1，为心肌和冠脉之间迅速充分地进行物质交换提供了保障。心肌肥厚时，心肌纤维和毛细血管数目不能相应增加，易导致心肌供血不足。主要存在于心内膜下的冠脉侧支互相吻合，但较细小，血流量很少，因此，当冠脉突然阻塞时，不易迅速建立侧支循环，否则极易导致心肌梗死。但如果阻塞缓慢，冠脉侧支便可逐渐扩张，血流量增加，建立新的有效的侧支循环，可起到代偿作用。

（二）冠脉循环的生理特点

1. 途径短、血压高、流速快 冠脉直接开口于主动脉根部，且循环途径短，所以其血压高、流速快。血液经全部冠脉循环回到右心房仅需几秒钟时间。

2. 血流量大 安静时，中等体重的人体冠脉血流量占心输出量的 4%～5%，约为 225 mL/min；剧烈运动时，冠脉扩张，其血流量可增加 4～5 倍。冠脉血流量不足，可导致心肌缺血、心功能障碍等。

3. 心肌摄氧能力强 安静时，心肌因不断连续收缩所以耗氧量很大。由于血液再提高氧供应量的潜力很小，当人体活动增强、耗氧量增多时，心肌主要依靠冠脉扩张增加血流量来供给氧量。一旦冠脉循环供血不足，极易出现心肌缺血。

4. 血流量受心肌收缩的影响 心肌的舒缩活动对冠脉血流量影响较大，左冠脉尤其明显（图 4-22）。左心室等容收缩期，心肌收缩强烈压迫，左冠脉血流量急剧减少，甚至会反流入主动脉；左心室射血期初，主动脉压急剧升高，冠脉血流量增加，至缓慢射血期，主动脉压有所下降，冠脉血流量也会随之减少；左心室舒张期，心肌对冠脉血管的压迫大幅减轻甚至完全解除，血流阻力急剧减小，导致左冠脉血流量显著增多，到等容舒张期达到高峰，此后冠脉血流量随主动脉血压降低而逐渐减少。此外，由于心动周期中心室舒张期较心室收缩期长，所以冠脉血流量的多少主要取决于心室舒张期的长短。

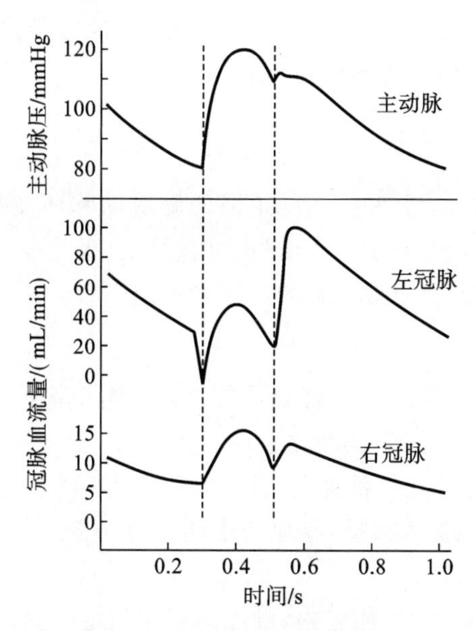

图 4-22 心动周期中冠脉血流量的变化

知识链接

冠脉支架术

冠脉支架术就是将支架置入血管病变段内，以支撑狭窄闭塞段的血管，减少血管弹性回缩，最终达到保持管腔血流通畅的目的。

心肌血流突然停止会导致急性心肌梗死，最常见的原因是主要的冠脉血管发生粥样硬化，产生血栓而闭塞。冠脉支架术适合约90%的急性心肌梗死患者，能够非常有效地恢复冠脉血流，该方法可立刻获得较理想的治疗效果，使更多的心肌得到较充分的血流灌注，心肌缺血时间减少，大幅降低了心肌梗死造成的死亡率。

（三）冠脉血流量的调节

心肌的代谢水平是调节冠脉血流量最重要的因素，其次是神经和体液因素。

1. 心肌代谢水平的影响 冠脉血流量和心肌代谢水平成正比，即使切断心的神经支配或没有激素作用，正比关系依然如此。心肌收缩所需能量来源几乎仅依靠有氧代谢。心肌代谢增强，耗氧量增多，冠脉血流量可迅速增至原来的5倍以上。肌肉运动、精神紧张等情况下，心肌代谢增强，降低了局部组织中的氧分压，心肌细胞中的ATP便会分解为ADP和AMP，AMP进一步分解产生腺苷，腺苷可强烈舒张小动脉，心肌的其他代谢产物（如H^+、CO_2和乳酸等）也可使冠脉血管舒张。

2. 神经调节 冠脉受迷走神经和交感神经的双重支配。迷走神经兴奋可舒张冠脉，但同时又可减慢心率，使心肌代谢率降低，后者可抵消迷走神经对冠脉的直接舒张作用。刺激心交感神经时，可收缩冠脉血管，但同时又加快心率，使心肌收缩加强，耗氧量增加，代谢产物增多，但交感神经缩血管作用又会很快被心肌代谢产物的舒血管作用所掩盖，最终表现为先收缩后舒张。

3. 体液调节 肾上腺素、去甲肾上腺素和甲状腺激素等均可通过增强心肌的代谢和耗氧量舒张冠脉血管,增加冠脉血流量。缓激肽和前列腺素也能舒张冠脉血管。血管紧张素Ⅱ和大剂量血管升压素可收缩冠脉,减少冠脉血流量。

二、脑循环

脑的血液供应来自由颈内动脉和椎动脉组成的脑底动脉环,脑底动脉环再分支提供脑各部的血液供应。脑静脉血汇入静脉窦主要通过颈内静脉进入腔静脉。脑循环的主要功能是为脑组织供氧、供能、排出代谢产物以保持脑的内环境恒定。

(一)脑循环的特点

1. 血流量大,耗氧量多 脑组织的血流量较多,安静状态下,成人脑组织的血流量约为750 mL/min,约占心输出量的15%,脑的比重仅占体重的2%。脑组织代谢率高,耗氧量也较大。安静状况下,脑组织每分钟耗氧量为3～3.5 mL/100g,整个脑的耗氧量约占全身耗氧量的20%。但是,脑对缺氧的耐受力极差,脑血流中断约10 s就可导致意识丧失,超过3～4 min将发生不可逆的脑损伤。

2. 血流量变化小 脑位于骨性颅腔内,颅腔的容积固定不变。脑组织和脑脊液均不可压缩,导致脑血管舒缩的程度受到很大限制,故脑血流量变动范围比其他器官要小很多。脑组织主要通过提高脑循环的血流速度来增加血液供应。

3. 存在血-脑屏障和血-脑脊液屏障 限制某些物质自由通过的结构,类似于屏障存在于血液和脑组织之间,称血-脑屏障。在血液和脑脊液之间也存在着类似的屏障,称之为血-脑脊液屏障。脂溶性物质(如O_2、CO_2、某些麻醉剂及乙醇等)很容易通过血-脑屏障和血-脑脊液屏障;两种屏障对不同的水溶性物质通透性差异较大,如对葡萄糖、氨基酸的通透性大,而对甘露醇、蔗糖和许多离子通透性则较小,甚至不能通透。血-脑屏障的结构基础是神经胶质细胞和脑毛细血管壁内皮细胞;血-脑脊液屏障的结构基础是无孔的毛细血管壁和脉络丛细胞中运输各种物质的特殊载体系统。两种屏障的存在,对保持脑组织周围稳定的化学环境以及防止血液中有害物质侵入脑内具有重要的生理意义。此外,血-脑脊液屏障和血-脑屏障对脑部疾病的诊断及用药也有一定的意义。

(二)脑血流量的调节

1. 自身调节 通常颈动脉压是影响脑血流量的主要因素,平均动脉压降低或由颅内占位性病变引起的颅内压升高都可降低脑灌流量。当平均动脉压在60～140 mmHg(8.0～18.7 kPa)范围内变化时,脑血管可通过自身调节机制保持脑血流量相对恒定。若平均动脉压降低到60 mmHg(8.0 kPa)以下时,脑血流量就会显著减少,导致脑功能障碍;反之,若平均动脉压超过140 mmHg(18.7 kPa),脑血流量显著增加,导致脑毛细血管血压过高而产生脑水肿。

2. 体液调节 血液中O_2和CO_2分压可明显影响脑血流量。血液中的CO_2分压升高,可升高细胞外液的H^+浓度而舒张脑血管。过度通气导致呼出过多的CO_2,动脉血CO_2分压过低,减少了脑血流量,可引起头晕等症状。此外,血液O_2分压降低时,也可舒张脑血管;O_2分压过高则会收缩脑血管。

3. 神经调节 实验证明,刺激或切断支配脑血管的交感、副交感神经纤维,脑血流量均没有出现明显变化,说明神经对脑血管活动的调节作用较小。

4. 脑的代谢对脑血流量的影响 各部分脑组织的代谢活动与该部位的脑血流量呈正相

关。在同一时间内，脑各部的血流量不尽相同，当脑的某部分的代谢活动加强时，代谢产物（如 H^+、K^+ 及腺苷等）聚集及 O_2 分压降低，可舒张脑血管，增多同一部位的脑血流量。

三、肺循环

呼吸性小支气管以上的呼吸道（气管、支气管及肺）由体循环的支气管动脉供应。肺循环和支气管血管在末梢之间具有吻合支相通，因此，有很少部分的支气管静脉血液可通过这些吻合支直接进入肺静脉和左心房，使主动脉血中混有1%～2%的未经气体交换的静脉血。

（一）肺循环的生理特点

1. 血流阻力小、血压低、没有组织液生成 肺动脉及其分支短而管径粗大，管壁薄，易于扩张，形成了肺循环血流阻力小、血压低的特点。肺循环血压仅为体循环的1/6～1/5，平均肺动脉压约为13 mmHg。主要由于肺毛细血管血压（7 mmHg）远远低于血浆胶体渗透压（25 mmHg），所以肺泡内和肺组织间隙没有组织液生成，有利于肺换气。左心衰竭时，左心室内压增大，肺静脉回流受阻，肺静脉压和肺毛细血管血压升高，液体积聚于肺泡及肺组织间隙中，形成肺淤血和肺水肿，导致呼吸功能障碍。

2. 肺的血容量较大 平静时肺部的血容量约为450 mL，约占全身血量的9%，此外，肺组织和肺血管的可扩张性均较大，肺部血管容量的变动范围较大，故肺循环血管起“储血库”作用。深吸气时，肺血容量可增至约1000 mL；用力呼气时，则可减至约200 mL。当机体失血时，肺血管收缩可将部分血液补充体循环血量，以代偿机体血容量。正常呼吸时，肺循环血量可发生周期性变化，引起心输出量和动脉血压呈周期性波动，后者称为动脉血压的呼吸波。

（二）肺循环血流量的调节

1. 神经调节 肺循环血管受交感神经和迷走神经的双重支配。交感神经兴奋的直接作用是收缩肺血管和增大血流阻力，但在整体情况下，因交感神经兴奋收缩体循环血管，会将部分血液挤入肺循环，迫使肺循环血容量增加。而迷走神经兴奋舒张肺血管，但作用较弱。

2. 体液调节 肾上腺素、去甲肾上腺素、乙酰胆碱、组胺、5-羟色胺及前列腺素E等均能收缩肺循环的微动脉。其中，组胺、5-羟色胺可收缩肺循环静脉；前列腺素E和乙酰胆碱可舒张肺血管。

3. 肺泡气的氧分压 肺泡气的氧分压的变化显著影响肺部血管的舒缩活动。肺泡中低氧引起局部血管收缩的效应，可使肺泡血流量得到有效分配。部分肺泡通气不足而导致氧分压降低时，这些肺泡周围的微动脉血管收缩，血流减少，使较多的血液流经肺泡；肺泡通气充足、氧分压高的肺泡，有利于气体交换，保证血液中有充分的氧含量。长期生活在低氧环境中（如高海拔地区）或患慢性缺氧性疾病的人，肺循环微动脉血管广泛收缩，血流阻力大，肺动脉高压，导致右心室负荷长期加重而最终产生右心室肥厚。

练习与思考

一、名词解释

1. 窦性心律 2. 自律性 3. 房室延搁 4. 心动周期 5. 每搏输出量 6. 心输出量 7. 射血分数 8. 心指数 9. 血压 10. 收缩压 11. 舒张压 12. 中心静脉压

二、单项选择题

1. 心肌分为快、慢反应细胞的主要依据是（ ）。

A. 4 期自动除极的速度　B. 动作电位复极化的速度　C. 静息电位的幅度
D. 0 期去极化速度　E. 阈电位水平

2. 以下哪种细胞不是自律细胞?(　　)
A. 窦房结 P 细胞　B. 心房、心室肌细胞
C. 心室传导束的浦肯野细胞　D. 房结区细胞
E. 结希区细胞

3. 心室肌细胞动作电位的特点是(　　)。
A. 平台期　B. 动作电位幅度大　C. 不应期短
D. 复极化速度快　E. 阈电位水平高

4. 心肌细胞生理特性不包括(　　)。
A. 自律性　B. 传导性　C. 收缩性　D. 兴奋性　E. 绝缘性

5. 衡量心肌自律性高低的指标主要是(　　)。
A. 动作电位幅值　B. 阈电位水平　C. 最大舒张电位水平
D. 4 期膜电位自动去极化速度　E. 0 期去极化速度

6. 窦房结作为心脏起搏点的原因是(　　)。
A. 能自动去极化　B. 兴奋性最高　C. 自律性最高
D. 复极 4 期电位不稳定　E. 复极 4 期电位稳定

7. 心脏房室延搁的生理意义是(　　)。
A. 增强心肌收缩力　B. 使心室不产生强直收缩
C. 使心室肌有效不应期延长　D. 使心房和心室不会同步收缩
E. 使心房不产生强直收缩

8. 心肌细胞的兴奋性与神经纤维、骨骼肌细胞的不同在于(　　)。
A. 有周期性变化　B. 有相对不应期　C. 有效不应期长
D. 有超常期　E. 无超常期

9. 心室肌的有效不应期相当于(　　)。
A. 收缩期中间　B. 收缩期和舒张期早期　C. 舒张期结束
D. 舒张期结束以后　E. 收缩期早期

10. 心肌不会产生强直收缩的原因是(　　)。
A. 心肌的“全”或“无”收缩特性　B. 心肌肌浆网不发达，Ca^{2+} 储存少
C. 心肌有效不应期特别长　D. 心肌有自动产生节律性兴奋的特点
E. 心肌超常期特别长

11. 心动周期持续的时间长短取决于(　　)。
A. 心房收缩时程　B. 心房舒张时程　C. 心室收缩时程
D. 心率　E. 心室舒张时程

12. 射血速度最快是在(　　)。
A. 等容收缩期　B. 等容舒张期　C. 减慢射血期
D. 快速射血期　E. 快速充盈期

13. 心室充盈完毕属于哪一时期?(　　)
A. 快速充盈期末　B. 减慢充盈期末　C. 心房收缩期末
D. 快速射血期末　E. 减慢射血期末

14. 在心室射血期,房室瓣和动脉瓣的状态是( )。
A. 两者都打开
B. 两者都关闭
C. 房室瓣打开、动脉瓣关闭
D. 房室瓣关闭、动脉瓣打开
E. 以上全不是

15. 心动周期中,心室充盈大部分是由于( )。
A. 骨骼肌挤压作用加速静脉血液回流
B. 心房肌收缩的挤压作用
C. 心室肌舒张的抽吸作用
D. 胸内负压的作用
E. 胸廓扩张

16. 血液按一个方向进出心脏,取决于( )。
A. 心房、心室肌依次收缩
B. 心室肌的收缩和舒张
C. 心肌收缩产生压力差
D. 心肌收缩产生压力差与瓣膜开闭状态
E. 心房肌的收缩和舒张

17. 第二心音的产生主要是由于( )。
A. 心室收缩时,血液冲击动脉瓣引起的振动
B. 心室舒张时,动脉管壁弹性回缩引起的振动
C. 心室收缩,动脉瓣突然开放时的振动
D. 心室舒张,动脉瓣迅速关闭时的振动
E. 心房舒张,动脉瓣迅速关闭时的振动

18. 心指数等于( )。
A. 搏出量×体表面积
B. 搏出量/体表面积
C. 每分输出量×体表面积
D. 每分输出量/体表面积
E. 以上全不是

19. 静脉回心血量增多时,可以引起( )。
A. 心室后负荷减小
B. 心室舒张期延长
C. 心室前负荷增加
D. 心室充盈期缩短
E. 中心静脉压降低

20. 静脉输入大量生理盐水后对心肌负荷的影响是( )。
A. 不影响心肌负荷
B. 增加心肌后负荷
C. 增加心肌前负荷
D. 减小心肌后负荷
E. 减小心肌前负荷

21. 心室后负荷增大可引起( )。
A. 心室收缩期延长
B. 等容收缩期延长
C. 射血期延长
D. 心室舒张期延长
E. 心房收缩期延长

22. 在下列哪种情况下,可使心输出量增加?( )
A. 心迷走神经兴奋时
B. 动脉血压升高时
C. 由直立转为平卧时
D. 颈动脉窦区血压升高时
E. 心室舒张末期容积减少时

23. 正常人心率超过 180 次/分时,心输出量减少的原因主要是( )。
A. 快速充盈期缩短
B. 等容收缩期缩短
C. 减慢射血期缩短
D. 快速射血期缩短
E. 减慢充盈期延长

24. 血液停止循环后对血管壁的侧压称( )。
A. 收缩压
B. 舒张压
C. 平均动脉压
D. 循环系统平均充盈压
E. 脉压

25. 循环系统平均充盈压可反映(　　)。
A. 血流量与血流阻力之间的关系
B. 血管容积与循环血量之间的关系
C. 回心血量与心肌收缩力之间的关系
D. 体循环血流量与肺循环血流量之间的关系
E. 动脉血压与静脉血压之间的关系
26. 收缩压出现的时期是(　　)。
A. 心房收缩期末　B. 等容收缩期末　C. 快速射血期
D. 等容舒张期　E. 缓慢射血期末
27. 在一般情况下,收缩压的高低主要反映(　　)。
A. 心率　B. 外周阻力　C. 循环血量
D. 搏出量　E. 大动脉管壁弹性
28. 心动周期中,在下列哪个时期主动脉压力最低?(　　)
A. 等容收缩期末　B. 等容舒张期末　C. 心房收缩期末
D. 快速充盈期末　E. 心室收缩期末
29. 影响正常人舒张压最主要的因素是(　　)。
A. 心输出量　B. 外周阻力　C. 循环血量
D. 大动脉管壁弹性　E. 心率
30. 老年人主动脉弹性减退伴有小动脉硬化时血压的变化为(　　)。
A. 收缩压变化不大,舒张压降低　B. 收缩压变化不大,舒张压升高
C. 收缩压降低,舒张压升高　D. 收缩压、舒张压均明显升高
E. 收缩压升高,脉压增大
31. 在组织中能充分进行物质交换的微循环通路是(　　)。
A. 直捷通路　B. 动-静脉短路　C. 营养通路
D. 营养通路和直捷通路　E. 直捷通路和动-静脉短路
32. 正常人组织液的生成和回流主要取决于(　　)。
A. 有效滤过压　B. 血浆胶体渗透压　C. 组织液胶体渗透压
D. 组织液静水压　E. 血浆晶体渗透压
33. 引起减压反射的感受器是(　　)。
A. 主动脉体和颈动脉体　B. 主动脉弓和颈动脉窦　C. 腔静脉压力感受器
D. 右心房容量感受器　E. 心房压力感受器
34. 减压反射的生理意义是(　　)。
A. 降低动脉血压　B. 升高动脉血压　C. 减弱心血管活动
D. 加强心血管活动　E. 维持动脉血压相对恒定
35. 平时维持交感缩血管神经纤维紧张性活动的基本中枢位于(　　)。
A. 大脑　B. 下丘脑　C. 中脑和脑桥
D. 延髓　E. 脊髓

三、思考题

1. 兴奋在心脏如何扩布?有何特点?有何生理意义?
2. 影响心输出量的因素有哪些?

3. 影响动脉血压的因素有哪些？

4. 右心衰竭时，组织为何水肿？

5. 减压反射的过程、特点及生理意义分别是什么？

6. 某些人由蹲位突然直立，会感到头晕眼花，片刻后即可恢复，根据所学知识分析其原因是什么？

（杨艳梅）

第五章　呼　　吸

学习目标

1. 掌握呼吸的概念、呼吸的基本过程及其意义，胸膜腔内压形成的机制及其生理意义，肺活量、用力呼气量、肺泡通气量的概念，动脉血中 CO_2、O_2 和 H^+ 浓度的变化对呼吸运动的影响。

2. 熟悉人工呼吸的原理，肺通气/血流值的概念，影响肺换气的因素。

3. 了解深慢呼吸比浅快呼吸气体交换率高的原因，评价肺通气功能的主要指标。

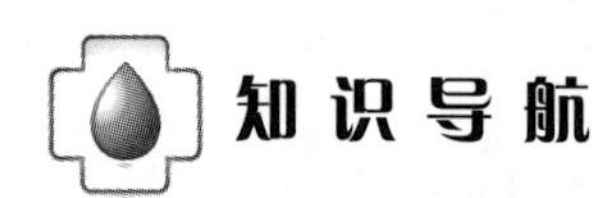

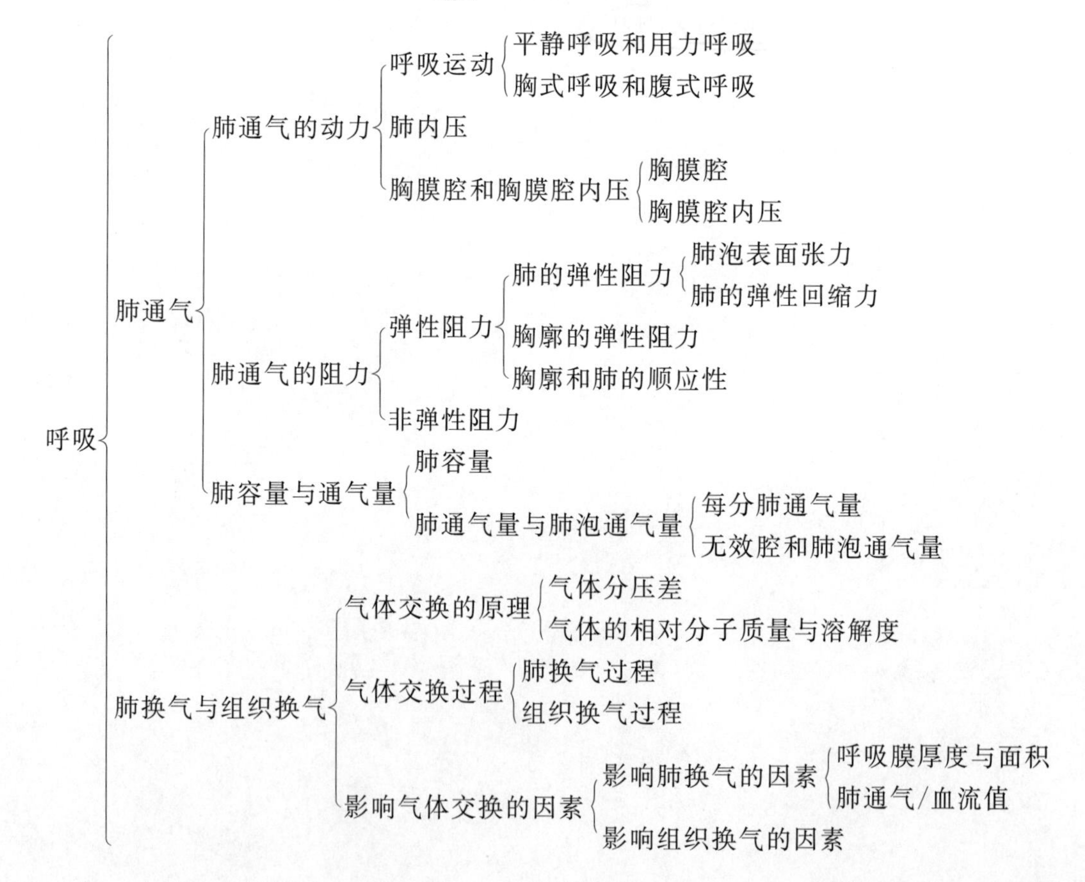

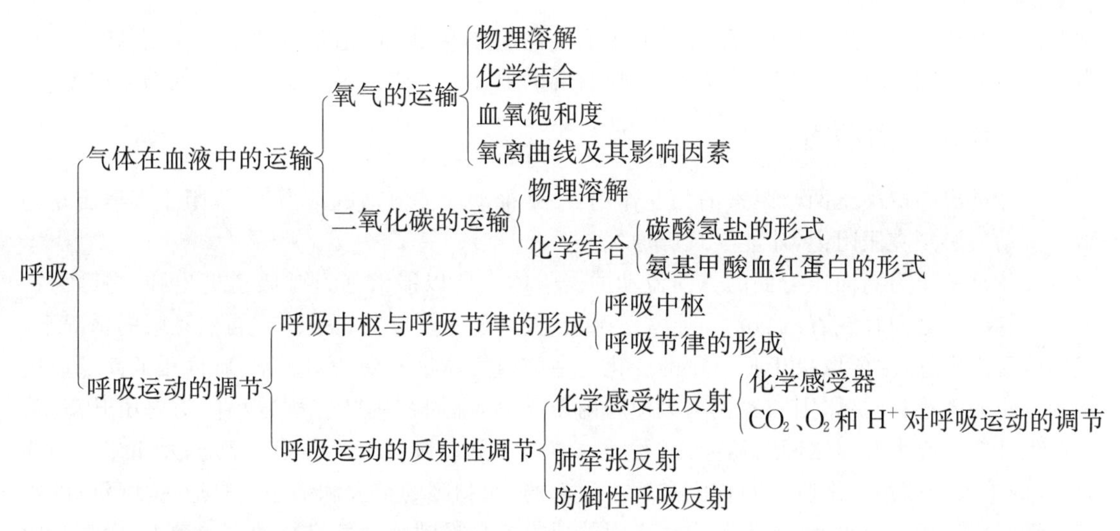

人体在新陈代谢的过程中，需要不断地从空气中摄取O_2，并将代谢产生的CO_2排出体外。这种机体与外界环境之间进行的气体交换过程，称为呼吸。

呼吸的全过程由相互衔接并同时进行的三个环节组成(图 5-1)：①外呼吸(包括肺通气和肺换气)；②气体在血液中的运输；③内呼吸(组织换气)。

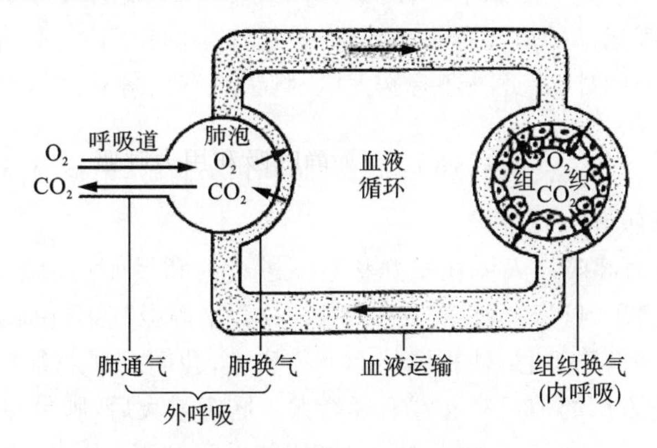

图 5-1　呼吸全过程示意图

呼吸的生理意义在于维持机体内环境O_2和CO_2含量的相对稳定，保证细胞新陈代谢的正常进行。呼吸过程中的任何一个环节发生障碍，均可导致机体缺O_2和/或CO_2聚集，使内环境稳态遭到破坏，影响细胞的代谢和功能，甚至危及生命，因此，呼吸是维持机体生命活动正常进行的基本生理过程，呼吸一旦停止，生命也将终止。

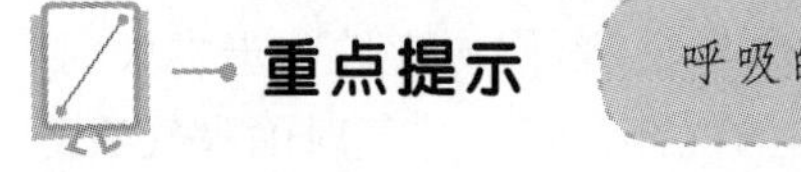

呼吸的概念、过程及生理意义

第一节　肺　通　气

肺通气是指肺与外界环境之间的气体交换过程。实现肺通气的结构是呼吸道、肺泡和胸廓等。呼吸道是气体进出肺的通道，并对吸入气体起加温、湿润、过滤和清洁等作用；肺泡是肺泡气与血液之间进行气体交换的主要场所；胸廓的节律性呼吸运动是实现肺通气的原动力。

一、肺通气的动力

气体进出肺取决于两个因素的相互作用：一是推动气体流动的动力；二是阻止气体流动的阻力。动力必须克服阻力，才能实现肺通气。

气体是从压力高向压力低的方向流动的。气体之所以能够通过呼吸道进出肺，是因为在大气和肺泡气之间存在着压力差。通常情况下，大气压是个常数，因此，在自然呼吸的情况下，气体能否进出肺，主要取决于肺内压的变化。在肺内气体量不变的情况下，肺内压的高低取决于肺容积的大小；肺扩张则肺容积增大使肺内压下降，肺回缩则肺容积减小使肺内压升高，从而产生肺内压与大气压之间的压力差，驱动气体进出肺。肺本身不具有主动扩大和缩小的能力，它的扩大和缩小是由胸廓的扩大和缩小引起的，而胸廓的扩大和缩小则是通过呼吸肌的收缩和舒张实现的。可见，大气与肺泡气之间的压力差是推动肺通气进行的直接动力，而呼吸肌的节律性收缩和舒张引起的呼吸运动则是肺通气的原动力。

（一）呼吸运动

呼吸肌收缩和舒张引起的胸廓节律性扩大和缩小称为呼吸运动。呼吸运动包括吸气和呼气两个过程。参与呼吸运动的肌肉称为呼吸肌，根据产生的作用不同，分为吸气肌和呼气肌。吸气肌主要有膈肌和肋间外肌，此外还有胸大肌、胸锁乳突肌等辅助吸气肌；呼气肌有肋间内肌和腹肌。

呼吸运动根据呼吸深度的不同，分为平静呼吸和用力呼吸；根据引起呼吸运动的主要肌群的不同，可分为胸式呼吸和腹式呼吸。

1. 平静呼吸和用力呼吸 人体在安静状态下进行的和缓而均匀的呼吸运动称为平静呼吸。正常成人安静状态下，呼吸频率为 12～18 次/分。平静吸气，是由膈肌和肋间外肌收缩来实现的。膈肌收缩使膈穹隆下移，使胸廓的上下径增大；肋间外肌收缩使肋骨和胸骨上提，肋骨下缘向外侧偏转，使胸廓的前后径和左右径增大。胸廓增大后，肺也随之扩张，肺容积增大，肺内压降低，当肺内压低于大气压时，气体入肺，使肺内压升高，当肺内压等于大气压时，吸气停止，吸气运动结束。而平静呼气的产生则是由膈肌和肋间外肌舒张所致，当膈肌和肋间外肌舒张时，膈肌、肋骨和胸骨自然回位，使胸廓和肺容积缩小，肺内压升高，当肺内压高于大气压时，气体出肺，使肺内压降低，当肺内压等于大气压时，呼气停止，呼气运动结束(图 5-2)。平静呼吸的特点是吸气运动是主动过程，而呼气运动是被动过程。

人体在劳动或剧烈运动时，呼吸运动加深加快，称为用力呼吸或深呼吸。用力吸气时除膈肌和肋间外肌加强收缩外，还有胸锁乳突肌等辅助吸气肌也参与收缩，使胸廓进一步扩大，肺内压进一步降低，大气压和肺内压之间的差值增大，吸入更多的气体。用力呼气时除吸气肌舒张外，还需要肋间内肌和腹肌等呼气肌的收缩，使胸廓进一步缩小，肺内压进一步升高，肺内压与大气压之间的差值增大，呼出更多的气体。用力呼吸的特点是吸气运动和呼气运动都是主动过程。在某些病理情况下，如机体缺氧，即使用力呼吸，仍不能满足人体需要，患者会出现鼻翼扇动等现象，同时主观上还有喘不过气的感觉。

2. 胸式呼吸和腹式呼吸 肋间外肌收缩和舒张时主要引起胸壁的起伏，这种以肋间外肌舒缩活动为主的呼吸运动称为胸式呼吸。膈肌收缩和舒张可引起腹腔内器官位移，造成腹壁的起伏，这种以膈肌舒缩活动为主的呼吸运动称为腹式呼吸。一般情况下，成年人两种呼吸形

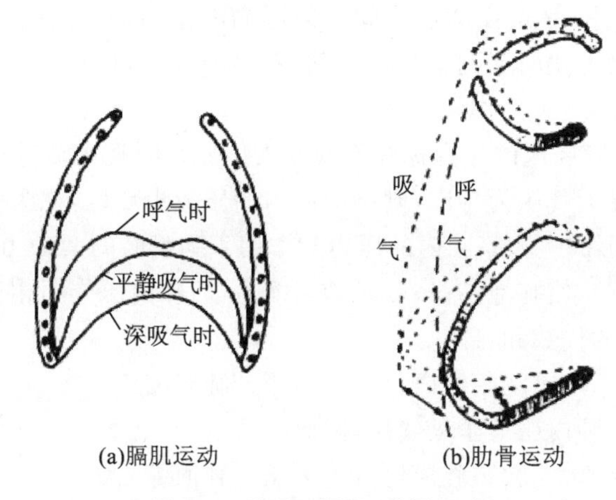

图 5-2　呼吸时膈肌、肋骨运动

式并存，称为混合性呼吸。只有在胸部或腹部活动受限时才会出现某种单一形式的呼吸运动，如妊娠晚期、腹腔积液、腹腔肿瘤的患者，膈肌活动受限，以胸式呼吸为主；而胸膜炎、胸腔积液的患者，胸廓活动受限，则以腹式呼吸为主。

（二）肺内压

肺内压是指肺泡内的压力。在呼吸运动过程中，肺内压随胸膜腔容积和肺内气体量的变化而改变。平静呼吸时，吸气初，肺扩张使肺容积增大，肺内压低于大气压，气体进入肺泡；吸气末，进入肺泡的空气已充满肺，此时肺内压与大气压相等，气体停止入肺。呼气初，肺回缩使肺容积减小，肺内压高于大气压，气体出肺；呼气末，肺内压又与大气压相等，气体停止出肺。正是由于呼吸运动过程中肺内压的这种周期性变化，造成了肺内压与大气压之间的压力差，这一压力差成为推动气体进出肺的直接动力。一旦机体呼吸停止，便可根据这一原理，用人为的方法建立肺内压和大气压之间的压力差，以维持肺通气过程，这就是人工呼吸。

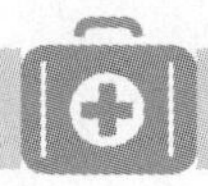

知识拓展

人工呼吸

人的心脏和大脑需要不断地供给氧气。如果中断供氧 3～4 min 就会造成不可逆性损害。所以在某些意外事故中，如触电、溺水、脑血管和心血管意外等，一旦发现心跳、呼吸停止，首要的抢救措施就是迅速进行人工呼吸和胸外心脏按压，以保持有效通气和血液循环，保证重要脏器的氧气供应。在施行人工呼吸时，要保证患者的呼吸道通畅，否则将影响操作效果。

根据产生压力差的方法不一样，人工呼吸有正压法（如简便易行的口对口呼吸、人工呼吸机进行正压通气）和负压法（如节律性地举臂压背或挤压胸廓）。

（三）胸膜腔和胸膜腔内压

1. 胸膜腔　胸膜有两层，即紧贴于肺表面的脏层胸膜和紧贴于胸廓内表面的壁层胸膜。两层胸膜之间形成一个密闭潜在的腔隙，即胸膜腔。胸膜腔内仅有少量浆液，没有气体。这一薄层浆液有两方面的作用：一是在两层胸膜之间起润滑作用，减轻呼吸运动时两层胸膜的摩擦；二是浆液分子的内聚力使两层胸膜紧紧相贴，不易分开，从而保证肺能够随胸廓的运动而张缩。

2. 胸膜腔内压 胸膜腔内的压力称为胸膜腔内压。在呼吸运动过程中，胸膜腔内的压力始终比大气压低，以外界大气压为标准，则胸膜腔内的压力为负压，称为胸膜腔负压。

(1) 胸膜腔内压的形成 胸膜腔内的压力与作用于胸膜腔的两种力有关：一是肺内压，通过胸膜脏层作用于胸膜腔，使肺泡扩张；二是肺回缩力，与肺内压作用相反，使肺泡缩小。胸膜腔内压是这两种相反力的代数和，即

胸膜腔内压＝肺内压－肺回缩力

在吸气末和呼气末，肺内压等于大气压，因此：

胸膜腔内压＝大气压－肺回缩力

若将大气压的值定为0，则：

胸膜腔内压＝－肺回缩力

可见，胸膜腔内压是由肺的回缩力决定的，其值也随呼吸运动的变化而变化。在呼吸过程中，肺始终处于被动扩张状态而倾向于回缩。吸气时肺扩张，肺回缩力增大，导致胸膜腔内压更大；呼气时肺缩小，肺回缩力减小，胸膜腔内压也减小。平静呼气末胸膜腔内压为－5～－3 mmHg，平静吸气末为－10～－5 mmHg（图5-3）。

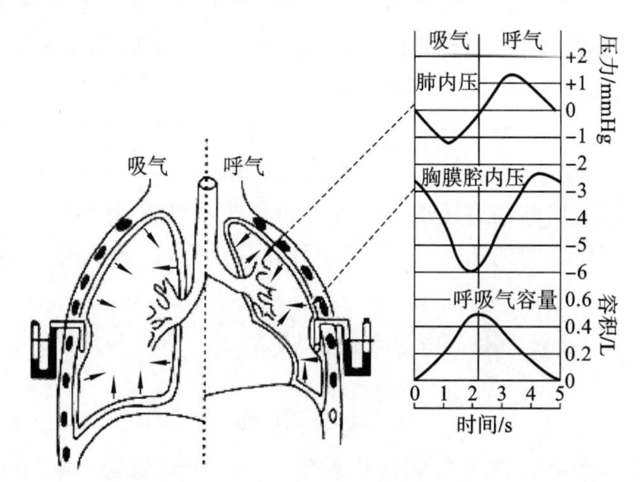

图5-3 呼吸时肺内压、胸膜腔内压及呼吸气量的变化

(2) 胸膜腔内压的生理意义 ①胸膜腔内压的牵拉作用可使肺总是处于扩张状态而不萎缩，并使肺能随胸廓的扩大而扩张；②降低心房、腔静脉和胸导管内的压力，有利于静脉血和淋巴液的回流。

一旦胸膜腔的密闭性遭到破坏（如胸壁贯通伤或肺损伤累及胸膜脏层时），空气将顺压力差进入胸膜腔而造成气胸。此时，胸膜腔内压减小甚至消失，肺因回缩力而塌陷，造成肺不张。严重的气胸还会使静脉血和淋巴液回流受阻，导致呼吸和循环功能障碍，甚至危及生命。

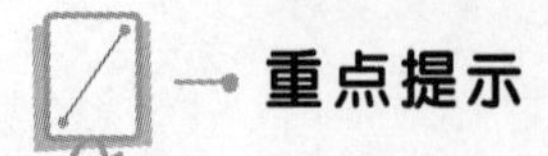

胸膜腔内压的形成及生理意义

二、肺通气的阻力

气体进出肺所遇到的阻力称为肺通气阻力。肺通气的阻力有两种：弹性阻力和非弹性阻力。前者约占总阻力的70%，后者约占30%。

（一）弹性阻力

弹性组织在外力作用下变形时所产生的对抗变形的力称为弹性阻力。肺通气的弹性阻力由两部分组成：肺的弹性阻力和胸廓的弹性阻力。

1．肺的弹性阻力　肺的弹性阻力有两种，一种是肺泡表面张力，约占2/3；另一种是肺的弹性回缩力，约占1/3。

（1）肺泡表面张力　在肺泡内表面覆盖有一薄层液体，由于液体分子相互吸引，形成一种使肺泡表面缩至最小的力，即表面张力。表面张力的方向指向肺泡的中心，可使肺泡倾向于缩小，构成了肺的回缩力。根据Laplace定律：$P=2T/r$（式中P是肺泡的回缩力，T是肺泡表面张力，r是肺泡半径），可以看出，肺泡的回缩力与肺泡表面张力成正比，与肺泡半径成反比。如果大、小肺泡的表面张力是一样的，那么小肺泡的回缩力大于大肺泡的回缩力，会导致小肺泡内的气体不断流入大肺泡，使小肺泡塌陷，大肺泡膨胀，肺泡将失去稳定性。但正常人不会出现这种情况，因为肺泡表面还有一层降低表面张力作用的肺泡表面活性物质。肺泡表面活性物质是由肺泡Ⅱ型细胞合成和释放的一种复杂的脂蛋白混合物，主要成分是二棕榈酰卵磷脂，其均匀分布在肺泡壁液体分子层表面，可降低肺泡表面张力。且肺泡表面活性物质的分子密度可随肺泡表面积的变化而变化。肺泡表面积扩大，表面活性物质分布密度减小，降低表面张力的作用减弱，使表面张力增加，回缩力增大，从而防止肺泡过度膨胀而破裂；肺泡表面积减小，表面活性物质分子密度增大，降低表面张力的作用增强，使肺泡回缩力减小，从而防止肺泡塌陷（图5-4）。由此可见，肺泡表面活性物质降低肺泡表面张力，具有重要的生理意义：①减小肺的弹性阻力，使肺容易扩张，保证肺通气的顺利进行；②有利于维持大小肺泡容积的稳定；③减少肺部组织液的生成，防止液体渗入肺泡，使肺泡保持相对干燥，避免发生肺水肿。

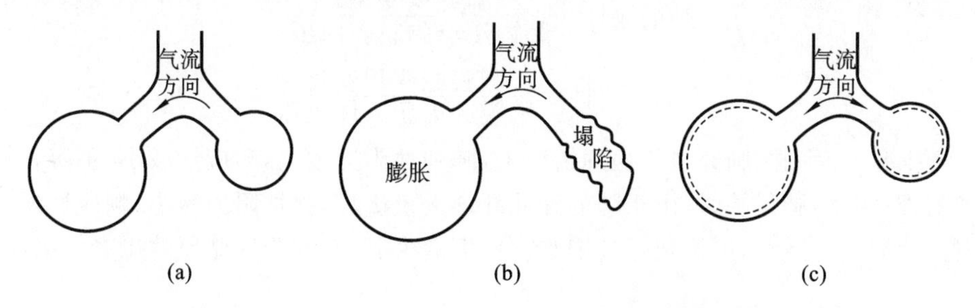

图5-4　肺泡表面活性物质使联通的大小肺泡容积维持相对稳定

注：(a)为大小肺泡在无表面活性物质时，表面张力相同；(b)为(a)的结果；(c)为大肺泡表面活性物质分布密度小，表面张力大；小肺泡表面活性物质分布密度大，表面张力小，大小肺泡容积相对稳定。

某些早产儿，因肺泡Ⅱ型细胞尚未发育成熟，肺泡内缺乏表面活性物质，导致肺泡表面张力过大，容易发生肺不张和肺泡内表面透明膜形成，造成新生儿呼吸窘迫症，甚至导致死亡。由于肺泡液能进入羊水，可通过检测羊水中肺泡表面活性物质的含量，对该病进行预测，以便采取有效预防措施。

重点提示 肺泡表面活性物质的作用及生理意义

(2) 肺的弹性回缩力　肺组织含弹性纤维，肺扩张时弹性纤维会产生回缩力，其方向与肺扩张的方向相反，是吸气的阻力。肺容积在一定范围内变化时，肺扩张越大，肺的弹性回缩力越大，即弹性阻力越大；反之，肺的弹性回缩力越小。临床上，肺充血、肺纤维化或肺泡表面活性物质减少时，肺的弹性阻力增大；而在肺气肿时，肺组织弹性纤维大量破坏，弹性回缩力减小，弹性阻力减小。

2. 胸廓的弹性阻力　胸廓也具有弹性，呼吸运动时也产生弹性阻力。胸廓处于自然位置(平静吸气末)时的肺容量，相当于肺总量的 67%左右，此时胸廓无变形，不表现有弹性阻力。肺容量小于肺总量的 67%时，胸廓被牵引向内而缩小，胸廓的弹性回缩力向外，构成吸气的动力，呼气的阻力；肺容量大于肺总量的 67%时，胸廓被牵引向外而扩大，其弹性回缩力向内，构成呼气的动力，吸气的阻力。这与肺是不同的，肺的弹性回缩力总是吸气的阻力。临床上因胸廓的弹性阻力增大而使肺通气发生障碍的情况较为少见，所以临床意义相对较小。

3. 胸廓和肺的顺应性　由于胸廓和肺的弹性阻力不容易测定，因而弹性阻力的大小常用顺应性来表示。顺应性(compliance)是指在外力作用下弹性物体扩张的难易程度。弹性阻力大，不容易扩张，顺应性小；反之，弹性阻力小，容易扩张，则顺应性大。即顺应性与弹性阻力成反比关系：

$$\text{顺应性}=\frac{1}{\text{弹性阻力}}$$

顺应性常用单位压力引起的容积变化来表示，即

$$\text{顺应性}=\frac{\text{容积变化}}{\text{压力变化}}$$

肺顺应性、胸廓顺应性计算公式如下：

$$\text{肺顺应性}=\frac{\text{肺容积变化}}{\text{肺内压}-\text{胸膜腔内压}}$$

$$\text{胸廓顺应性}=\frac{\text{胸膜腔容积变化}}{\text{胸膜腔内压}-\text{体表压}}$$

在肺纤维化、肺水肿、肺充血等病理情况下，肺弹性阻力增大，顺应性减小，不容易扩张，可引起吸气困难；相反，肺气肿时，由于肺的弹性纤维大量破坏，弹性阻力减小，顺应性增大，容易扩张。因弹性回缩力减小，可导致呼气困难。胸廓畸形、肥胖和胸膜肥厚的患者可引起胸廓顺应性减小。

(二) 非弹性阻力

非弹性阻力包括气道阻力、惯性阻力和黏滞阻力，主要是气道阻力。气道阻力是气体流经呼吸道时所产生的摩擦力，占非弹性阻力的 80%～90%，其大小与气道口径、气流速度和气流形式有关，但主要取决于呼吸道口径。气道阻力与呼吸道半径的 4 次方成反比，气道口径愈小，气道阻力愈大。支气管哮喘的患者就是由于气管、支气管平滑肌痉挛，气道口径变小，使气道阻力明显增加，而造成呼吸困难。对严重气道阻塞的患者及时做气管切开，可大大减小气道阻力，改善肺通气。惯性阻力指气流在流动、换向和变速时因气流和组织的惯性所产生的阻力。黏滞阻力指呼吸时组织发生位移时产生的摩擦力，对呼吸影响小，可忽略不计。

三、肺容量与通气量

衡量肺通气功能可用肺容量和通气量的变化作为指标。

(一) 肺容量

1. 肺容积 肺内气体的容积称为肺容积(pulmonary volume)。通常肺容积可分为潮气量、补吸气量、补呼气量和残气量(图 5-5),它们互不重叠,全部相加后等于肺总量。

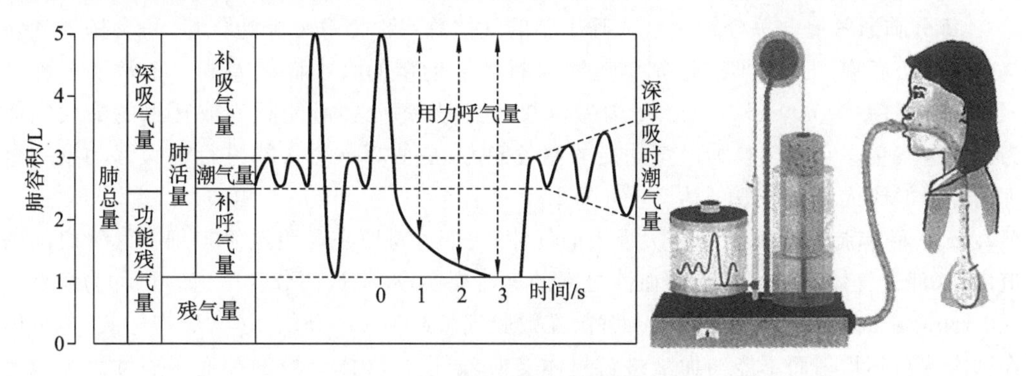

图 5-5 肺容积和肺容量示意图

(1) 潮气量 每次吸入或呼出的气体量称为潮气量(tidal volume,TV)。平静呼吸时正常成人的潮气量为 0.4～0.6 L,平均为 0.5 L。

(2) 补吸气量 平静吸气末,再尽力吸气所能增加的吸入气体量为补吸气量(inspiratory reserve volume,IRV)。正常成人为 1.5～2.0 L。补吸气量反映吸气的储备量。

(3) 补呼气量 平静呼气末,再尽力呼气所能增加的呼出气体量为补呼气量(expiratory reserve volume,ERV)。正常成人为 0.9～1.2 L。补呼气量反映呼气的储备量。

(4) 残气量 最大呼气末,尚存留于肺内不能再呼出的气体量称为残气量(residual volume,RV)。正常成人为 1.0～1.5 L。残气量的存在可避免肺泡在低肺容积条件下的塌陷。支气管哮喘和肺气肿的患者,残气量增加。

2. 肺容量 肺容积中两项或两项以上的联合气体量称为肺容量(pulmonary capacity)。包括深吸气量、功能残气量、肺活量和肺总量(图 5-5)。

(1) 深吸气量 从平静呼气末做最大吸气时所能吸入的气体量为深吸气量(inspiratory capacity,IC)。它是潮气量与补吸气量之和,是衡量最大通气潜力的一个重要指标。

(2) 功能残气量 平静呼气末肺内存留的气体量,称为功能残气量(functional residual capacity,FRC)。它是残气量与补呼气量之和,正常成人约为 2.5 L。

(3) 肺活量和用力呼气量 最大吸气后再尽力呼气,所能呼出的气体量称为肺活量(vital capacity,VC)。它是潮气量、补吸气量和补呼气量之和。肺活量的值有较大的个体差异,与身材、性别、年龄、体位、呼吸肌强弱等有关。正常成年男性平均约为 3.5 L,女性平均约为 2.5 L。它反映了肺一次通气的最大能力,在一定程度上可作为评价肺通气功能的指标。

用力呼气量(forced expiratory volume,FEV)又称时间肺活量(timed vital capacity,TVC),是指一次最大吸气后再尽力尽快呼气,在单位时间内呼出的气体量占肺活量的百分数。正常人第 1、2、3 s 末分别呼出 83%、96%、99%的气体。即正常成人在 3 s 内基本上可呼出全部肺活量的气体。其中第 1 s 末的用力呼气量意义最大,低于 60%为不正常。用力呼气量不仅反映了肺容量的大小，而且反映了呼吸时所遇阻力的变化，是一种动态指标，是评价肺通气功能的较好指标。肺弹性降低或患有阻塞性肺部疾病时，用力呼气量可显著降低。

(4) 肺总量　肺所能容纳的最大气体量称为肺总量(total lung capacity，TLC)。它等于肺活量与残气量之和，正常成年男性为5.0～6.0 L，女性为3.5～4.5 L，其大小与年龄、性别、身材、运动等有关。

(二) 肺通气量与肺泡通气量

1. 每分肺通气量　每分钟吸入或呼出肺的气体总量称为每分肺通气量，每分肺通气量＝潮气量×呼吸频率。其大小随性别、年龄、身材和活动量的大小而有差异。正常人平静呼吸时，每分肺通气量为6.0～9.0 L。尽力做深快呼吸时，每分钟所能吸入或呼出的最大气体量称为最大通气量。它能反映肺通气功能的储备能力，是估算一个人能进行多大运动量的重要生理指标。健康成年人一般可达70～120 L。

2. 无效腔和肺泡通气量　每次吸入的气体，一部分将留在鼻腔至终末细支气管之间的呼吸道内，这部分气体不参与肺泡与血液之间的气体交换，故将这部分呼吸道容积称为解剖无效腔(anatomical dead space)，正常成人解剖无效腔气量约为150 mL。进入肺泡的气体，可因血液在肺内分布不均匀而不能与血液进行气体交换，未进行气体交换的肺泡容积称为肺泡无效腔。解剖无效腔与肺泡无效腔之和称为生理无效腔。正常成年人平卧时，肺泡无效腔可忽略不计，因此，生理无效腔等于或接近于解剖无效腔。

由于无效腔的存在，每次吸入的新鲜空气不能全部到达肺泡进行气体交换，因此，真正有效的通气量应以肺泡通气量(alveolar ventilation volume)为准。每分肺泡通气量是指每分钟吸入肺泡的新鲜空气量，每分肺泡通气量＝(潮气量－生理无效腔气量)×呼吸频率。潮气量和呼吸频率的变化，对每分肺通气量和每分肺泡通气量有不同的影响(表5-1)。

表5-1　不同呼吸形式时的每分肺通气量和每分肺泡通气量

呼吸形式	潮气量/mL	呼吸频率/(次/分)	每分肺通气量/mL	每分肺泡通气量/mL
平静呼吸	500	12	500×12＝6000	(500－150)×12＝4200
深慢呼吸	1000	6	1000×6＝6000	(1000－150)×6＝5100
浅快呼吸	250	24	250×24＝6000	(250－150)×24＝2400

在每分肺通气量相同的情况下，浅快呼吸时每分肺泡通气量明显减少，而深慢呼吸时则每分肺泡通气量增加。故从气体交换的效果看，浅快呼吸对机体不利，适当的深慢呼吸，每分肺泡通气量加大，有利于气体交换。中国的太极拳和印度的瑜伽都是利用这一原理辅助一定的形体姿势改变，以达到强身塑体的作用。

第二节　肺换气与组织换气

气体交换是指在气体分压差的推动下，O_2和CO_2通过呼吸膜、毛细血管壁和细胞膜进行的扩散过程。

一、气体交换的原理

气体交换包括肺换气与组织换气。肺换气是指肺泡与肺毛细血管血液之间进行的气体交换，组织换气是指血液与组织细胞之间进行的气体交换。气体交换是通过扩散的方式来实现的。气体分子不停地进行着无定向的运动，其结果是气体分子从分压高处向分压低处发生净转移，这一过程称为气体扩散。

（一）气体分压差

混合气体中，每种气体分子运动所产生的压力为该气体的分压。气体交换的动力是气体分压差，即气体总是由分压高处向分压低处扩散。肺泡气、血液和组织中氧分压（PO_2）和二氧化碳分压（PCO_2）值如表 5-2 所示。

表 5-2　安静时肺泡气、血液和组织内的 PO_2 和 PCO_2　　单位：mmHg

分压	肺泡气	静脉血	动脉血	组织
PO_2	102	40	100	30
PCO_2	40	46	40	50

（二）气体的相对分子质量和溶解度

单位时间内扩散的量称为气体扩散速率。溶解度大、质量轻的气体扩散较快。在温度、扩散距离相同的条件下，气体扩散速率与气体的溶解度成正比，与气体相对分子质量的平方根成反比。溶解度是指单位分压下溶解于单位容积的液体中的气体量。一般以 1 个大气压、38 ℃时，100 mL 液体中溶解的气体的毫升数来表示。溶解度与相对分子质量平方根之比为扩散系数，取决于气体分子本身的特性。CO_2在血浆中的溶解度为O_2溶解度的 24 倍，CO_2的相对分子质量为 44，O_2的相对分子质量为 32，所以 CO_2 的扩散系数是 O_2 的 20 倍。

$$D \propto \frac{\Delta P \times T \times A \times S}{d \times \sqrt{MW}}$$

式中：D 为扩散速率，ΔP 为分压差，T 为温度，A 为扩散面积，S 为溶解度，d 为扩散距离，MW 为气体相对分子质量。

二、气体交换过程

（一）肺换气过程

当静脉血流经肺毛细血管时，由于肺泡气的 PO_2高于静脉血的 PO_2，肺泡气的 PCO_2低于静脉血的 PCO_2，因此，在分压差的作用下，O_2顺分压差由肺泡向静脉扩散，CO_2则顺分压差由静脉向肺泡扩散，经气体交换后，血液中的 PO_2升高，PCO_2降低，静脉血变成动脉血（图 5-6）。

（二）组织换气过程

当动脉血流经组织时，由于组织的 PCO_2高于动脉血，PO_2低于动脉血，故在气体分压差的作用下，O_2由动脉血向组织扩散，CO_2则由组织向动脉血扩散，经气体交换后，血中 PO_2降低，PCO_2升高，动脉血变成静脉血（图 5-6）。

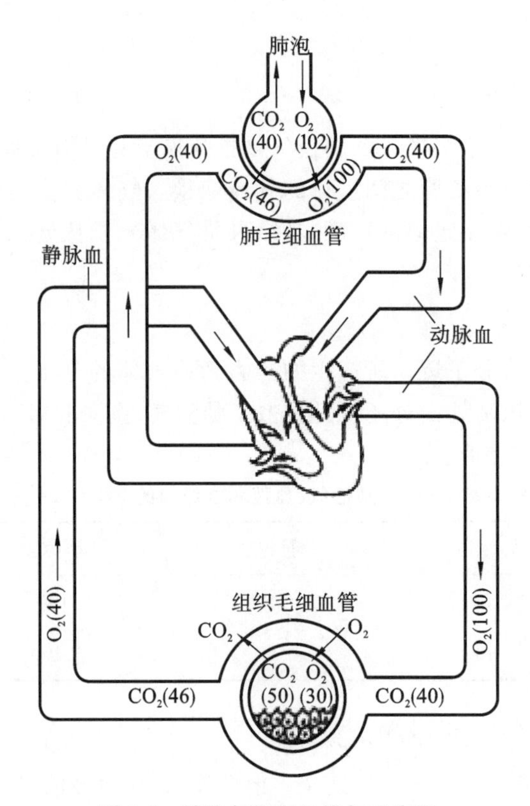

图 5-6 肺换气和组织换气示意图

总之，在肺内循环的毛细血管血液不断从肺获得 O_2 释放 CO_2，而在组织内循环的毛细血管血液则不断从组织吸取 CO_2 向组织释放 O_2。

三、影响气体交换的因素

（一）影响肺换气的因素

1. 呼吸膜厚度与面积 肺换气时，O_2 和 CO_2 在肺部扩散须经过呼吸膜。呼吸膜指肺泡腔与毛细血管腔之间的膜，由六层结构组成（图 5-7），即含肺泡表面活性物质的液体分子层、肺泡上皮细胞层、肺泡上皮基膜层、肺泡与毛细血管之间的间质层、毛细血管基膜层、毛细血管内皮细胞层。正常情况下，呼吸膜厚度极薄，总厚度不到 1 μm，其通透性很大，非常有利于气体的扩散。病理情况下，呼吸膜的厚度增加，如患有肺炎、肺纤维化、肺水肿等时，呼吸膜厚度增加，气体扩散速率减慢，从而减少了气体交换量。

呼吸膜的面积与气体扩散速率成正比。正常成人的两肺有 3 亿个肺泡，总面积约为 70 m^2，安静状态下，用于气体扩散的呼吸膜面积约 40 m^2；运动或劳动时，肺泡毛细血管开放的数量增多，扩散面积大大增加，气体扩散速率大大加快，以满足机体代谢的要求。在某些病理情况下，如肺不张、肺气肿、肺叶切除等患者，呼吸膜的扩散面积减小，可导致气体扩散量较少。

2. 肺通气/血流值 肺通气/血流值是指每分肺泡通气量（V_A）和每分肺血流量（Q）之间的比值（简称为 V_A/Q 值）。正常成人安静时，每分肺泡通气量约为 4.2 L，每分肺血流量（心输

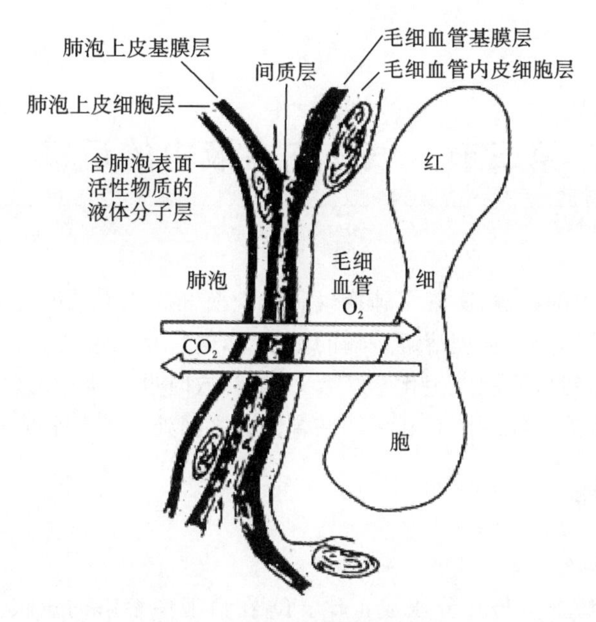

图 5-7 呼吸膜的结构示意图

出量)约为 5.0 L,V_A/Q 值为 0.84。此时肺泡通气量与肺血流量的比值最适合,气体交换效率最高,静脉血流经肺毛细血管时,将全部变为动脉血。如果 V_A/Q 值小于 0.84,表示肺通气不足,部分血液流经通气不良的肺泡,未能得到充分的气体交换,在动脉血中混合有少量的静脉血,意味着出现了功能性动-静脉短路,如支气管痉挛。如果 V_A/Q 值大于 0.84,表示通气量大或肺血流量不足,部分肺泡气未能与血液气体充分交换,意味着肺泡无效腔增大,如肺血管栓塞。所以 V_A/Q 值大于或小于 0.84,都将影响换气效率,使换气效率降低(图 5-8)。

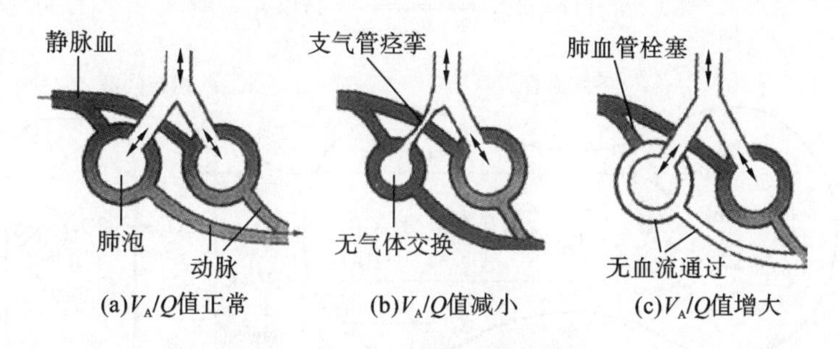

图 5-8 肺通气/血流值示意图

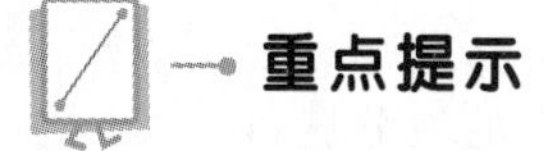

影响肺部气体交换的因素

(二)影响组织换气的因素

影响组织换气的因素主要是组织细胞代谢及血液供应情况。当组织细胞代谢增强时,O_2 消耗量增多,CO_2 产生量增多,使动脉血与组织液间的 O_2 及 CO_2 分压差增大,气体交换增多,同时组织代谢产生的酸性代谢产物,将使毛细血管大量开放,血流量增多,也有利于气体交换。

第三节　气体在血液中的运输

气体通过在血液中的运输，实现了肺换气和组织换气。O_2和CO_2在血液中的运输形式有两种，物理溶解和化学结合。物理溶解运输的量很少，但它是化学结合和释放的前提。进入血液的气体必须先溶解，然后才能发生化学结合；气体释放时也必须从化学结合状态解离成溶解状态，然后才能离开血液。物理溶解和化学结合两者之间处于动态平衡。

一、氧气的运输

(一) 物理溶解

气体在血浆中溶解的量与其分压成正比。O_2在血液中溶解的量很少，100 mL 血液仅溶解 0.3 mL 的O_2，仅占血液运输O_2总量的 1.5%。

(二) 化学结合

化学结合指O_2与红细胞内的血红蛋白(Hb)结合，形成氧合血红蛋白(HbO_2)(图 5-9)。它是O_2在血液中运输的主要形式，正常成人每 100 mL 动脉血液中 Hb 结合的O_2约为 19.5 mL，占血液运输O_2总量的 98.5%。

O_2与红细胞内的 Hb 结合过程可用下式表示：

$$Hb + O_2 \underset{PO_2低(组织)}{\overset{PO_2高(肺泡)}{\rightleftharpoons}} HbO_2$$

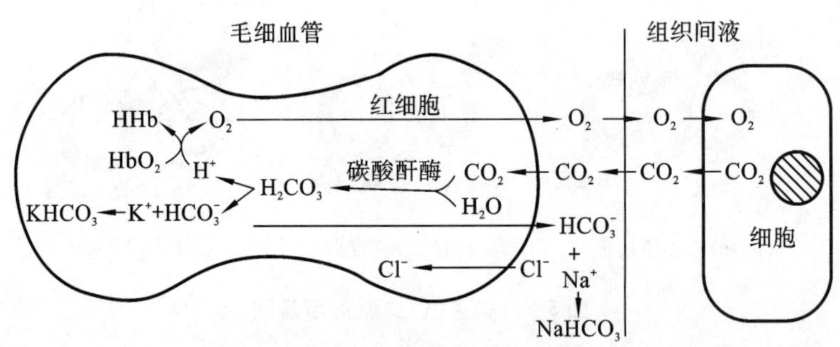

图 5-9　O_2和CO_2运输示意图

此反应迅速、可逆，不需要酶的参与，决定反应方向的因素是血液中的氧分压(PO_2)。当PO_2高时，Hb 与O_2结合成HbO_2；而当PO_2低时，HbO_2解离成 Hb 和O_2。此反应中，Fe^{2+}与O_2结合后仍是二价的铁，所以该反应是氧合，而不是氧化。HbO_2呈鲜红色，去氧血红蛋白呈紫蓝色。当血液中的去氧血红蛋白含量超过 50 g/L 时，则皮肤、黏膜呈青紫色，这种现象称为发绀。发绀通常是人体缺氧的标志。Hb 还可与 CO 结合，生成一氧化碳血红蛋白(HbCO)，呈樱桃红色。CO 中毒时，由于 CO 与 Hb 结合的能力是O_2的 210 倍，CO 与 Hb 结合形成大量的一氧化碳血红蛋白，O_2却很难与 Hb 结合，造成缺O_2。但皮肤、黏膜不出现发绀，而呈樱桃红色。

（三）血氧饱和度

100 mL 血液中的 Hb 所能结合的最大 O_2 量称为血红蛋白氧容量或血氧容量。该值受 Hb 浓度的影响，Hb 浓度按 150 g/L 计算，血氧容量为 150 ×1.34＝201 mL/L。实际结合的 O_2 量称为血红蛋白氧含量或血氧含量。该值主要受 PO_2 的影响。血氧含量占血氧容量的百分比称为血氧饱和度。正常人动脉血中 PO_2 较高，血氧含量约为 194 mL/L，接近于血氧容量，血氧饱和度高达 98％；而静脉血中 PO_2 较低，血氧含量低，约为 144 mL/L，血氧饱和度约为 75％。

（四）氧解离曲线及其影响因素

氧解离曲线是表示 PO_2 和血氧饱和度相互关系的曲线（图 5-10）。该曲线表示不同的 PO_2 时，O_2 与 Hb 的结合情况。

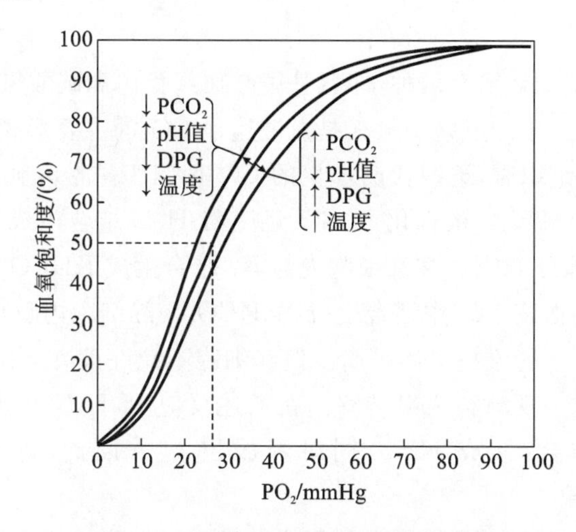

图 5-10　氧解离曲线及主要影响因素

1. 氧解离曲线　氧解离曲线各段的特点及功能意义如下。

（1）氧解离曲线的上段　相当于 PO_2 为 60～100 mmHg，是 Hb 与 O_2 结合的部分。这段曲线比较平坦，表明 PO_2 的变化对血氧饱和度的影响不大，因此，即使吸入气或肺泡气的 PO_2 有所下降，如在高原、高空或发生某些呼吸系统疾病时，只要 PO_2 不低于 60 mmHg，血氧饱和度就可以保持在 90％以上，血液可携带足够的 O_2，不至于发生明显的低氧血症。

（2）氧解离曲线的中段　相当于 PO_2 为 40～60 mmHg，该段曲线较陡直，是 HbO_2 释放 O_2 的部分。PO_2 为 40 mmHg（相当于静脉血的 PO_2）时血氧饱和度为 75％，血氧含量约为 144 mL/L，也就是说每 1 L 血液在流经组织时，释放了约 50 mL 的 O_2。此段曲线的主要生理意义是有利于 HbO_2 释放 O_2。

（3）氧解离曲线的下段　相当于 PO_2 为 15～40 mmHg，也是 HbO_2 与 O_2 解离的部分，是曲线最陡直的一段。PO_2 稍降低，血氧饱和度就明显降低，HbO_2 迅速解离释放出大量 O_2，供组织代谢利用。氧解离曲线的这一特点提示，当动脉血中 PO_2 较低时，只要吸入少量的 O_2，就可明显提高血氧饱和度。这为慢性阻塞性呼吸系统疾病的低氧血症，进行低流量持续吸氧治疗提供了理论依据。

2. 影响氧解离曲线的因素　Hb 与 O_2 的结合与解离受多种因素的影响，使氧解离曲线的位置发生偏移，也就是使 Hb 与 O_2 亲和力发生变化。主要影响因素是血液中的二氧化碳分压(PCO_2)、pH 值和温度。血液中 PCO_2 升高、pH 值降低、温度升高（如人体剧烈的劳动或运动使组织代谢增强时），使氧解离曲线右移，即 HbO_2 与 O_2 的亲和力降低，O_2 的释放量增多；反之，血液中 PCO_2 降低、pH 值升高、温度降低，使氧解离曲线左移，即 HbO_2 与 O_2 的亲和力增加，O_2 的释放量减少。此外，红细胞在无氧糖酵解的过程中形成的 2,3-甘油酸二磷酸(DPG)，也能使氧解离曲线右移，有利于人体对低氧环境的适应（图 5-10）。

二、二氧化碳的运输

（一）物理溶解

CO_2 在血液中的溶解度较低，每升静脉血仅溶解 30 mL 的 CO_2，约占血液运输 CO_2 总量的 5%。

（二）化学结合

CO_2 以化学结合形式的运输有两种，即氨基甲酸血红蛋白和碳酸氢盐的形式。

1. 碳酸氢盐的形式 碳酸氢盐的形式是血液运输 CO_2 的主要形式，约占血液运输 CO_2 总量的 88%。当血液流经组织时，组织代谢产生的 CO_2 由组织扩散入血浆，血浆中的 CO_2 大部分进入红细胞，在碳酸酐酶(CA)的催化下，CO_2 迅速与 H_2O 结合生成 H_2CO_3，H_2CO_3 解离成 H^+ 和 HCO_3^-。除一小部分 HCO_3^- 在红细胞内与 K^+ 结合生成 $KHCO_3$ 外，绝大部分 HCO_3^- 顺浓度差扩散进入血浆，与血浆 Na^+ 中结合生成 $NaHCO_3$。红细胞内负离子的减少应伴有同等数量正离子的向外扩散，才能维持电离平衡。但红细胞不允许正离子自由通过，于是 Cl^- 便由血浆扩散进入红细胞，这一现象称为氯转移。在上述反应中，H_2CO_3 解离出的 H^+ 不能外移，在红细胞内与 HbO_2 结合，形成 HHb，同时释放出 O_2。因此，进入血浆的 CO_2 主要以 $NaHCO_3$ 的形式进行运输。

2. 氨基甲酸血红蛋白(HbNHCOOH)的形式 进入红细胞内的少部分 CO_2 可直接与红细胞内 Hb 的氨基结合形成氨基甲酸血红蛋白，约占 CO_2 运输总量的 7%。这一反应不需酶的催化，且 CO_2 与 Hb 的结合松散，因而迅速、可逆，主要受氧合作用的影响。由于组织中的 PCO_2 高，HbO_2 解离将 O_2 释放出来生成 Hb，与 CO_2 结合生成氨基甲酸血红蛋白；在肺部，由于 PO_2 较高，PCO_2 较低，Hb 与 O_2 结合生成 HbO_2，则促使 HbNHCOOH 解离，使 CO_2 释放出来，进入肺泡。此过程如下式所示：

$$HbNH_2O_2 + CO_2 \underset{\text{肺部}}{\overset{\text{组织}}{\rightleftharpoons}} HbNHCOOH + O_2$$

由此可见，O_2 和 CO_2 在血液中的运输，是实现肺换气和组织换气的重要中间环节。

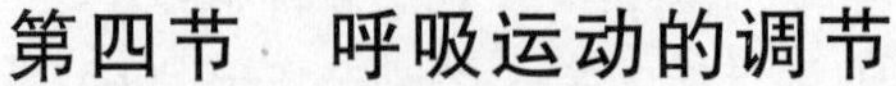

第四节 呼吸运动的调节

呼吸运动是一种节律性的活动，受意识控制，其深度和频率可随人体内、外环境理化性质的变化而变化，以适应机体代谢的需要。例如，劳动或者运动时，代谢活动增强，呼吸加深加快，肺通气量增大，摄取更多的 O_2，排出更多的 CO_2，以与代谢水平相适应。呼吸为什么能有节律地进行？呼吸的深度和频率又如何能随人体内、外环境的改变而改变？这些问题是本节讨论的中心内容。

一、呼吸中枢与呼吸节律的形成

（一）呼吸中枢

在中枢神经系统内产生和调节呼吸运动的神经细胞（元）群，称为呼吸中枢。呼吸中枢分布于大脑皮质、脑干和脊髓等部位，各级呼吸中枢对呼吸运动的产生和调节起着不同的作用，它们之间协调配合，互相制约，对各种传入冲动进行整合，以此产生并调节着人类正常的呼吸运动。

1. 脊髓 支配呼吸肌的运动神经元位于脊髓前角，它们发出膈神经和肋间神经分别支配膈肌和肋间肌。动物实验中发现，在脊髓与延髓之间横切动物的脑干，使其只保留脊髓时，动物的呼吸立即停止。这说明脊髓不能产生节律性的呼吸运动，它只是联系脑和呼吸肌的中继站和整合某些呼吸反射的初级中枢。当其神经元受到损害时，呼吸肌麻痹，呼吸运动停止。

2. 延髓 大量动物实验的资料表明，在延髓的网状结构中有控制呼吸运动的基本中枢。根据功能可分为吸气神经元和呼气神经元，主要集中在腹侧和背侧两组神经核团内，其轴突纤维下行支配脊髓前角的呼吸肌运动神经元。动物实验中发现，在延髓和脑桥之间横切动物的脑干，使其保留延髓和脊髓时，动物仍可存在节律性呼吸运动，但呼吸节律不规则，呈喘息样呼吸，这说明延髓是产生节律性呼吸运动的基本中枢。但正常呼吸节律的形成，仍依赖于上位呼吸中枢的作用。

3. 脑桥 在动物的脑桥和中脑之间横切，呼吸运动无明显变化，呼吸节律保持正常。这说明高位脑中枢对节律性呼吸运动的产生不是必需的。在脑桥前部有调节呼吸节律的中枢，称呼吸调整中枢，其作用是限制吸气，促使吸气向呼气转换。目前认为，正常呼吸节律是脑桥和延髓呼吸中枢共同活动形成的。

4. 大脑皮质 大脑皮质可随意控制呼吸，人在一定范围内可以有意识地暂时屏气或随意控制呼吸运动的深度与频率，也可由条件反射或情绪改变而引起呼吸运动变化，这些都是在大脑皮质的控制下进行的。

（二）呼吸节律的形成

呼吸节律是怎样形成的，其机制尚未阐明。目前被大多数人接受的是 20 世纪 70 年代提出的中枢吸气活动发生器与吸气切断机制假说。此假说认为，延髓内有一个中枢吸气活动发生器，引发吸气神经元呈自发性兴奋，其冲动沿轴突传至脊髓吸气运动神经元，吸气肌收缩引起吸气。与此同时，通过兴奋吸气切断机制，以负反馈形式终止中枢吸气活动发生器的作用，使吸气停止，转为呼气。此假说解释了平静呼吸时，吸气向呼气转换的可能。但是，关于中枢吸气活动发生器自发兴奋的机制、呼气是如何向吸气转化的等，所知甚少，有待于进一步的研究。

二、呼吸运动的反射性调节

呼吸节律虽然产生于脑，但其活动可通过接受各种感受器的传入冲动，反射性的调节呼吸运动，使呼吸的深度和频率发生改变。

（一）化学感受性反射

动脉血或脑脊液中的 PO_2、PCO_2 及 H^+ 浓度的改变，可通过刺激化学感受器反射性地调节呼吸运动的频率和深度，从而维持内环境中这些因素的相对稳定。

1. 化学感受器 参与呼吸运动调节的化学感受器，按其所在部位的不同分为中枢化学感受器和外周化学感受器。

（1）中枢化学感受器 位于延髓腹外侧浅表部位，可感受脑脊液和局部细胞外液中 CO_2 和 H^+ 浓度的变化。血液中的 H^+ 不易通过血-脑脊液屏障，故血液中 H^+ 浓度的变化对中枢化学感受器的直接作用较小。但血液中的 CO_2 易于通过血-脑脊液屏障进入脑脊液，与水结合形成 H_2CO_3，H_2CO_3 进一步解离出 H^+，此 H^+ 可兴奋中枢化学感受器，进而兴奋延髓呼吸中枢。

（2）外周化学感受器 位于颈动脉体和主动脉体，可感受动脉血 PO_2、PCO_2 及 H^+ 浓度的变化。当动脉血 PO_2 降低、PCO_2 升高或 H^+ 浓度升高时，外周化学感受器受到刺激而兴奋，冲动分别沿窦神经（舌咽神经的分支）和迷走神经传入延髓，反射性地兴奋延髓呼吸中枢，引起呼吸加强。

2. CO_2、O_2 和 H^+ 对呼吸运动的调节

（1）CO_2 对呼吸的影响 CO_2 是调节呼吸运动最重要的因素。通过实验得知，动脉血中 PCO_2 过低时（如过度通气），可发生呼吸运动暂停。PCO_2 在一定范围内升高时（吸入气中 CO_2 含量在 2%～4%时），呼吸运动加深加快，肺通气量增加，使动脉血中 CO_2 可重新接近正常水平。PCO_2 过高时（吸入气 CO_2 含量超过 7%），由于肺泡通气量不能相应增加，造成 CO_2 在体内堆积，使中枢神经系统包括呼吸中枢的活动受抑制，出现呼吸困难、头痛、头昏，甚至晕厥等 CO_2 麻醉的现象。

CO_2 对呼吸运动的兴奋作用是通过刺激中枢化学感受器和外周化学感受器两条途径实现的，但以兴奋中枢化学感受器为主，因此，一定浓度的 CO_2 对维持呼吸中枢的兴奋性是必需的。

（2）O_2 对呼吸的影响 吸入气中 PO_2 降低时，可反射性引起呼吸加深加快，肺通气量增多。动脉血 PO_2 下降到 80 mmHg 以下时，肺通气量才出现可观察到的增加，因此，动脉血 PO_2 的变化对呼吸的调节作用不太大。只有患有某些严重的疾病，如肺心病、肺气肿等，患者才会出现低 O_2 和 CO_2 潴留，由于长期的 CO_2 潴留使中枢化学感受器对 CO_2 刺激产生适应，此时低 O_2 对外周化学感受器的刺激成为兴奋呼吸运动的主要刺激。

实验表明，摘除动物的颈动脉体后低 O_2 对呼吸的兴奋作用消失，说明低 O_2 对呼吸中枢的兴奋作用是通过刺激外周化学感受器而实现的。低 O_2 对呼吸中枢的直接作用是抑制，并且抑制作用随着低 O_2 程度的增加而加强。低 O_2 刺激外周化学感受器可兴奋呼吸中枢，在一定程度上可对抗低 O_2 对呼吸中枢的抑制作用，因此，缺氧程度不同，呼吸运动的形式不同。轻度缺 O_2 时，外周化学感受器的兴奋占优势，对呼吸中枢的抑制作用较弱，表现为呼吸运动加深加快，以便吸入更多的 O_2 来纠正机体缺 O_2；重度缺 O_2 时，对呼吸中枢的抑制作用要强于外周化学感受器的兴奋作用，则导致呼吸运动减弱甚至停止。

（3）H^+ 对呼吸的影响 动脉血 H^+ 浓度升高时，通过刺激外周化学感受器，兴奋呼吸中枢，引起呼吸运动加深加快，肺通气量增加；反之，呼吸运动抑制。中枢化学感受器对 H^+ 的敏感性较外周化学感受器的高，约为外周化学感受器的 25 倍，但由于血液中 H^+ 不易通过血-脑脊液屏障，限制了它对中枢化学感受器的作用。因此，血液中 H^+ 浓度变化对呼吸运动的调节作用主要是通过刺激外周化学感受器来实现的。

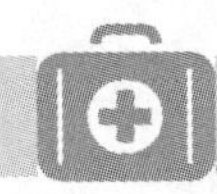

知识拓展

动脉血中 PCO_2 升高和 PO_2 降低都可以通过刺激化学感受器使呼吸中枢兴奋，但正常情况下是靠 CO_2 来兴奋呼吸中枢的。病理情况下，如严重肺心病、慢性支气管炎等，患者既有低 O_2 又有 CO_2 潴留，由于血中长期保持高浓度的 CO_2，呼吸中枢对 CO_2 刺激的敏感性已降低，此时低 O_2 通过刺激外周化学感受器使呼吸中枢兴奋成为调节呼吸运动的重要因素，因此这类患者不宜快速给 O_2，应采取低浓度持续给 O_2，以免突然解除低 O_2 的刺激作用，导致呼吸抑制。

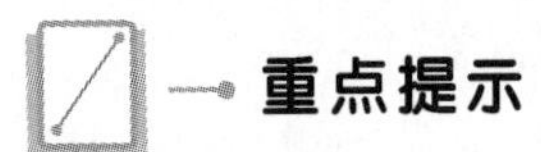

动脉血中 PCO_2 或 H^+ 浓度升高、PO_2 下降对呼吸运动的影响

（二）肺牵张反射

由肺扩张或缩小所引起的反射性呼吸变化称为肺牵张反射。肺牵张感受器主要分布在支气管和细支气管的平滑肌中，对牵拉刺激敏感，阈值低、适应慢。其反射过程：吸气时，当肺扩张到一定程度，肺牵张感受器兴奋，发放冲动增加，经迷走神经传入到达延髓，在延髓内通过一定的神经联系，促使吸气及时终止，转为呼气。可见，这一反射起着负反馈作用，其生理意义在于防止吸气过深过长，促进吸气转为呼气。它和脑桥的呼吸调整中枢共同调节呼吸的频率和幅度。切断实验动物的迷走神经后，可观察到其吸气延长、加深，呼吸变得深而慢。

（三）防御性呼吸反射

防御性呼吸反射是指当呼吸道黏膜受到刺激时，引起的一些对人体有保护作用的呼吸反射，主要有咳嗽反射和喷嚏反射。

1. 咳嗽反射　咳嗽是一种消除气道阻塞或异物的反射，其感受器位于喉、气管、支气管黏膜。传入冲动经迷走神经传至延髓，触发一系列反射效应。咳嗽时，先深吸气关闭声门，呼吸肌强烈收缩，肺内压急剧上升，然后突然打开声门，由于气压差极大，气体便以极快的速度从肺内冲出，呼吸道的异物或分泌物也随之排出。故咳嗽起到清洁呼吸道的作用。剧烈咳嗽时，因胸膜腔内压显著升高，可阻碍静脉血流，使静脉压和脑脊液压升高。

2. 喷嚏反射　喷嚏反射和咳嗽反射类似，不同的是，刺激作用于鼻腔黏膜感受器，传入神经是三叉神经，反射效应是腭垂下降，舌压向软腭，呼出气主要从鼻腔喷出，以清除鼻腔中的刺激物。

练习与思考

一、名词解释

1. 呼吸　2. 呼吸运动　3. 肺通气　4. 肺换气　5. 肺活量　6. 用力呼气量　7. 每分通

气量 8. 肺泡通气量 9. 肺牵张反射

二、单项选择题

1. 在正常情况下,呼吸中枢发出呼吸冲动,依赖于血液中哪种物质浓度变化的刺激?( )

A. 二氧化碳 B. 氧气 C. 一氧化氮 D. 碳酸氢根 E. 酸碱度

2. 人体内 PCO_2 最高的部位是( )。

A. 静脉血液 B. 毛细血管血液 C. 动脉血液
D. 组织液 E. 细胞内液

3. 影响肺内氧气与血红蛋白结合的最重要因素是( )。

A. 肺泡间质的厚度 B. 肺泡壁完整性 C. 血红蛋白浓度
D. 血流速度 E. 肺泡内氧气浓度

4. 评价肺通气功能,下列哪个指标较好?( )

A. 用力肺活量 B. 肺活量 C. 潮气量
D. 深吸气量 E. 深呼气量

5. 切断兔双侧迷走神经后,呼吸的改变是( )。

A. 呼吸幅度减小 B. 吸气时相延长 C. 呼吸频率加快
D. 呼吸节律不变 E. 血液 CO_2 张力暂时升高

6. 血液中 CO_2 的主要运输形式是( )。

A. 物理溶解 B. 形成碳酸氢盐 C. 与血浆蛋白结合
D. 与血红蛋白结合 E. 形成氨基甲酸血红蛋白

7. 血液 PCO_2 升高对呼吸的刺激主要通过( )。

A. 刺激颈动脉窦和主动脉弓感受器 B. 刺激外周化学感受器
C. 直接兴奋延髓呼吸中枢 D. 刺激颈动脉体和主动脉体感受器
E. 刺激中枢化学感受器

8. 肺通气的原动力是( )。

A. 胸膜腔内压的变化 B. 外界环境与肺内压之差
C. 呼吸肌舒缩引起的呼吸运动 D. 肺内压与大气压之差
E. 肺主动舒缩

9. 血氧饱和度是指( )。

A. 血氧容量占血氧含量的百分比 B. 血氧含量占血氧容量的百分比
C. 溶解氧量占血氧容量的百分比 D. 溶解氧量占血氧含量的百分比
E. 以上全错

10. 决定肺部气体交换的主要因素是( )。

A. 肺泡膜的面积 B. 气体相对分子质量的大小 C. 气体的溶解度
D. 气体的分压差 E. 肺泡膜的厚度

三、思考题

1. 胸膜腔内压形成的原因是什么?
2. 肺泡表面活性物质的生理功能是什么?
3. 动脉血中 PCO_2 或 H^+ 浓度升高、PO_2 下降对呼吸运动有何影响?其作用机制如何?

(龚艳红)

第六章　消化和吸收

学习目标

1. 掌握消化、吸收的概念；胃液、胰液、胆汁的成分及作用；三大营养物质的吸收形式、机制和途径。

2. 熟悉消化管平滑肌的生理特性；胃排空的概念及其影响因素。

3. 了解食物在各段消化管中的消化过程；神经调节、体液调节对消化器官活动的影响。

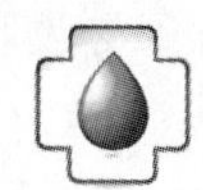

知识导航

- 消化和吸收
  - 概述
    - 消化和吸收的概念
    - 消化管平滑肌的生理特性
  - 口腔内的消化
    - 唾液的成分及其作用
    - 咀嚼与吞咽
  - 胃内的消化
    - 胃液的成分、作用及其分泌的调节
    - 胃的运动
  - 小肠内的消化
    - 胰液的成分及作用
    - 胆汁的成分及作用
    - 小肠液的成分及作用
    - 小肠的运动
  - 大肠的功能
    - 大肠液和大肠内细菌的作用
    - 大肠的运动
    - 排便反射
  - 吸收
    - 吸收的部位与机制
    - 主要营养物质的吸收
  - 消化器官活动的调节
    - 神经调节
    - 体液调节

第一节 概　　述

一、消化和吸收的概念

新陈代谢是生命活动最基本的特征，人体在新陈代谢过程中，不仅要从外界环境中摄取充足的氧气，还必须摄取足够的营养物质(包括蛋白质、脂肪、糖类、无机盐、维生素和水等)。食物是营养物质的来源，食物中的水、无机盐和大多数维生素可以直接被机体吸收利用，而蛋白质、脂肪、糖类属于结构复杂的大分子物质，这些物质必须在消化管内加工成易溶于水、结构简单的小分子物质，才能通过消化管黏膜进入血液循环。食物在消化管内被分解成可吸收的小分子物质的过程，称为消化(digestion)；消化管内的小分子物质经过消化管黏膜的上皮细胞进入血液和淋巴液的过程，称为吸收(absorption)。消化与吸收的过程相辅相成、紧密联系。而那些食物残渣，最终以排便活动排出体外。

食物的消化方式有两种。一种是机械性消化(mechanical digestion)，即通过口腔或消化管平滑肌的运动将食物磨碎，使其与消化液充分混合，并将食物不断向消化管远端推送的过程；另一种是化学性消化(chemical digestion)，指在消化液中各种消化酶的化学作用下，将食物中的大分子物质分解成可被吸收的小分子物质的过程。在整个消化过程中，两种消化方式同时进行、密切配合。

消化系统的主要功能就是对食物进行消化与吸收。此外，消化器官还能分泌多种胃肠激素，具有重要的内分泌功能及免疫功能。

二、消化管平滑肌的生理特性

在消化管中，除口腔、咽、食管上端和肛门外括约肌为骨骼肌外，其余部分的肌肉由平滑肌组成。消化管平滑肌属于内脏平滑肌，因平滑肌细胞之间存在着紧密连接，它们可进行同步性活动，即整体反应。消化管平滑肌与其他肌肉一样，也具有兴奋性、传导性、收缩性，但由于其结构、生物电活动和功能不同，又有其自身的特性。

(一) 消化管平滑肌的一般生理特性

1. 自动节律性　在适宜的环境中，离体的消化管平滑肌在无外来刺激的情况下能够自动产生节律性收缩，但相对于心肌而言，其收缩缓慢，节律性不规则。

2. 富有伸展性　消化管平滑肌能适应实际需要做很大的伸展。作为空腔脏器，这一特性具有重要的生理意义，它可使消化管特别是胃能容纳几倍于自己原始体积的食物，且压力不发生明显变化。

3. 兴奋性低，舒缩缓慢　相较于骨骼肌，消化管平滑肌的兴奋性低，其收缩的潜伏期、收缩期和舒张期时间比骨骼肌长得多，且变异性大。

4. 紧张性　消化管平滑肌长期处于一种微弱的持续收缩状态，称为紧张性。紧张性使消化管各部分(如胃、肠等)维持一定的形状和位置，并使消化管的管腔内维持一定的压力。消化管平滑肌的各种收缩活动都是在紧张性收缩的基础上发生的。

5. 对某些理化刺激敏感　消化管平滑肌对电刺激不敏感，用单个电刺激作用于平滑肌往往不引起收缩，但对机械牵张、温度和化学刺激特别敏感。如轻度的突然拉长、温度改变可引起消化管平滑肌的强烈收缩；微量的乙酰胆碱可使其强烈收缩，而微量的肾上腺素则使消化管平滑肌明显的舒张。

（二）消化管平滑肌的电生理特性

无论骨骼肌、心肌还是消化管平滑肌的收缩活动，都是发生在电位变化的基础上。但是，平滑肌电活动比骨骼肌和心肌复杂得多，其电生理变化可分为三种，即静息电位、慢波电位、动作电位（图 6-1）。

1. 静息电位　消化管平滑肌的静息电位很不稳定，波动较大，其测定值为－60～－50 mV，其形成机制主要为 K^+ 外流，并且 Na^+、Ca^{2+}、Cl^- 以及钠泵的活动也参与静息电位的形成，钠泵活动的强弱可改变静息电位的大小。

2. 慢波电位　无论消化管平滑肌细胞收缩与否，均可记录到一种缓慢的、节律性的低振幅的去极波，称为慢波（slow wave）电位或基本电节律（basic electrical rhythm，BER）。波幅一般为 5～15 mV，持续数秒到十几秒，其发生频率随不同的部位而异。慢波电位是肌源性的，起源于纵行肌，以电紧张形式扩布到环行肌，它本身不能引起平滑肌的收缩，但其产生的去极化可使膜电位达到阈电位水平，从而触发动作电位。

3. 动作电位　消化管平滑肌的动作电位是在慢波电位的基础上发生的，Ca^{2+} 内流是产生的主要机制。由于平滑肌动作电位发生时 Ca^{2+} 内流的速度足以引起平滑肌的收缩，因此，锋电位与收缩之间存在很好的相关性，每个慢波上所出现动作电位的数目，可作为平滑肌收缩力大小的指标。

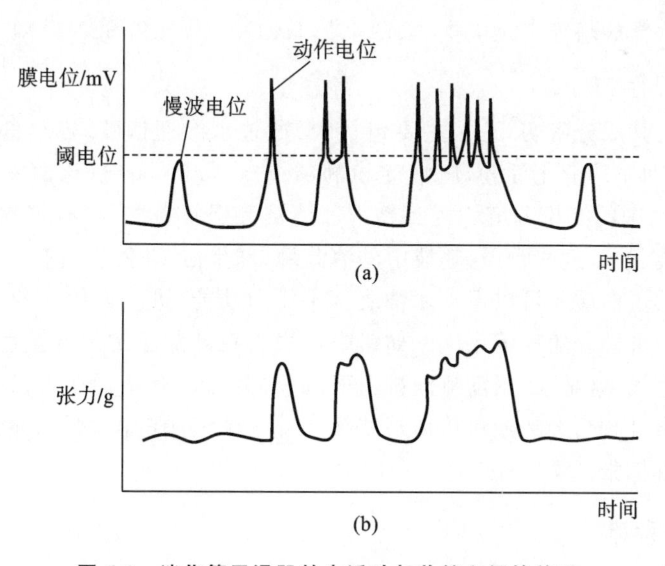

图 6-1　消化管平滑肌的电活动与收缩之间的关系

注：(a)消化管平滑肌细胞内记录的慢波电位和动作电位；
(b)同步记录的肌肉收缩曲线，显示慢波不能引起肌肉收缩。

可见，消化管平滑肌的静息电位、慢波电位和动作电位三者密切相关，慢波电位是平滑肌活动的起步电位，其在静息电位的基础上产生，控制着收缩节律，并能决定肌肉收缩的频率、传播速度和方向;动作电位在慢波电位的基础上发生,动作电位产生后引发平滑肌的收缩,收缩的肌张力大小与动作电位的数目有关。

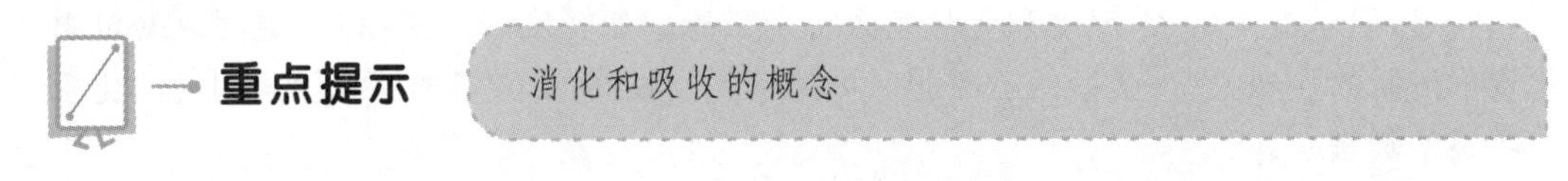

第二节　口腔内的消化

食物的消化自口腔开始,虽然食物在口腔内停留的时间很短暂,但通过口腔的消化液及口腔的运动已经开始对食物进行化学性消化和机械性消化,同时,食物对口腔的刺激还能反射性地引起其他消化器官的活动增强,为食物进一步被消化和吸收做好准备,因此,口腔内的消化仍具有一定的意义。

一、唾液的成分及其作用

(一) 唾液的性质和成分

唾液是口腔内的消化液,无色、无味、近中性,pH 值为 6.6～7.7。其为三大唾液腺(腮腺、颌下腺和舌下腺)及许多散在分布于口腔黏膜的小唾液腺共同分泌的混合液。正常人唾液的每日分泌量为 1.0～1.5 L。唾液中的水占 99%,还有少量的有机物(黏蛋白、球蛋白、唾液淀粉酶、溶菌酶、激肽释放酶等)、无机物(Na^+、K^+、HCO_3^-、Cl^-、和 SCN^- 等)等。

(二) 唾液的作用

唾液的作用与其成分密切相关,主要包括:①通过水湿润口腔、溶解食物,有利于引起味觉,便于咀嚼和吞咽。②消化淀粉,唾液淀粉酶(salivary amylase)(该酶发挥活性的最适 pH 值为 7.0)可将食物中的淀粉分解为麦芽糖。③清洁和保护口腔,当有害物质进入口腔时,唾液的分泌可以冲淡、中和这些物质;唾液中的溶菌酶、球蛋白、乳铁蛋白有杀菌、抑菌作用;且唾液中富含脯氨酸的蛋白质还可以保护牙釉质。④排泄功能,进入人体内的某些物质及微生物(如铅、汞、病毒等)可部分随唾液排出。如铅中毒患者在牙龈上常出现蓝色线,汞中毒患者在牙龈上常出现棕色线,这是汞、铅随唾液排出而沉积的结果,有些毒性很强的微生物如狂犬病毒也可从唾液排出,因此,经唾液可传播某些疾病。⑤唾液中的激肽释放酶参与激肽的合成,后者可使局部血管扩张。

二、咀嚼与吞咽

口腔内的机械性消化通过咀嚼和吞咽完成。

1. 咀嚼　咀嚼(mastication)是由咀嚼肌群协调、有序地舒缩完成的复杂的反射活动,它受大脑意识控制。咀嚼的作用是通过牙将食物切割、磨碎;在舌的帮助下,使食物与唾液充分混合形成食团以利于吞咽;并使食物与唾液淀粉酶充分接触,有助于化学性消化。此外,咀嚼还能加强食物对口腔内各种感受器的刺激,反射性地引起胃液、胰液、胆汁的分泌,为随后的消化过程准备了有利的条件。

2. 吞咽　吞咽(swallow)是口腔内的食团经咽、食管进入胃的过程，是一种复杂的神经反射性动作。根据食团通过的部位，可将吞咽过程分为连续的三个阶段。

(1) 第一阶段　食团由口腔至咽。此期是在大脑皮质控制下的随意运动，通过舌肌和下颌舌骨肌的顺序收缩，将食团推向软腭到达咽部。此阶段主要依靠舌的翻卷活动将食团由舌背推送至咽。

(2) 第二阶段　食团由咽进入食管上端。当软腭部的感受器受到食团刺激时，反射性地引起咽部肌群的有序收缩，使软腭、腭垂上抬，咽后壁向前凸，封闭鼻咽通路；声带内收，喉头上移并向前紧贴会厌，封闭咽与气管的通道，呼吸暂停，防止食物进入呼吸道。因喉头上移，咽部上口张开，使咽与食管的通道开放，食团从咽进入食管。

(3) 第三阶段　食团经食管下行至胃。当食团刺激软腭、咽及食管等处的感受器时，引起食管发生反射性蠕动(peristalsis)。蠕动是消化管平滑肌共有的一种运动形式，由食管平滑肌的顺序性收缩产生，表现为食团上端的环行肌收缩形成收缩波，食团下端的纵行肌舒张形成舒张波，食团被推入舒张部分，并且收缩波与舒张波顺序地向食管下端推进，因蠕动波依次下行，结果使食团沿食管不断下行，被推送入胃(图 6-2)。同时，食团对食管壁的刺激，反射性地引起食管-胃括约肌的舒张，使食团顺利进入胃中。

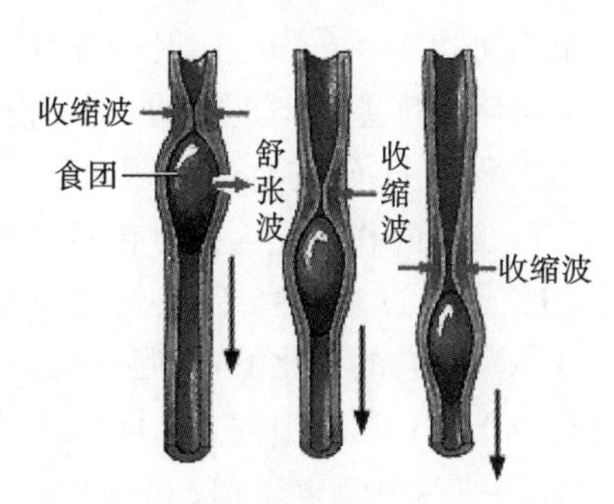

图 6-2　食管蠕动示意图

重点提示　蠕动是消化管平滑肌共有的运动形式

可见，吞咽是一系列顺序发生的反射活动过程，反射的基本中枢位于延髓，其传入纤维在第Ⅴ、Ⅸ、Ⅹ对脑神经中，支配舌咽部肌肉的传出纤维在第Ⅴ、Ⅸ、Ⅻ对脑神经中，支配食管的传出纤维在第Ⅹ对脑神经中。当昏迷、深度麻醉及患某些神经系统疾病时，由于吞咽反射障碍，容易造成口腔、上呼吸道分泌物或食物误入气管。

第三节　胃内的消化

胃是消化管中最膨大的部分，一般成人的胃可容纳 1.0～2.0 L 的食物。胃可暂时储存食物，对食物进行初步的消化。胃通过其运动实现对食物的机械性消化，并与胃液充分混合，形成食糜；通过胃液的作用实现胃内的化学性消化，可将食物中的蛋白质初步分解。此后，胃内容物将逐渐少量、分批地排入十二指肠。

一、胃液的成分、作用

食物在胃内的化学性消化是通过胃液作用实现的。胃液主要由胃黏膜的细胞分泌，胃黏膜是一个复杂的分泌器官，含有两类分泌细胞。一类是外分泌细胞，包括贲门腺、泌酸腺（位于胃底和胃体）和幽门腺；另一类是内分泌细胞，它们散在分布于胃黏膜中，如分泌生长抑素的"D"细胞、分泌促胃液素的"G"细胞等。

1. 胃液的性质和成分 胃液是由胃黏膜的外分泌细胞分泌的混合液。纯净的胃液为无色、酸性的液体，pH 值为 0.9～1.5，正常成年人每日分泌量为 1.5～2.5 L。胃液中除水外，其主要成分有盐酸、胃蛋白酶原、黏液和内因子。

（1）盐酸 盐酸由泌酸腺的壁细胞分泌。一般所称的胃酸即指盐酸。胃液中的 H^+ 浓度最高可达 150 mmol/L，比血浆中的 H^+ 浓度高 300 万～400 万倍。可见，壁细胞分泌 H^+ 是逆着巨大浓度差主动进行的，需要消耗能量。一般认为，壁细胞分泌的 H^+ 来源于细胞内氧化还原过程中 H_2O 的电离。现已证明，H^+ 的分泌依靠壁细胞顶膜上的质子泵（H^+-K^+ 依赖式 ATP 酶）的作用，经主动转运入小管腔内。当 H^+ 被分泌后，细胞内 OH^- 须被中和，否则 OH^- 聚集过多，将会使细胞内偏碱，产生毒性反应。而壁细胞的胞质中含有丰富的碳酸酐酶（CA），在它的催化下，细胞代谢产生的 CO_2 以及由血液扩散入细胞的 CO_2，迅速与 H_2O 结合形成 H_2CO_3，其中的 H^+ 即用来中和因 H^+ 的分泌而留在细胞内的 OH^-，壁细胞内不会因 OH^- 的蓄积而导致 pH 值升高。随着 H^+ 的分泌，壁细胞胞质中的 HCO_3^- 有升高的趋势，而在壁细胞的底侧膜 HCO_3^- 与 Cl^- 交换进入血液。因此，餐后大量胃酸分泌的同时，血液和尿液的 pH 值往往升高，出现"餐后碱潮"。与 HCO_3^- 交换而进入壁细胞的 Cl^- 通过膜上特异性的 Cl^- 通道进入小管腔，与 H^+ 结合形成 HCl（图 6-3）。

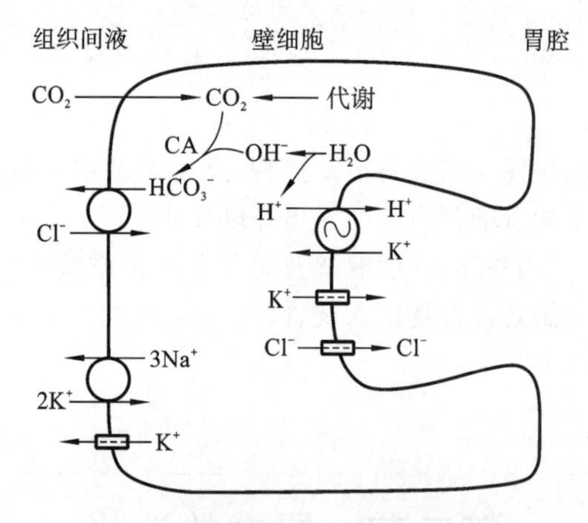

图 6-3 壁细胞分泌盐酸的基本过程

（2）胃蛋白酶原 胃蛋白酶原（pepsinogen）由泌酸腺的主细胞合成、分泌。胃蛋白酶原本身无生物学活性，入胃后，在盐酸的作用下，它被水解掉一段小分子的肽链，转变为有活性的胃蛋白酶。胃蛋白酶本身又可对胃蛋白酶原起激活作用，形成局部正反馈。

（3）黏液 黏液的主要成分为糖蛋白，由胃黏膜表面上皮细胞、泌酸腺的颈黏液细胞、贲门腺和幽门腺分泌。贲门腺、泌酸腺和幽门腺分泌的黏液存在于胃液中，为可溶性黏液，空腹时很少分泌，由食物刺激其分泌。表面上皮细胞分泌的黏液呈胶冻状，有人称之为不溶性黏液，覆盖于胃黏膜表面，它的分泌是持续性的，当胃酸分泌增多时，其分泌速度也加快。

(4) 内因子　内因子(intrinsic factor)是一种相对分子质量约为 60 000 的糖蛋白，由泌酸腺的壁细胞分泌。

2. 胃液的作用

(1) 盐酸的生理作用　①激活胃蛋白酶原，使其变成有活性的胃蛋白酶，并为胃蛋白酶发挥作用提供适宜的酸性环境；②使蛋白质变性易于水解；③杀灭随食物进入胃的细菌；④盐酸随食糜排入小肠，可间接引起胰液、胆汁和小肠液的分泌；⑤盐酸造成的酸性环境，有助于小肠内钙、铁的吸收。

可见，盐酸对人体消化功能非常重要，临床上对于胃液分泌障碍所引起的消化不良患者，给予胃蛋白酶治疗，同时给予稀盐酸就是这个道理；但盐酸分泌过多对胃和十二指肠黏膜有侵蚀作用，是溃疡病发病的原因之一。

(2) 胃蛋白酶的生理作用　胃蛋白酶能将食物中的蛋白质水解成胨、胨、少量的多肽和氨基酸。胃蛋白酶作用的最适 pH 值为 2.0～3.5，随着 pH 值升高，胃蛋白酶的活性逐步降低，当 pH 值大于 5 时，将发生不可逆的变性，因此，胃蛋白酶进入小肠后，将失去水解蛋白质的能力。

(3) 黏液的生理作用　胃黏液具有较强的黏滞性，其黏滞度为水的 30～260 倍。黏液形成厚约 500 μm 的凝胶层覆盖于胃黏膜表面，起润滑食物和保护胃黏膜的作用。黏液还能与表面上皮细胞分泌的 HCO_3^- 一起，共同构成黏液-碳酸氢盐屏障(图 6-4)。当胃腔内的 H^+ 向胃黏膜上皮细胞扩散时，因需经过黏稠度较高的黏液层，其移动速度大为减慢；同时还不断与 HCO_3^- 相遇而发生中和，出现胃黏液层内的 pH 值梯度。一般近胃腔侧 pH 值约为 2.0，而近胃黏膜上皮细胞侧 pH 值约为 7.0；胃黏膜表面的中性或偏碱性环境可避免 H^+ 对胃黏膜的直接侵蚀，使胃蛋白酶失去活性，从而有效防止盐酸和胃蛋白酶对胃黏膜的侵蚀，在胃黏膜保护中有很重要的作用。

(4) 内因子的生理作用　内因子的作用是通过两个活性部位实现的。一个活性部位可与维生素 B_{12} 结合成复合物，保护维生素 B_{12} 免遭肠内水解酶的破坏；内因子的另一活性部位与回肠黏膜上皮细胞的受体结合，促进维生素 B_{12} 的吸收。如果内因子分泌不足，将引起维生素 B_{12} 的吸收障碍，影响红细胞的成熟而出现巨幼细胞性贫血。

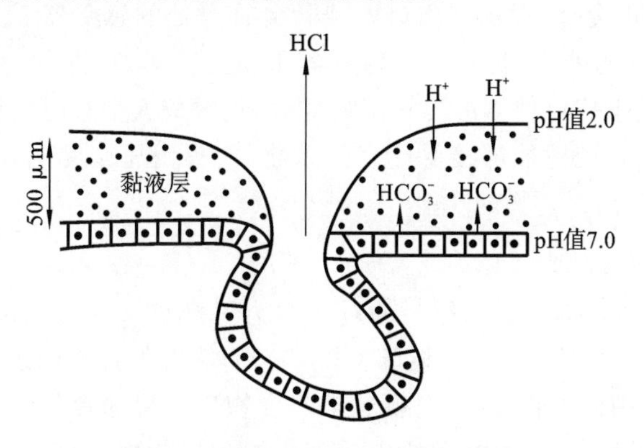

图 6-4　黏液-碳酸氢盐屏障示意图

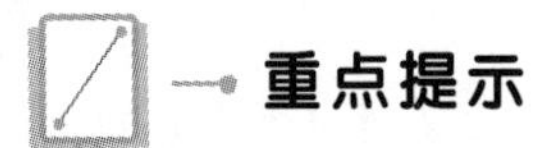

胃液的成分及其生理作用

知识链接

应用生理

胃窦被切除的患者，由于对固体食物的潴留、研磨作用消失，会引起固体食物进入十二指肠过多过快，加重小肠的负担，而且由于食物在短时间内大量进入空肠，导致消化液大量分泌，有时可在进食后出现饱胀、恶心、心慌、出汗、面色苍白等症状。

二、胃的运动

食物在胃内的机械性消化通过胃的运动实现的。尤其进食后的消化期，胃的运动变得活跃。

（一）胃的运动形式

1. 蠕动 空腹时基本见不到胃的蠕动，食物进入胃约 5 min 便引起明显的蠕动。胃的蠕动起始于胃中部并向幽门方向推进。其蠕动频率约为每分钟 3 次，一个蠕动波约需 1 min 到达幽门，故通常是一波未平，一波又起。蠕动波开始时较弱，在传播途中波幅加强，传播速度也加快，一直传到幽门，将 1～2 mL 食糜排入十二指肠，常把这种作用称为幽门泵。然而，并不是每一个蠕动波都能到达幽门部，有些蠕动波到胃窦后即消失。一旦收缩波超越胃内容物，并到达胃窦终末时，由于胃窦终末部的有力收缩，部分胃内容物会被反向推回到近侧胃窦和胃体。食糜的这种后退，非常有利于食物和消化液的混合，还可机械地磨碎块状固体食物。

由此可知，蠕动的主要生理意义有：①研磨进入胃内的食团，使其与胃液充分混合，形成食糜，有利于化学性消化；②将食糜逐步从胃体推向幽门部，并以一定的速度送入十二指肠。

2. 紧张性收缩 胃壁平滑肌经常处于轻度的收缩状态称为紧张性收缩（tonic contraction）。其对于维持胃的形态和位置具有重要意义。在消化过程中，这种收缩逐渐增强，胃内压升高，有利于胃液渗入食糜中。紧张性收缩是胃其他运动形式有效进行的基础，头区的紧张性收缩在进食后有所加强，可协助将食糜向十二指肠推送。

3. 容受性舒张 进食时，食物刺激口腔、咽、食管等处的感受器后，可通过迷走神经反射性地引起胃底和胃体的平滑肌舒张，使胃容积增大，称为胃的容受性舒张（receptive relaxation）。这一运动形式可使胃的容积明显增大，正常成人空腹时的胃容量仅约 0.05 L，进餐后可达 1.0～2.0 L，这使胃能够接受更多的食物，而胃内压则无明显升高。其生理意义是使胃更好地完成容纳和储存食物的功能。

（二）胃排空及其控制

1. 胃排空 食糜由胃排入十二指肠的过程称为胃排空（gastric emptying）。食物进入胃后，5 min 左右即有少量食糜排入十二指肠。胃排空的速度与食物的理化组成有关。通常，稀的、流体食物比稠的或固体食物排空快；颗粒小的食物比大块的食物排空快；等渗液体比非等渗液体排空快。在三种营养物质中，胃排空速度由快到慢依次为糖类、蛋白质、脂肪。对于混合食物，由胃完全排空一般需要 4～6 h。

2. 胃排空的调节 胃运动的增强、减弱受神经和体液因素的调节。

(1) 胃内的食物促进胃排空 胃与十二指肠间的压力差是胃排空的主要动力。胃运动加强时，胃内压力增大，促进胃排空。例如，食物对胃的扩张，刺激胃壁的牵张感受器，可通过迷走-迷走反射和壁内神经丛反射，引起胃运动的加强。迷走-迷走反射是由迷走神经中的传入纤维将冲动传至中枢，经过迷走神经中的传出纤维兴奋，引起胃的紧张性收缩和蠕动增强。壁内神经丛反射是指当胃黏膜感受器受刺激时，通过壁内神经丛内的感觉神经元将信号直接或间接传递给运动神经元，最终引起胃运动加强。另外，食物的化学和扩张刺激还可直接或间接地刺激胃窦黏膜中的G细胞释放促胃液素（胃蛋白酶），胃蛋白酶可使胃的运动加强。

（2）食物进入十二指肠后抑制胃排空　食糜中的酸、脂肪、蛋白质消化产物、高渗及扩张刺激，可兴奋十二指肠壁上的相应感受器，反射性地抑制胃的运动，使胃排空减慢。此反射称为肠-胃反射，其传出冲动是通过迷走神经、壁内神经丛和交感神经等几条途径传到胃的。肠-胃反射对酸的刺激特别敏感，当十二指肠内pH值降到3.5～4.0时，反射性抑制幽门泵的活动，从而阻止酸性食糜进入十二指肠。食糜中的酸和脂肪还可刺激十二指肠黏膜释放促胰液素、抑胃肽、胆囊收缩素等肠胃激素，它们经血液循环到达胃后，也可以抑制胃的运动。这些激素统称为肠抑胃素。

食糜进入十二指肠后，通过肠-胃反射和肠抑胃素的作用，抑制了胃的运动，使胃排空暂停。随着胃酸被中和，食糜被推进至十二指肠远端并被消化吸收，食糜对胃的抑制即逐渐消失，胃运动又加强，再推送少量食糜进入十二指肠。可见，胃排空是在神经和体液因素的调节下间断进行的，使胃内食糜的排空能很好地适应十二指肠内消化和吸收的速度。

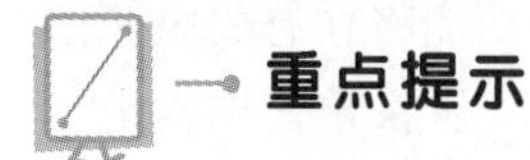

胃排空的概念

（三）呕吐

呕吐（vomiting）是将胃及部分肠内容物经口腔强力驱出的一种反射性动作。当舌根、咽部、胃、小肠、大肠、胆总管、泌尿生殖系统等部位的感受器受到机械、化学刺激作用时，可引起呕吐，视觉和内耳前庭的位置觉感受器受到刺激，也可引起呕吐。

呕吐前常有恶心、流涎、心跳加快和呼吸急促等表现。呕吐时，先深吸气，接着声门和鼻咽通路关闭，膈肌、腹肌强烈收缩，胃、食管下端舒张，挤压胃内容物通过食管从口腔驱出。同时，十二指肠和空肠上端的运动也变得强烈起来，蠕动增快，并可转为痉挛。由于胃舒张而十二指肠收缩，十二指肠内压大于胃内压，使十二指肠内容物反流入胃内，故呕吐物内常混有小肠液和胆汁。

呕吐是一种复杂的反射活动。感觉冲动由迷走神经、交感神经、舌咽神经传入延髓的呕吐中枢。传出冲动则沿迷走神经、交感神经、膈神经和脊神经传至胃、小肠、膈肌和腹壁肌等处。呕吐中枢位于延髓网状结构的背外侧，颅内压增高（脑水肿、脑瘤等情况）可直接刺激呕吐中枢引起呕吐。呕吐中枢与呼吸中枢、心血管中枢等均有密切的联系，因而在呕吐时常产生呼吸急促、心跳加快以及恶心、流涎等复杂的反应。

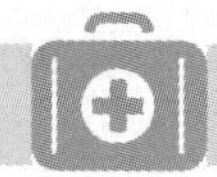

知识拓展

呕吐是一种防御性反射，它可把胃内有害的物质排出，以免对人体造成损害。临床上常刺激舌根和咽部或使用药物进行催吐，以此来抢救食物中毒患者，达到排出毒物的目的。但长期剧烈的呕吐会影响进食和正常的消化活动，造成大量消化液丢失，引起体内水、电解质和酸碱平衡的紊乱，须及时治疗。

第四节　小肠内的消化

小肠内的消化是整个消化过程中最重要的阶段。食物经口腔、胃的初步消化后，进入十二指肠，意味着小肠内消化的开始。食糜在小肠内一般停留 3～8 h，通过小肠内多种消化液(胰液、胆汁、小肠液)完整的化学性消化和小肠运动实现的机械性消化，使营养物质充分分解，成为可以被吸收的小分子物质。经小肠作用后，消化过程基本完成。而那些未被消化的食物残渣被推送到大肠，形成粪便排出体外。

一、胰液的成分及作用

(一) 胰液的性质和成分

胰腺是兼有外分泌和内分泌功能的腺体。胰腺内分泌部分(胰岛)的功能将在有关内分泌的章节中讨论。胰液由胰腺的腺泡细胞和小导管的管壁上皮细胞分泌，经胰腺导管排入十二指肠。胰液的消化力很强，在食物消化中具有非常重要的作用。

胰液是由胰腺分泌的一种无色、无味的碱性液体，pH 值为 7.8～8.4。成人每日分泌量为 1～2 L，渗透压与血浆相等。除含有大量水分外，胰液中还含有多种消化酶，主要有胰淀粉酶、胰蛋白酶原、糜蛋白酶原、胰脂肪酶、羧基肽酶、核糖核酸酶和脱氧核糖核酸酶等。此外，胰液中还含有一些无机物(HCO_3^-、Na^+、K^+、Cl^-等)。

(二) 胰液的作用

1. 碳酸氢盐　胰腺内小导管的管壁上皮细胞可分泌水、HCO_3^-、Na^+、K^+、Cl^-等。其中 HCO_3^- 的浓度随分泌率的增加而增加，最高可达 140 mmol/L。胰液中 HCO_3^- 的主要作用：中和进入十二指肠的盐酸，保护小肠黏膜免受盐酸的侵蚀；为小肠内的多种消化酶活动提供最适的 pH 值环境(pH 值为 7.0～8.0)。

2. 胰蛋白酶原和糜蛋白酶原　在胰液中，胰蛋白酶原(trypsinogen)和糜蛋白酶原以不具有活性的酶原形式存在，所以通常不会消化胰腺组织本身。当其随胰液进入十二指肠后，在小肠液中的肠致活酶(enterokinase)作用下，胰蛋白酶原迅速被激活，成为有活性的胰蛋白酶(trypsin)。此外，胃酸、胰蛋白酶本身以及组织液也能使胰蛋白酶原激活。胰蛋白酶又可进一步激活糜蛋白酶原，使之转变为糜蛋白酶(chymotrypsin)。

胰蛋白酶和糜蛋白酶作用相似，都能将蛋白质水解为际和胨，两者同时作用时，可将蛋白质水解为小分子多肽和氨基酸。

3. 胰淀粉酶　胰淀粉酶(pancreatic amylase)对生、熟淀粉的水解效率都很高，在小肠内，淀粉与胰液接触约 10 min 就能全部水解，消化产物为糊精、麦芽糖和麦芽寡糖。胰淀粉酶作用的最适 pH 值为 6.7～7.0。

4. 胰脂肪酶　胰脂肪酶(pancreatic lipase)是消化脂肪的主要消化酶，可将甘油三酯分解为甘油一酯、甘油和脂肪酸。它发挥作用的最适 pH 值为 7.5～8.5。若胰脂肪酶缺乏，会引起脂肪消化不良。但是，目前认为胰脂肪酶只有在胰腺分泌的辅脂酶存在的条件下才能发挥作用。胰液中还有胆固醇酯酶和磷脂酶，能分别水解胆固醇和磷脂。

胰液中的核糖核酸酶、脱氧核糖核酸酶、羧基肽酶等，它们分别水解核糖核酸、脱氧核糖核酸、含有羧基末端的多肽等。

胰液中含有水解三大营养物质的消化酶，是所有消化液中消化力最强、最重要的消化液。如果胰液分泌障碍，会造成食物消化不良，特别是蛋白质和脂肪的消化、吸收障碍。此时由于大量的蛋白质和脂肪随粪便排出，产生胰性腹泻。脂肪吸收障碍还可影响脂溶性维生素的吸收。但胰液缺乏时，淀粉的消化一般不受影响。

二、胆汁的成分及作用

胆汁(bile)由肝细胞分泌。肝细胞分泌的胆汁经肝管、胆总管排入十二指肠，或由肝管转入胆囊管而储存于胆囊。在非消化期，肝胆汁大部分进入胆囊储存；在消化期，胆汁可直接由肝脏以及胆囊排入十二指肠。从肝细胞刚分泌出来的胆汁称肝胆汁，储存于胆囊内的胆汁称胆囊胆汁。

（一）胆汁的性质和成分

胆汁是一种味苦、较黏稠的液体，肝胆汁为金黄色，pH 值为 7.4；胆囊胆汁呈深棕色，pH 值为 6.8。成人每日分泌胆汁 0.8～1.0 L，胆汁的成分复杂，除水外，还有胆盐、胆固醇、卵磷脂、脂肪酸、黏蛋白、胆色素和无机盐，但胆汁中无消化酶。在正常情况下，胆汁中的胆盐(或胆汁酸)、胆固醇和卵磷脂保持适当的比例是维持胆固醇呈溶解状态的必要条件。当胆固醇分泌过多，或胆盐、卵磷脂合成减少时，胆固醇就容易沉积下来，形成结石。

（二）胆汁的作用

胆汁中虽然不含消化酶，但它对脂肪的消化和吸收具有重要意义。所以，胆汁是一种重要的消化液。

1. 乳化脂肪　胆汁中的胆盐、胆固醇和卵磷脂等都可作为乳化剂，降低脂肪的表面张力。它使脂肪乳化成微滴，分散在肠腔内，这就增加了胰脂肪酶对脂肪的作用面积，促进脂肪的分解，利于脂肪的消化。

2. 促进脂肪吸收　胆盐可与脂肪酸、甘油一酯、胆固醇等形成水溶性复合物(混合微胶粒)，将不溶于水的甘油一酯、长链脂肪酸等脂肪分解产物运送到肠黏膜表面，促进它们的吸收。

3. 促进脂溶性维生素的吸收　胆汁促进脂肪分解产物吸收的同时，也促进了脂溶性维生素(维生素 A、D、E、K)的吸收。

4. 利胆作用　胆盐由肝细胞分泌，经胆总管排入十二指肠后，大部分由回肠重吸收入血，经门静脉运送到肝，称为胆盐的肠-肝循环(图 6-5)。胆盐通过肠-肝循环到达肝细胞后，刺激肝细胞合成、分泌胆汁，这种作用称为胆盐的利胆作用。胆结石阻塞或肿瘤压迫胆管，可引起胆汁排放困难，因而影响脂肪的消化、吸收及脂溶性维生素的吸收，

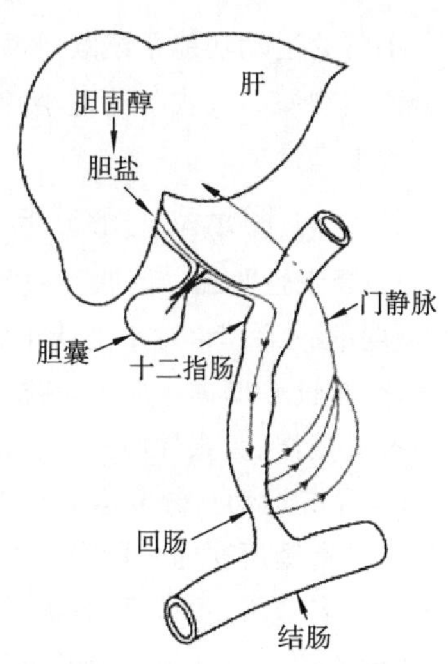

图 6-5　胆盐的肠-肝循环示意图

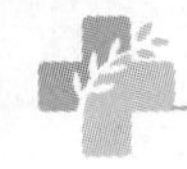

同时由于胆管内压力升高，一部分胆汁进入血液可发生黄疸。

(三) 胆囊的功能

胆囊有两方面的功能。①储存和浓缩胆汁：在非消化期，因壶腹括约肌收缩、胆囊舒张，肝胆汁经胆囊管流入胆囊内储存，其中的水分和无机盐类可被胆囊黏膜吸收，从而使胆汁浓缩4～10倍。②调节胆管内压和排放胆汁：胆囊的舒缩可调节胆管内的压力，当壶腹括约肌收缩时，胆囊舒张，肝胆汁流入胆囊；而胆囊收缩使胆管内压升高时，壶腹括约肌松弛，胆囊胆汁排入十二指肠。正是由于肝胆汁可以直接流入小肠，胆囊切除术后，对小肠的消化、吸收并无明显影响。

三、小肠液的成分及作用

小肠液是由十二指肠腺和肠腺分泌。十二指肠腺又称布伦纳腺(Brunner's gland)，分布于十二指肠的黏膜下层，分泌碱性液体，因内含黏蛋白，故黏稠度高。肠腺又称李氏腺，分布于全部小肠的黏膜层内，其分泌液是小肠液的主要组成部分。小肠液是一种弱碱性液体，pH值约为7.6，渗透压接近于血浆。成人每日分泌量可达1～3 L，其主要成分包括水分、无机盐、黏蛋白和肠致活酶等。小肠液中还常混有脱落的肠上皮细胞、白细胞，以及由肠上皮细胞分泌的免疫球蛋白。小肠液的主要生理作用有：①润滑、保护十二指肠黏膜，中和进入十二指肠的胃酸，避免小肠黏膜受胃酸的侵蚀；②肠致活酶可激活胰蛋白酶原，从而间接促进蛋白质的消化；③稀释消化产物，使其渗透压降低，有利于消化、吸收。

据研究，在肠上皮细胞内还含有多种消化酶，如肽酶(多肽酶、二肽酶、三肽酶)、麦芽糖酶和蔗糖酶。但现在认为，这些酶对小肠内的消化并不起作用。而是当营养物质被吸收入小肠上皮细胞后，它们才对消化不完全的产物进一步彻底消化。

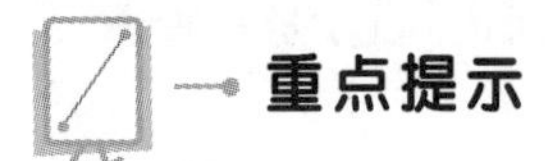

小肠中复杂的消化液组成及其生理作用

四、小肠的运动

小肠的运动功能是继续研磨食糜，使食糜与小肠内消化液混合，并与肠黏膜广泛接触，以利于营养物质的吸收。通过小肠的运动实现了对食物的机械性消化，同时将食糜从小肠上段向下段推进。

(一) 小肠运动的形式与意义

1. 紧张性收缩 紧张性收缩是小肠进行其他各种运动的基础，表现为小肠平滑肌的持续、微弱的收缩。它对于维持小肠的位置和形态、促进小肠内消化液渗入食物内部以促进化学性消化、帮助食糜向小肠的远端推送有重要意义。紧张性收缩减弱时，肠管扩张，肠内容物混合与推进减慢；紧张性收缩增强时，有利于小肠内容物的混合与推进。

2. 分节运动 分节运动是以小肠壁环行肌舒缩为主的节律性运动，小肠的分节运动尤其明显。在食糜所在的一段肠管上，环行肌以一定的间隔在许多点同时收缩或舒张，把肠管内食糜分成许多节段，数秒后，收缩的部位开始舒张，而舒张的部位开始收缩，将每段食糜又分成两半，邻近的两半重新组合成新的节段，如此反复进行(图6-6)。分节运动的作用：①将食糜与消化液充分混合，以便消化酶对食物进行消化；②使食糜与肠壁紧密接触，为吸收创造有利条件；

③挤压肠壁促进血液和淋巴液回流，有利于吸收。

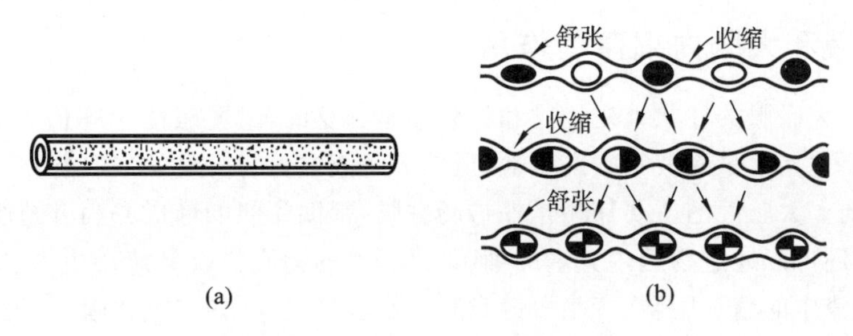

图 6-6　小肠的分节运动模式图

注：(a)为肠管表面观；(b)为肠管纵切面，表示不同阶段的食糜分割与混合情况。

在小肠各段，分节运动的频率呈阶梯性变化，即小肠上段活动频率较高，下段较低。对于人类，十二指肠的分节运动频率为每分钟 11 次，回肠末端每分钟只有 8 次，这有利于将食糜向大肠方向推进。

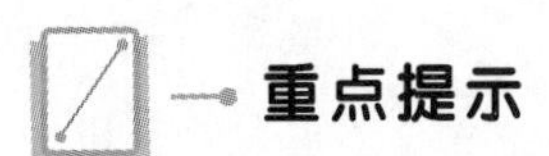

分节运动是小肠特有的运动形式

3. 蠕动　小肠的任何部位均可发生蠕动，其速度为 0.5～2.0 cm/s，近端蠕动速度较远端快。通常每个蠕动波将食糜向前推送一段距离后即消失。蠕动的意义在于经过分节运动作用后的食糜继续向前推进，到达一个新的节段后再开始进行分节运动。食糜在小肠内被推进的速度大约只有 1 cm/min，从幽门部到回盲瓣需要 3～5 h。小肠的蠕动波很弱，不能远距离传播。但进食时的吞咽活动或食糜的理化刺激可使小肠出现一种进行速度快、传播远的蠕动称为蠕动冲(peristaltic rush)，它可将食糜从小肠始端一直推送到小肠末端，有时可至大肠。有些药物(如泻药)的刺激，也可引起蠕动冲。

小肠蠕动推送肠内容物(包括水和气体)时产生的声音称肠鸣音。肠鸣音的强弱可反映肠蠕动的情况。肠蠕动增强时，肠鸣音亢进；肠麻痹时，肠鸣音减弱或消失。

(二) 回盲括约肌的功能

在回肠末端与盲肠交界处的环行肌显著增厚，具有括约肌的作用，称回盲括约肌。回盲括约肌在平时保持轻度的收缩状态，可阻止回肠内容物向盲肠排放。当蠕动波到达回肠末端时，回盲括约肌舒张，回肠内容物进入盲肠。当内容物充胀盲肠时，刺激肠黏膜引起回盲括约肌收缩。回盲括约肌的这种活瓣样作用，一方面可防止回肠内容物过快地进入大肠，从而延长食糜在小肠内的停留时间，有利于小肠内容物彻底的消化吸收；另一方面可阻止大肠内容物反流入回肠。

第五节　大肠的功能

人类的大肠内没有重要的消化活动，主要是接收来自回肠的食物残渣、水和电解质。其主要功能是储存食物残渣，吸收部分水和无机盐，形成粪便并排出体外。

一、大肠液和大肠内细菌的作用

大肠液是由大肠腺的柱状上皮细胞和杯状细胞分泌的，呈弱碱性，pH 值为 8.3～8.4。大肠液的成分主要包括大量黏液和碳酸氢盐，虽然大肠液内含有少量的二肽酶和淀粉酶，但它们的消化作用微弱。大肠液的主要作用是保护肠黏膜，帮助粪便的形成并润滑粪便。

此外，大肠还可以通过肠道内大量的细菌，将简单的物质合成 B 族维生素、维生素 K 和叶酸；发酵食物残渣中的糖和脂肪，产生短链脂肪酸和多种气体（如二氧化碳、沼气等）；分解蛋白质发生腐败作用，产生组胺、氨及有臭味的吲哚和 3-甲基吲哚等。若长期滥用广谱抗菌药物，肠道内正常生长的细菌被抑制或被杀灭，可引起维生素 K 缺乏，影响血液凝固，而且还可以使霉菌大量繁殖，可能引起霉菌性肠炎。

二、大肠的运动

大肠的运动少且缓慢，对刺激不敏感，主要的运动形式包括以下三种。

（一）袋状往返运动

空腹时，常见到因大肠环行肌进行无规律收缩而引起的运动，称袋状往返运动。结肠环行肌收缩的同时纵行肌也收缩，使相邻未收缩的结肠形成袋状节段，一段时间后消失，邻近结肠又发生袋状收缩，如此反复活动，使结肠袋中的内容物往返做短距离的位移，形成袋状往返运动。该运动有利于肠内容物的研磨和混合，促进大肠对水和无机盐的吸收。

（二）分节或多袋推进运动

分节或多袋推进运动是一个或多个结肠袋收缩，使其内容物被推送到下一段结肠的运动。进食后或结肠受到拟副交感神经药物刺激时，这种运动增强。

（三）蠕动

相较于其他消化器官，大肠的蠕动较慢，是由一些稳定向前的收缩波组成，它的推送力强，以每分钟 1～2 cm 的速度将内容物向前推进。此外，进食后，尤其是早餐，大肠还能产生一种类似于小肠蠕动冲的蠕动，它进行速度快、传播距离远，被称为集团蠕动。集团蠕动通常发生于进食后，可能是由于胃内食糜进入十二指肠引起的结肠反射活动，故称为十二指肠-结肠反射。集团蠕动始于横结肠，可将一部分大肠内容物直接推送至降结肠或乙状结肠。

三、排便反射

食物残渣在大肠内停留时间较长，部分水和无机盐会被吸收，同时经过细菌的发酵和腐败作用，借助于黏液的连接作用形成粪便。粪便中有食物残渣、脱落的肠上皮细胞及大量的细菌，细菌占固体粪便总量的 20%～30%。此外，粪便中还有胆色素衍生物、黏液、钙、镁、汞等重金属盐。

人的粪便通常储存于结肠下部，直肠中平时无粪便，通过肠的蠕动，当粪便被推送到直肠时，可引起排便反射，把粪便排出体外。排便反射的初级中枢位于脊髓腰骶段。进入直肠的粪便通过扩张肠道，刺激直肠壁压力感受器，经后者换能后，神经冲动沿盆神经和腹下神经把信息传入脊髓的初级排便中枢，同时上传至大脑皮质高位中枢，产生便意。当环境允许时，高位中枢发出兴奋性冲动，通过脊髓的初级排便中枢传出神经冲动沿盆神经至降结肠、乙状结肠和直肠，使其平滑肌收缩，肛门内括约肌舒张；同时，阴部神经的传出冲动减少，肛门外括约肌舒张，促进粪便排出体外；此外，支配腹肌和膈肌的神经兴奋，使腹肌和膈肌产生强烈收缩，腹内压增大促进排便。若环境不允许，高位中枢下传抑制性信息，阻止排便。

排便反射受大脑皮质控制，是随意活动，若经常对便意加以制止，会使直肠压力感受器的敏感性减弱，粪便在直肠内停留时间过长，且因水分被吸收，粪便会变得干硬难排出，引起便秘。经常便秘又会引起痔疮、肛裂等病，因此应养成每天定时排便的良好习惯。此外，若饮食过程中摄入的纤维素过少，也会产生便秘，所以合理膳食，适当增加纤维素的摄取对预防便秘和结肠疾病的发生有重要作用。

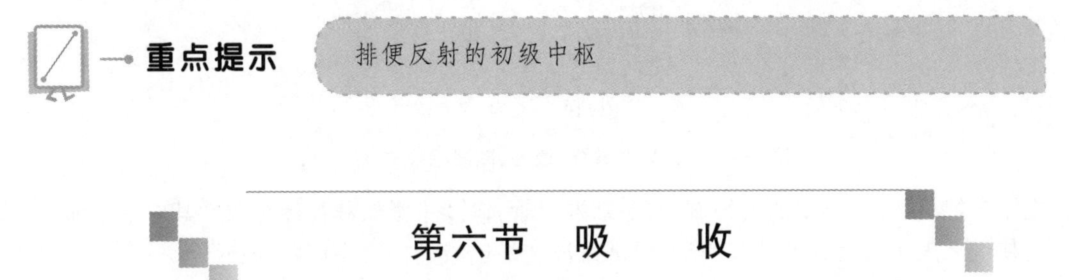

第六节　吸　　收

一、吸收的部位与机制

吸收是指食物的消化产物、水、无机盐和维生素等通过消化管黏膜上皮细胞进入血液和淋巴液的过程。

消化管不同部位的吸收能力差异很大、吸收速度也不相同，这主要取决于各部分消化管的组织结构、食物被消化的程度和食物停留的时间等因素。在口腔和食管，基本没有食物被吸收。胃黏膜因为没有绒毛，吸收能力也很小，仅能吸收少量的水、乙醇等。吸收的主要场所在小肠，一般认为，糖类、脂肪、蛋白质的绝大部分消化产物在十二指肠和空肠被吸收。回肠功能独特，可主动吸收维生素 B_{12} 和胆盐。当食糜到达回肠时，已基本完成吸收。大肠主要吸收食物残渣中剩余的水和无机盐(图 6-7)。

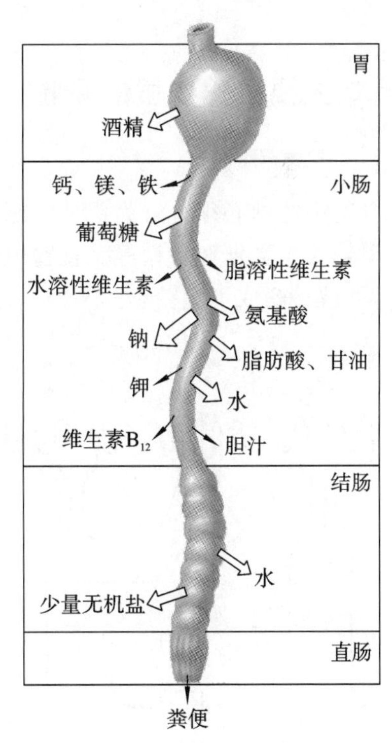

图 6-7　各种主要营养物质在小肠的吸收部位

小肠之所以成为吸收的主要部位，原因在于：①小肠的吸收面积大：成年人的小肠长 5～7 m；其黏膜上有很多环形皱襞伸向肠腔；皱襞上拥有大量的绒毛，绒毛表面是一层柱状上皮细胞，这些细胞的顶端有很多微绒毛，这些结构的存在使小肠的吸收面积达到 200 m^2 以上(图 6-8)。②小肠内吸收时间充分：食物在小肠内停留的时间较长，为 3～8 h，使营养物质有足够时间被吸收。③小肠内含有多种消化酶，食物在小肠内已被消化成可吸收的小分子。④小肠血供

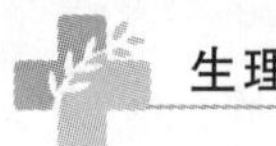

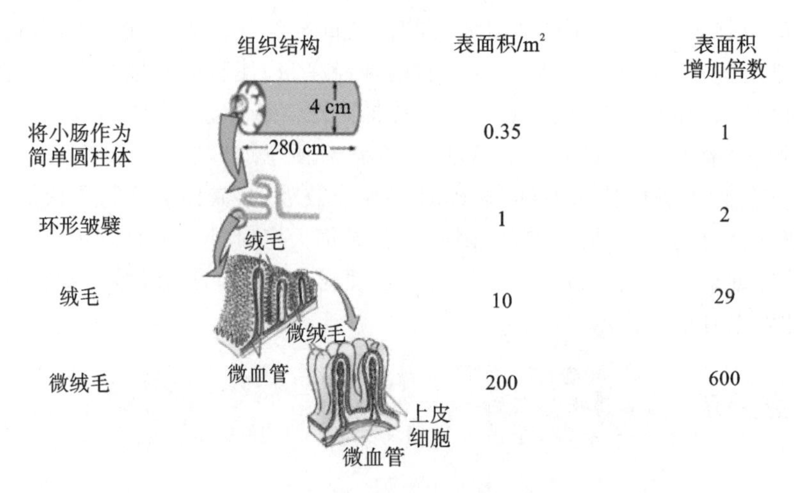

图 6-8　小肠环形皱襞、绒毛、微绒毛模式图

丰富，在小肠绒毛内，有丰富的毛细血管、毛细淋巴管，以及平滑肌和神经纤维。其中平滑肌的舒缩，可使绒毛发生节律性伸缩和摆动，促进血液和淋巴液的回流，有利于吸收。

营养物质的吸收机制一般可分为两种方式：被动转运和主动转运。在肠黏膜的上皮细胞膜上存在着多种生物泵，如钠泵等。通过泵的活动，不仅使 Na^+、K^+ 等主动吸收，还可促进其他物质的继发性主动转运而被吸收。

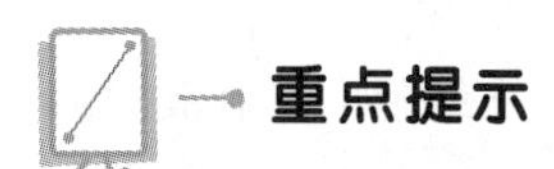

重点提示

因小肠的吸收优势，决定了营养物质的消化产物主要在小肠吸收

二、主要营养物质的吸收

（一）糖的吸收

食物中的糖必须分解为单糖才能被小肠吸收。小肠黏膜吸收的单糖中，80%为葡萄糖，其余的单糖为半乳糖和果糖等。食物中的双糖（乳糖），在肠黏膜上皮细胞刷状缘上乳糖酶的作用下，可被水解成半乳糖和葡萄糖。经过消化而产生的单糖，可被小肠黏膜上皮细胞以主动转运的方式吸收。小肠黏膜上皮细胞的侧膜上存在钠泵，而上皮细胞刷状缘上有转运葡萄糖的转运体。钠泵的运转，造成细胞膜外即肠腔内 Na^+ 的高势能，当 Na^+ 通过与转运体结合进入细胞内时，由此释放的能量可用于葡萄糖分子逆浓度差进入细胞。随着细胞内葡萄糖浓度的升高，葡萄糖通过上皮细胞基膜上的载体，顺着浓度差被动地扩散进入细胞间液，然后吸收入血。与此同时，进入细胞内的 Na^+，被细胞侧膜上的钠泵转运到细胞外（图 6-9）。可见，葡萄糖的吸收有赖于 Na^+ 的主动转运，因其能量间接来自细胞代谢产生的 ATP，故属于继发性主动转运。

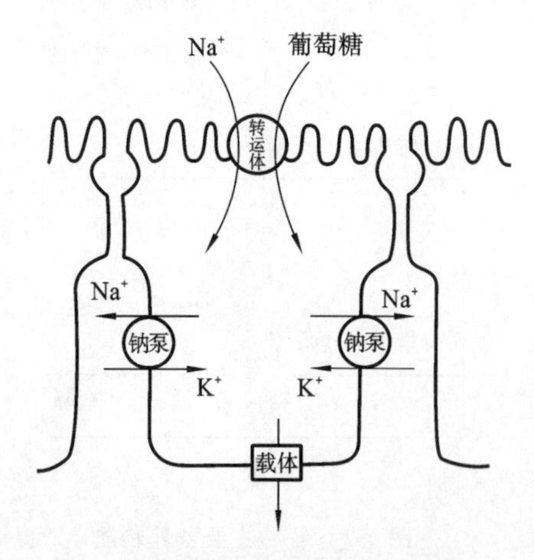

图 6-9　葡萄糖的吸收过程示意图

知识链接

乳糖不耐症

乳糖是一种双糖，其在人体中不能被直接吸收，需要在双糖酶的作用下分解才能被吸收，缺少双糖酶的人群在摄入乳糖后，未被消化的乳糖直接进入大肠，刺激大肠蠕动加快，且结肠中的双糖，经细菌的发酵作用会产生大量气体，可引起腹胀、腹泻等症状，称乳糖不耐症。食用酸奶、低乳糖奶可以减缓乳糖不耐症。有乳糖不耐症的人不是一摄入乳糖就出现腹泻等症状，而是当摄入量超过一定值时才会出现。所以大多数有乳糖不耐症的人仍然是可以喝牛奶的，只是不能过量。例如，在日本，虽然九成以上的人有乳糖不耐症，但大多数人每天可以喝 200 mL 的牛奶而没有任何不适。

（二）蛋白质的吸收

食物中的蛋白质一般以氨基酸的形式经绒毛膜毛细血管被吸收入血。吸收部位主要在小肠上段，当食糜到达小肠末端时已基本被吸收完毕。氨基酸在小肠的吸收机制类似于葡萄糖的吸收，也是继发性主动转运。目前认为，刷状缘上存在着三类转运氨基酸的转运体，它们分别运载酸性、碱性和中性氨基酸。实验证明，肠上皮细胞的刷状缘上存在着第四类转运体，可将肠腔中的二肽和三肽转运到细胞内。它们被水解成氨基酸后，再扩散入血而被吸收。当蛋白质的消化产物氨基酸经小肠被吸收后，门静脉血中的氨基酸含量升高。另外，食物中少量的蛋白质可完整地进入血液。例如，母亲初乳中的抗体，可被婴儿完整地吸收而进入血液，提高婴儿的免疫力。随着年龄的增长，完整蛋白质的吸收越来越少。外来蛋白质被吸收入血后，会引起淋巴细胞产生特异性的抗体，以后遇到同样蛋白质被吸收时，就会发生特异性的抗原-抗体反应而出现过敏症状，因此，有些人吃了某些含高蛋白的食物（鱼、虾等）后，会发生过敏反应。

（三）脂肪的吸收

在肠腔内，食物中的脂肪在胰脂肪酶作用下水解成甘油、脂肪酸和甘油一酯。正常机体内摄入的脂肪约有 95%被吸收。肠腔中的胆固醇酯在胆固醇酯酶的作用下分解成游离的胆固醇。脂肪酸、甘油一酯、甘油及胆固醇均可被小肠黏膜上皮吸收。脂肪酸、甘油一酯等不溶于水，要与胆盐结合形成水溶性混合微胶粒，才能通过肠黏膜上皮表面的静水层到达微绒毛。在微绒毛的表面，脂肪酸、甘油一酯逐渐地从混合微胶粒中释放出来，以单纯扩散的形式在十二指肠和空肠被吸收，胆盐不能透过细胞膜，在此并不被吸收，只能在回肠末端靠主动转运入血。长链脂肪酸（15 个以上碳原子的脂肪酸）及甘油一酯到肠上皮细胞后重新合成为甘油三酯，并与细胞中生成的载脂蛋白结合形成乳糜微粒。乳糜微粒以出胞的方式进入细胞间隙，再进入淋巴管（图 6-10）。甘油和中、短链脂肪酸，可溶于水，直接从细胞内扩散到组织间液中，再进入血液。故脂肪的吸收有血液和淋巴液两种途径，而一般膳食中的动、植物油中含有 15 个以上碳原子的长链脂肪酸较多，所以脂肪的吸收途径主要以淋巴液途径为主。

（四）无机盐的吸收

小肠对无机盐的吸收有选择性，一价的碱性盐类如钠、钾、铵盐的吸收速度快，多价碱性盐类如镁、钙盐的吸收较慢，且能与钙结合而形成沉淀的盐，如硫酸钙、磷酸钙、草酸钙等，则不能

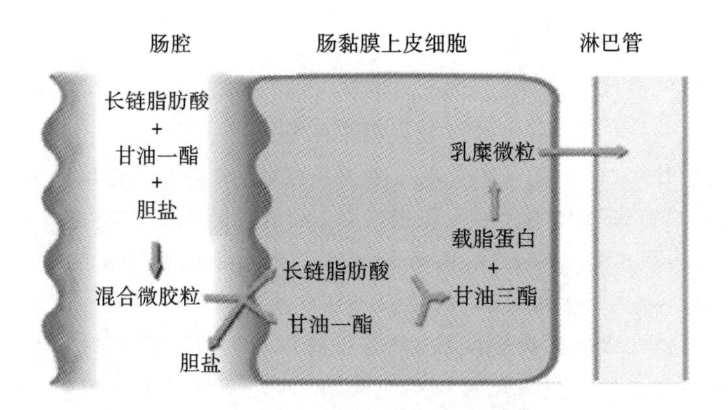

图 6-10　脂肪的吸收过程示意图

被吸收。

1. 钠和负离子的吸收　成人每日摄取的钠和消化液中分泌的钠有 95%～99%被吸收入血液。Na^+ 的吸收需要借助于肠黏膜上皮细胞膜的钠泵活动。因钠泵实现的主动转运作用，使肠黏膜上皮细胞内 Na^+ 浓度降低，且细胞内电位较黏膜表面低，故肠腔液内的 Na^+ 可顺电-化学梯度不断转运至细胞内。进入细胞内的 Na^+ 又通过细胞膜上钠泵的活动，逆电-化学梯度进入血液，所以 Na^+ 的吸收是通过主动转运来完成的。Na^+ 的吸收促进水、葡萄糖和氨基酸的吸收。此外，由于钠泵活动所引起的电位差，可促使肠腔内的负离子如 Cl^-、HCO_3^- 被吸收入血。

2. 铁的吸收　一般认为，人每日膳食中约 1/10 的铁被吸收，约为 1 mg。食物中的铁绝大部分是三价的高价铁形式，不易被吸收，须还原为亚铁后，才能被吸收。亚铁的吸收速度比相同量的高价铁要快 2～5 倍。维生素 C 能将高价铁还原为亚铁以促进铁的吸收。铁在酸性环境中易溶解而便于被吸收，故胃液中的盐酸有促进铁吸收的作用。胃大部分切除的患者，常常会伴有缺铁性贫血。铁的吸收取决于人体对铁的需要。急性失血患者、孕妇等对铁的需要量比正常成人量大，铁的吸收也增加。铁主要在十二指肠和空肠被吸收。通过与小肠上皮细胞释放的转铁蛋白结合成复合物，以入胞作用进入细胞内。进入细胞内的铁，一部分从细胞膜以主动转运方式进入血液，其余则与细胞内的铁蛋白结合，留在细胞内调节铁的吸收量，以防铁的过量吸收。

3. 钙的吸收　食物中的钙大部分随粪便排出体外，只有小部分被小肠(尤其是十二指肠)吸收，且这些钙只有呈离子状态才能被吸收。机体对钙的吸收受到多种因素影响，主要有：①肠内容物的 pH 值，在 pH 值约为 3 时，钙呈离子化状态，最易被吸收；②维生素 D 促进钙的吸收，还帮助钙入血；③钙盐只有在氯化钙、葡萄糖酸钙等溶解状态，且在不被肠腔中任何其他物质沉淀的情况下，才能被吸收；④脂肪分解形成的脂肪酸，可与钙结合成钙皂，后者可与胆汁酸结合，形成水溶性复合物而被吸收。此外，钙的吸收量会随机体对钙的需求量的增加而增加，如孕妇和乳母因对钙的需要量增加而使其吸收量增加。钙的吸收是通过位于小肠上皮细胞底膜和侧膜上的钙泵活动主动转运入血的过程。

(五) 水的吸收

正常成人每日从外界摄取的水量为 1～2 L，消化腺每日分泌的液体为 6～8 L，两者之和达 8～10 L，随粪便排出的水仅为 0.1～0.2 L，其余水经过消化管时几乎全部被吸收。水的主要吸收部位在小肠，大肠也可继续吸收通过小肠后剩余的水。胃中水被吸收得很少。

在消化管各段，水的吸收都是被动的。各种溶质，特别是 NaCl 的主动吸收所产生的渗透压梯度是水吸收的主要动力。细胞膜和细胞间的紧密连接对水的通透性都很大，驱使水吸收的渗透压一般只有 3～5 mOsm/L。严重的呕吐、腹泻、大量出汗可使人体丢失大量水和电解质，从而导致人体脱水和电解质平衡紊乱。

（六）维生素的吸收

维生素分为脂溶性和水溶性两大类。水溶性维生素（维生素 C、PP 和 B 族维生素）主要以扩散的形式在小肠上段被吸收，但维生素 B_{12} 必须与胃黏膜分泌的内因子结合形成水溶性复合物才能在回肠被吸收。脂溶性维生素 A、D、E、K 的吸收机制与脂肪相似。

可见，消化与吸收相互影响、不可分割。消化是吸收的前提，大多数营养物质只有消化后才能被吸收。营养物质吸收后，小肠又可接受未消化的食糜，因此，吸收为消化也创造了条件。当消化不良或吸收障碍时，会影响机体新陈代谢的正常进行，给人体带来不良后果。

第七节　消化器官活动的调节

在人体中，消化系统各器官的功能活动相互配合，且与人体其他系统的功能活动配合协调，这都是在人体功能活动的调节下完成的，尤其是神经调节和体液调节。

一、神经调节

（一）消化器官的神经支配及其作用

支配消化器官的神经有自主神经和消化管壁内的壁内神经丛。

1. 自主神经及其作用　除口腔、咽、食管上端肌肉及肛门外括约肌为骨骼肌，受躯体运动神经支配外，其余消化器官的运动都受交感神经和副交感神经的双重支配，其中副交感神经的作用占优势（图 6-11）。

（1）交感神经　交感神经起自脊髓胸腰段侧角，经相应神经节换元后，节后纤维分布到唾液腺、胃、小肠、结肠、肝、胆囊和胰腺。通常交感神经兴奋时，节后神经末梢释放去甲肾上腺素，引起消化管运动的减弱，腺体分泌减少（对某些唾液腺起到刺激分泌的作用）；但对胃肠括约肌，如胆总管括约肌、回盲括约肌和肛门括约肌则引起它们的收缩。同时，交感神经抑制壁内神经元的作用。

（2）副交感神经　支配消化器官的副交感神经有迷走神经、盆神经和第Ⅶ、Ⅸ对脑神经中的副交感神经纤维。迷走神经起自延髓的迷走神经背核，支配食管下段、胃、小肠、结肠右三分之二，还有肝、胆囊和胰腺。盆神经起自脊髓骶段，支配降结肠、乙状结肠和直肠。第Ⅶ、Ⅸ对脑神经中的副交感神经纤维支配唾液腺。支配消化器官的副交感神经的节前纤维先与器官旁神经节或壁内神经丛中的神经节细胞发生联系，节后纤维分布至消化管壁的平滑肌和腺体。一般来说，副交感神经与交感神经对同一器官的作用常常相互拮抗又相互协调。当副交感神经兴奋时，节后神经末梢释放乙酰胆碱，引起胃肠道运动增强，腺体分泌增加，但对胃肠括约肌

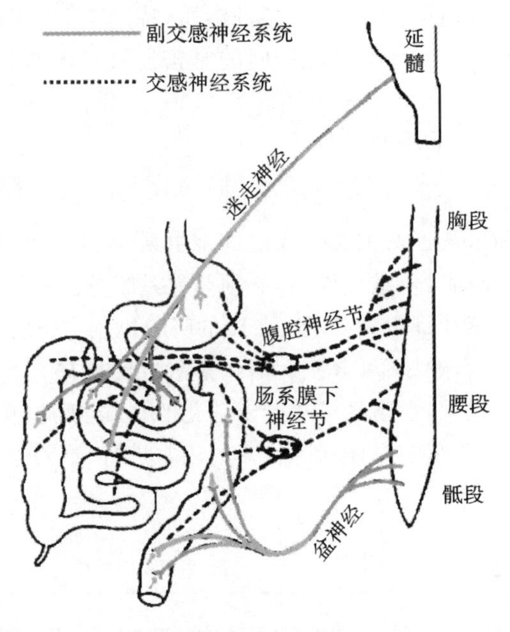

图 6-11　胃肠的神经支配

则引起其舒张。副交感神经对壁内神经元有兴奋作用。

2. 壁内神经丛及其作用　壁内神经丛分布于食管中段至肛门的大部分消化管壁内，包括位于黏膜下的黏膜下神经丛和位于环行肌层与纵行肌层之间的肌间神经丛。壁内神经丛含有感觉神经元、运动神经元、中间神经元。通过纤维联系，将胃肠壁内的各种感受器和效应器连接在一起，形成复杂的神经网络，可独立完成局部反射活动(图 6-12)。通常壁内神经丛的活动受自主神经的调节。

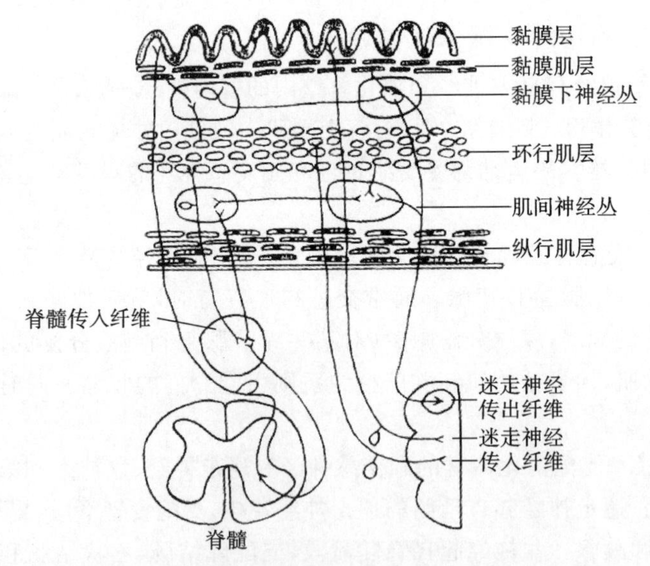

图 6-12　胃肠壁内神经丛与自主神经的联系

壁内神经丛的绝大多数副交感神经纤维是兴奋性胆碱能纤维，对消化管的运动和消化腺的分泌起兴奋作用。但也有少数为抑制性纤维，其末梢释放的递质可能为血管活性肠肽、P 物质、生长抑素和脑啡肽等肽类物质，有人将这类神经称为肽能神经。目前认为，胃的容受性舒张、机械刺激引起的小肠充血，与这类神经兴奋释放肽类递质或一氧化氮有关。

(二) 消化器官活动的反射性调节

调节消化器官活动的反射中枢在延髓、下丘脑、边缘叶及大脑皮层等处。当适宜刺激作用于消化器官内或消化器官外的某些感受器时，兴奋通过传入神经到达上述中枢。通过传出神经（主要是自主神经），调节消化管的运动和消化腺的分泌。消化器官的反射性调节包括条件反射和非条件反射。

1. 非条件反射 非条件反射主要是由食物（机械刺激或化学刺激）直接作用于消化管壁上的感受器而引起。

(1) 食物刺激口腔内感受器引起的反射 食物可刺激舌、口腔黏膜和咽部感受器，神经冲动沿第Ⅴ、Ⅶ、Ⅸ、Ⅹ对脑神经传入到延髓等反射中枢使之兴奋，通过传出神经引起效应器的活动。这一反射的主要作用是促进唾液分泌，同时胃液、胰液、胆汁等消化液的分泌增加，使胃容受性舒张，为食物进入胃肠内的消化创造条件。

(2) 食糜刺激胃内感受器引起的反射 食物进入胃后，刺激胃黏膜的感受器，引起胃液分泌。一方面，食糜对胃的扩张刺激，可兴奋胃体、胃底的感受器，通过迷走-迷走反射引起胃运动增强，胃液、胰液和胆汁等消化液分泌增加；另一方面，通过壁内神经丛反射引起胃运动增强，胃液分泌增加。

(3) 食糜刺激小肠感受器引起的反射 食糜的机械刺激、化学刺激直接作用于小肠的感受器，可引起三种神经反射：①通过迷走-迷走反射引起胃液、胰液、胆汁等消化液分泌增加，有利于小肠的化学性消化；②通过壁内神经丛反射促进小肠运动以利于小肠内的机械消化；③通过肠-胃反射抑制胃的运动，延缓胃排空。

2. 条件反射 对于人类，条件反射对消化功能的影响十分广泛而明显。食物的颜色、形状、气味、进食的环境等及与进食有关的语言、文字等均可作为条件刺激。这些条件刺激通过视、听、嗅觉等感受器，反射性引起消化管运动和消化腺分泌的改变。“望梅止渴”就是条件反射引起唾液分泌增加的典型例子。此外，胃液、胰液、胆汁等消化液的分泌调节，也有条件反射的参与。条件刺激尽管不直接作用于消化器官的感受器，但其反射效应却为食物的消化做好了准备，使消化活动更具有适应性。

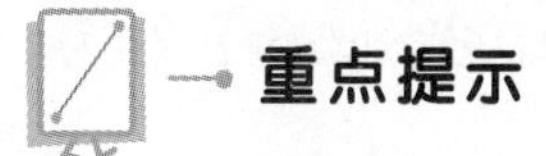

交感神经和副交感神经对消化器官活动的调节作用

二、体液调节

(一) 胃肠激素

由胃肠黏膜的内分泌细胞分泌的激素，统称为胃肠激素(gut hormone)。已证明，从胃到大肠的黏膜内，有40多种内分泌细胞，分散于胃肠黏膜细胞间，可分泌多种胃肠激素（表6-1），其在化学机构上都是由氨基酸组成的肽类。由于胃肠黏膜的面积大，所含的内分泌细胞种类多、数量大，远超过体内所有内分泌腺中内分泌细胞的总和，因此，消化器官还是体内最大、最复杂的内分泌器官。其中，对消化器官功能影响较大的胃肠激素有促胃液素(gastrin)、促胰液素(secretin)、胆囊收缩素(cholecystokinin，CCK)等（表6-1）。在胃肠内分泌领域，我国生理学家王志均教授在促胰液素和胆囊收缩素的研究方面，首次阐明了胃肠激素释放的自然刺激，被公认是消化生理方面的经典成果。

胃肠激素的生理作用主要表现在三个方面：①调节消化管运动和消化腺的分泌；②调节其他激素的释放；③一些胃肠激素具有刺激消化管组织的代谢和促进生长的作用，称为营养作用。（表 6-1）

表 6-1　胃肠激素的主要生理作用

激素名称	主要生理作用
促胃液素	促进胃液（尤其胃酸和胃蛋白酶原）、胰液、胆汁分泌，加强胃肠运动、胆囊收缩，促消化管黏膜生长
促胰液素	促进胰液（以水和 HCO_3^- 为主）、胆汁、小肠液分泌，加强胆囊收缩，抑制胃肠运动和胃液分泌
胆囊收缩素	促进胰液（以消化酶为主）、胃液、胆汁、小肠液分泌，加强胆囊收缩和胃肠运动，促进胰腺外分泌组织生长

近些年研究发现，原来认为只在胃肠道存在的肽类物质，也在中枢神经系统中存在；一些原来存在于中枢神经系统的神经肽，也在胃肠道中被发现。这些双重分布的肽类物质统称为脑-肠肽（brain-gut peptide）。迄今已被确认的至少有 20 种，如促胃液素、P 物质、胆囊收缩素、神经降压素、生长抑素等。脑-肠肽概念的提出，揭示了神经系统和消化系统之间存在着密切的内在联系。脑-肠肽具有广泛的生物学活性，如调节消化管运动和消化腺分泌；调节代谢、摄食活动；调节免疫功能；细胞保护作用；调节行为活动等。

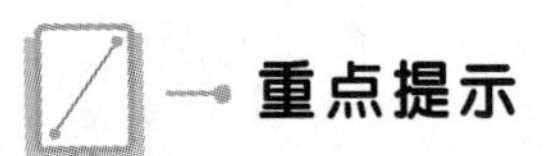

体液调节在胃肠道活动的调节中起重要作用，尤其是常见的几种胃肠激素

（二）其他体液因素

1. 组胺　胃的泌酸腺区黏膜内含有大量的组胺。组胺由肠嗜铬样细胞产生，具有强烈的刺激胃酸分泌的作用。组胺与壁细胞膜上的 H_2 受体结合，促进胃酸分泌。H_2 受体阻断剂甲氰咪胍（西咪替丁）不仅抑制组胺与 H_2 受体结合，还可降低壁细胞对乙酰胆碱和促胃液素的敏感性，使胃酸分泌减少。因此，临床上甲氰咪胍可用于溃疡病的治疗。

2. 盐酸　盐酸既由胃腺分泌，又可调节胃酸的分泌。当胃窦和十二指肠内胃酸过多时，可抑制 G 细胞分泌促胃液素，从而使胃液分泌减少。盐酸对胃液分泌的这种负反馈调节在胃液分泌调节中具有重要的意义。

综上所述，人体对消化器官的调节主要包括神经调节和体液调节两种机制。在消化的各个阶段，这两种机制所起的作用不同，但它们相互配合，调节消化与吸收。下面以胃液分泌为例，说明消化液分泌的两种调节。

空腹时的胃液分泌称为基础胃液分泌或非消化期胃液分泌，分泌量很少。进食后的胃液分泌称为消化期胃液分泌。消化期胃液分泌根据接受食物刺激的部位不同，人为分为头期、胃期和肠期（图 6-13）。三者几乎同时开始、互相重叠。

（1）头期胃液分泌　头期胃液分泌是指食物入胃前，刺激头面部的感受器（眼、耳、鼻、口腔、咽、食管等）所引起的胃液分泌。引起头期胃液分泌的机制包括：①非条件刺激（食物的机

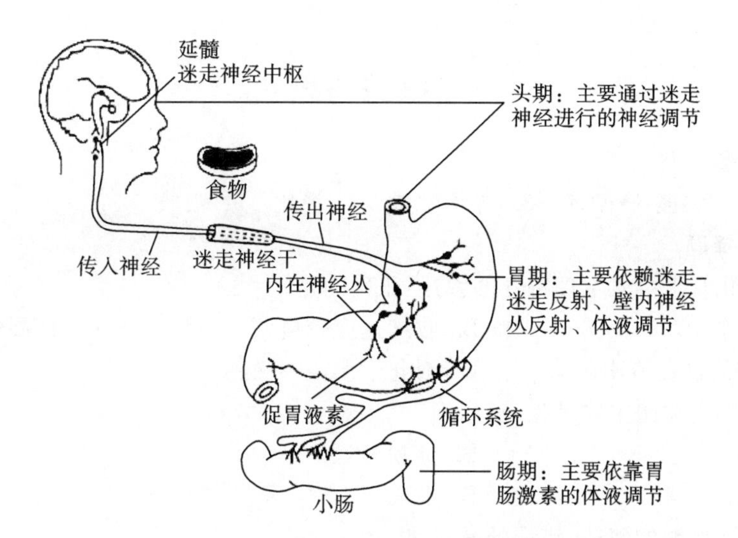

图 6-13 消化期胃液分泌的调节

械刺激和化学刺激）作用于口腔、舌、咽等处感受器，引起胃液分泌增加；②条件刺激（与食物有关的形象、声音、气味等对视、听、嗅觉器官的刺激）作用于头部某些感受器，通过条件反射引起胃液分泌增加。这些反射的传出神经是迷走神经，主要支配胃腺，且对胃窦部的 G 细胞也有支配。所以也有人认为体液调节也参与了头期胃液的分泌。此期，胃液分泌的特点：分泌量大，占进食后分泌量的 30%，酸度较高，胃蛋白酶含量丰富，消化力强；分泌量的多少与食欲有很大关系，受情绪因素影响明显。

（2）胃期胃液分泌 食物进入胃后，可进一步刺激胃液分泌。胃期胃液分泌的机制：食物的扩张刺激了胃体和胃底部的感受器，通过迷走-迷走反射和壁内神经丛的局部反射，引起胃液分泌。另外，食糜刺激可通过引起促胃液素释放，引起胃液分泌。故进食后血浆促胃液素水平会明显升高。胃期胃液分泌的特点是分泌量很大，占进食后总分泌量的 60%，酸度很高，但胃蛋白酶的含量较头期少。

（3）肠期胃液分泌 食糜进入十二指肠后，对肠壁的扩张和肠黏膜的化学刺激直接作用于十二指肠和空肠上部，引起胃液分泌。实验发现，切断支配胃的迷走神经后，食糜刺激小肠仍能引起胃液分泌，提示引起肠期胃液分泌的调节机制中，神经调节作用不大，主要与体液因素有关。已知十二指肠黏膜也存在较多的 G 细胞，因此促胃液素可能是肠期胃液分泌的重要调节物之一。肠期胃液分泌特点是分泌量较少，约占进餐后胃液分泌总量的 10%，胃蛋白酶的含量也较少。

胃液的分泌，除受到上述各种兴奋性因素的调节外，还受到多种抑制性因素的调节。消化期内抑制胃酸分泌的因素主要有盐酸、脂肪、高渗溶液。正常的胃液分泌正是兴奋因素和抑制因素共同作用的结果。

此外，社会、心理因素对消化功能的影响也是十分明显和广泛的。不良的心理刺激不仅影响胃肠的运动功能，还影响消化腺的分泌，甚至导致某些消化器官疾病的发生。近代医学研究认为，社会、心理因素对消化功能的影响主要是通过神经系统、内分泌系统和免疫系统作用实现的。

消化、吸收是人体重要的生理功能之一。我们在这一章里主要探讨了食物如何在消化系统中消化、吸收以及消化器官活动的调节。而被人体吸收的营养物质如何进行代谢是生物化学研究的范畴，伴随物质代谢发生的能量代谢将在下一章中学习。

练习与思考

一、名词解释

1. 胃排空　2. 肠-肝循环　3. 胃肠激素　4. 消化　5. 吸收

二、单项选择题

1. 关于消化管平滑肌生理特性的叙述，正确的是(　　)。

A. 兴奋性较高　B. 收缩速度较慢　C. 伸展性小
D. 有稳定的自发节律运动　E. 对化学刺激不敏感

2. 唾液中的消化酶主要是(　　)。

A. 凝乳酶　B. 淀粉酶　C. 溶菌酶
D. 麦芽糖酶　E. 肽酶

3. 有关胃蛋白酶的叙述，错误的是(　　)。

A. 以胃蛋白酶原的形式存在　B. 可分解蛋白质为际、胨　C. 最适 pH 值是 6.0
D. 由胃腺主细胞分泌　E. 以胃蛋白酶原的形式分泌

4. 关于内因子的叙述，正确的是(　　)。

A. 由主细胞分泌　B. 是一种胃肠激素
C. 能与食物中维生素 B_6 结合　D. 能与食物中维生素 B_{12} 结合
E. 能与食物中维生素 E 结合

5. 全胃切除术后，患者最可能出现的消化吸收障碍是(　　)。

A. 糖类　B. 脂类　C. 蛋白质
D. 维生素 B_{12}　E. 铁、钙

6. 胃蠕动的起点位于(　　)。

A. 胃大弯中部　B. 贲门部　C. 胃底部
D. 胃小弯上部　E. 幽门部

7. 使胰蛋白酶原活化的最主要物质是(　　)。

A. HCl　B. 肠致活酶　C. 胰蛋白酶
D. 糜蛋白酶　E. 碳酸酐酶

8. 胆盐可促进下列哪些物质的消化？(　　)

A. 糖类　B. 脂肪　C. 蛋白质
D. 多肽　E. 胆固醇

9. 整个消化过程中最重要的阶段是(　　)。

A. 口腔内消化　B. 胃内消化　C. 小肠上段内消化
D. 小肠下段内消化　E. 大肠内消化

10. 小肠特有的运动形式是(　　)。

A. 蠕动　B. 逆蠕动　C. 紧张性收缩
D. 分节运动　E. 容受性舒张

11. 大肠内细菌可以合成(　　)。

A. 维生素 A　B. 维生素 C　C. 维生素 D
D. 维生素 E　E. 维生素 K

12. 主要在回肠吸收的物质是(　　)。

A. 蔗糖　　B. 甘油　　C. 氨基酸

D. 维生素 B_{12}　　E. 内因子

13. 葡萄糖在小肠黏膜上皮细胞被吸收的方式属于(　　)。

A. 单纯扩散　　B. 载体运输　　C. 通道运输

D. 继发性主动转运　　E. 入胞

14. 吸收后以淋巴管为主要转运途径的物质是(　　)。

A. 单糖　　B. 氨基酸　　C. 乳糜微粒

D. 短链脂肪酸　　E. 无机盐

三、思考题

1. 为何小肠是营养物质消化和吸收的主要场所?

2. 胃酸的生理作用是什么?

3. 试用所学知识探讨“吃完饭后马上运动,是否可以促进消化”。为什么?

(钱　燕)

第七章　能量代谢和体温

学习目标

1. 掌握影响能量代谢的主要因素；基础代谢率的概念、正常值及测定意义；体温的概念、正常值和生理性变动。

2. 熟悉能量代谢、食物热价、呼吸商和氧热价的概念；机体产热和散热的主要器官和方式；体温相对恒定的调节过程。

3. 了解机体能量的来源与去路；能量代谢的测定原理和方法。

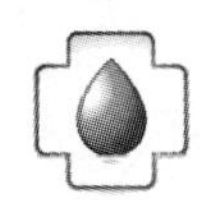

知识导航

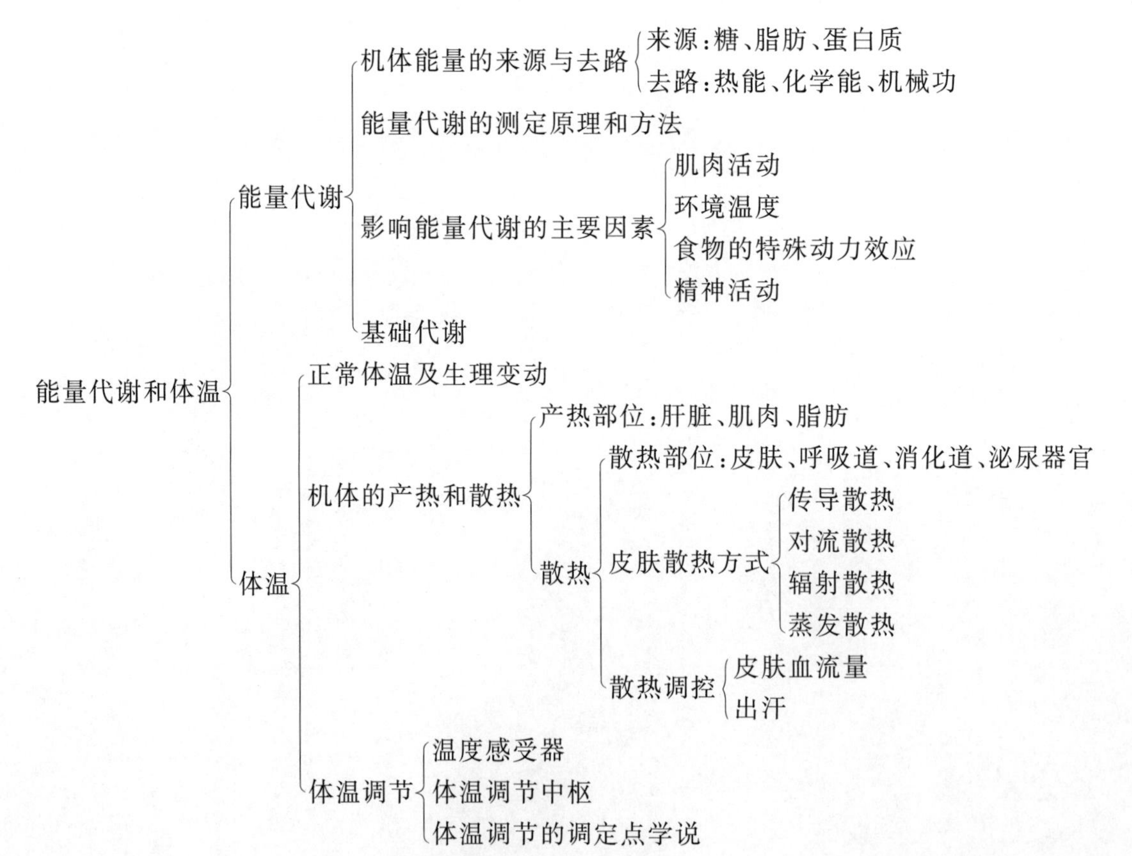

第一节　能量代谢

新陈代谢是人体生命活动最基本的特征，即人体不断地通过物质代谢来构建和更新自身的组织，又通过能量代谢来进行各种生理活动。生理学中将人体内物质代谢过程中所伴随的能量的储存、释放、转移和利用称为能量代谢（energy metabolism）。

一、机体能量的来源与去路

（一）能量的来源

人体生命活动所需的能量，主要来源于食物中的糖、脂肪和蛋白质。在物质氧化过程中，分子中的碳氢键断裂，释放大量的化学能，生成 CO_2 和 H_2O。

1. 糖　一般情况下，糖是人体能量的主要来源，提供了人体所需能量的 70%左右。食物中葡萄糖被吸收入血液后，可供细胞直接氧化利用。在氧供应充分的情况下，机体绝大多数组织细胞通过糖的有氧氧化获得能量；氧供应不足时，有些组织能够通过糖的无氧酵解获取一定的能量，这在人体处于缺氧状态时极为重要。人在进行剧烈运动时，骨骼肌耗氧量剧增，此时机体不能满足骨骼肌对氧的需求，骨骼肌处于相对缺氧状态，只能依靠无氧酵解获取部分能量；此外，体内红细胞因为缺乏有氧氧化的酶系，在正常情况下主要通过糖酵解供能。当机体糖的摄入量大于消耗量时，多余的葡萄糖可以合成糖原，储存在肝脏和肌肉组织中，还有小部分转化成脂肪和蛋白质。通常情况下机体内糖原的储存量较少，成年人糖原的储存量仅为 150 g 左右，只能供给机体大约半天的活动能量。

知识拓展

在生理情况下，脑组织耗能较多，其能量均来自糖的有氧氧化，因此脑组织对缺氧非常敏感。由于脑组织细胞中储存的糖原极少，导致脑对血糖水平的依赖性很高。低血糖抑制脑功能对患者产生的影响，像其他干扰脑代谢的因素（如低氧、氢离子浓度显著改变、低热或高热，以及各种药物与毒物、酗酒）的作用一样，脑功能丧失从最高水平的大脑皮质开始逐渐往低位中枢发展。早期皮质功能丧失，导致判断功能受损，患者的个性可发生微妙的改变，如果患者驾车，因判断力受损，可发生意外事故（像酒后驾车一样）。随着低血糖的发展，其表现类似酒精中毒，说话口齿不清，步态不稳，这是低位中枢小脑损伤的结果。随着脑干警醒中枢被抑制，患者意识丧失，严重者可能影响到控制呼吸及循环的生命中枢，引起死亡。

2. 脂肪　一般情况下，通过脂肪氧化分解为机体提供的能量在机体消耗的总能量中不超过30%。储存和供给能量是脂肪(fat)在体内的主要作用之一。机体脂肪的储存量可达体重的20%,脂肪被分解成甘油和脂肪酸后,在细胞内氧化释放能量。每克脂肪在体内氧化释放的能量约为同等重量葡萄糖的2倍。正常体重者体内储存的脂肪所提供的能量可供机体使用两个月之久。

3. 蛋白质 蛋白质(protein)在生理状态下,主要功能是构成细胞成分和形成某些生物活性物质,一般不作为供能物质。在某些特殊情况下,如长期不能进食或消耗量极大时,体内的糖原和储存的脂肪几乎耗尽,能量极度缺乏时,机体才会依靠由蛋白质分解所产生的氨基酸供能,以维持必需的生理活动。蛋白质在体内不能被完全氧化,这部分没有被完全氧化的代谢终产物以尿素、尿酸和肌酸等形式经肾脏排出体外。

(二) 能量的去路

体内的糖、脂肪或蛋白质在氧化分解过程中,释放出的能量约有50%以上直接转变为热能,维持体温。其余不足50%的部分则以化学能的形式被二磷酸腺苷(ADP)获取,合成三磷酸腺苷(ATP),能量被转移到ATP的高能磷酸键上。ATP是机体的储能物质和各种生理活动的直接供能物质。据测定,1mol的ATP转变成ADP时,可释放出30.54kJ的能量。

物质氧化释放的能量过剩时,ATP也能将释放的能量转移给肌酸,形成磷酸肌酸(CP),作为暂时的储存能量形式。CP在细胞中含量较多,为ATP的3～8倍,尤其在肌肉组织中更丰富。CP的功能是在ATP消耗较快时将其储存的能量转移到ADP分子上,快速生成ATP,以补充ATP的消耗,因此CP不是机体直接的供能物质,而是ATP的储存库(图7-1)。

从机体能量代谢的整个过程来看,ATP的合成和分解是机体内能量转化和利用的关键环节。机体的各种生命活动,如神经传导、生物合成、主动转运、腺体分泌和肌肉收缩等都是由ATP直接提供能量的。而这些能量中约有一半转变为热能,其余的能量除骨骼肌收缩完成机械功外,都转变为热能,如心肌收缩产生的势能(动脉血压),均会因为血液在血管内流动的过程中克服摩擦力而转化为热能。

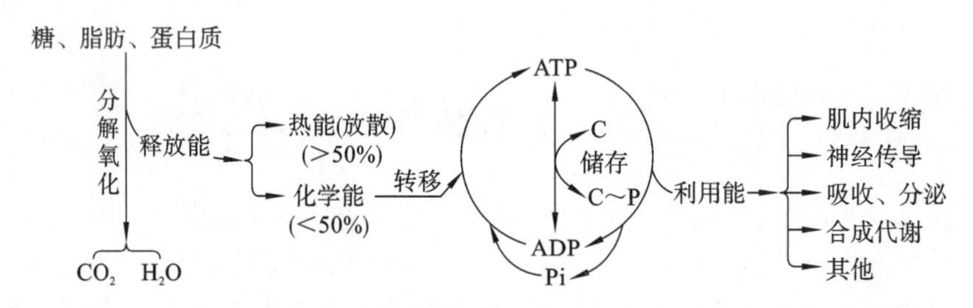

图7-1 机体能量的转移、储存和利用

二、能量代谢的测定原理和方法

(一) 能量代谢的测定

人体的能量代谢遵循“能量守恒定律”。即在生命活动中,食物中的化学能与最终转化的热能和骨骼肌所做的机械功,是相等的。在一定条件下可以测定机体一定时间内所散发的总热量。我们把单位时间内的能量代谢,称为能量代谢率(energy metabolism rate)。单位时间内所消耗的能量,可通过测定机体在单位时间内所消耗的食物,按照食物的热价计算出食物所含的能量,也可测定机体一定时间内产生的热量与所做的机械功。在实际工作中,如果排除机

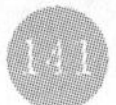

体所做的机械功，测定一定时间内机体的产热量即为机体消耗的全部能量。这是测定能量代谢的基本原理。

（二）能量代谢的测定方法

测定机体的产热量有直接测热法和间接测热法两种方法。目前通用的计量单位是焦耳(J)或千焦耳(kJ)。

1. 直接测热法　让受试者居于一个由隔热材料组成的密封房间内，收集人体在安静状态下一定时间内散发的总热量，这种方法叫直接测热法。此方法所需设备复杂，操作烦琐，一般用于科学研究。

2. 间接测热法　根据物质化学反应的定比定律，糖、脂肪和蛋白质在体内氧化分解时的耗 O_2 量、产生 CO_2 的量和产热量之间有稳定的比例关系。间接测热法，先测算出机体在单位时间内的耗 O_2 量和 CO_2 产生量，以此来计算人体的产热量和能量代谢率。例如，1 mol 的葡萄糖氧化时，消耗 6 mol 的 O_2，产生 6 mol 的 CO_2 和 6 mol 的水，同时释放一定量(约 2826kJ)的热能(ΔH)，即

$$C_6H_{12}O_6 + 6O_2 \longrightarrow 6CO_2 + 6H_2O + \Delta H$$

耗 O_2 量和产热量之间具有一定的比例关系，因此，可以利用这一关系，通过测定单位时间的耗 O_2 量来推算该时间内的产热量。

（三）与能量代谢有关的基本概念

1. 食物的热价　1 g 食物氧化时所释放出的能量称为该食物的热价。食物热价的单位通常为焦耳(J)。食物的热价可分为物理热价和生物热价，前者是指该食物在体外燃烧时所释放出的热量，后者是指食物在体内氧化时所释放出的热量。糖和脂肪两者的物理热价与生物热价相等，而蛋白质因体内氧化不完全，有一部分以尿素的形式排出体外，其物理热价大于生物热价(表 7-1)。

表 7-1　三种营养物质氧化对比

营养物质	热价/(kJ/g)		耗 O_2 量 /(L/g)	CO_2 产量 /(L/g)	氧热价 /(kJ/L)	呼吸商
	物理热价	生物热价				
糖	17.61	17.61	0.83	0.83	21.19	1.00
脂肪	38.52	38.52	2.01	1.43	19.75	0.71
蛋白质	23.43	18.42	0.96	0.77	19.26	0.80

2. 食物的氧热价　某种营养物质氧化时，每消耗 1 L O_2 所产生的热量，称为该种食物的氧热价。利用氧热价计算产热量的公式为：某种食物的产热量＝该食物的氧热价×该食物的耗 O_2 量。由于各种物质所含的碳、氢、氧比例不同，氧热价也不同(表 7-1)。

3. 呼吸商　营养物质在氧化分解过程中，需要消耗 O_2 并产生 CO_2。生理学中把营养物质在体内氧化时，同一时间内 CO_2 产生量与 O_2 消耗量的比值称为呼吸商(RQ)。

不同的营养物质在体内氧化分解时 CO_2 产生量和 O_2 消耗量不同，因此，物质氧化时各自的呼吸商也就不同。糖氧化时，其呼吸商为 1.00；脂肪氧化时，呼吸商为 0.71；蛋白质在体内不能完全氧化，呼吸商大约为 0.80(表 7-1)。人们通常摄入的食物是混合性食物，其呼吸商应介于 0.71～1.00 之间。根据我国的膳食情况，摄入一般混合性食物时，呼吸商约为 0.85。

通常情况下，体内能量主要来自糖和脂肪的氧化，蛋白质用于氧化供能的量极少，且氧化

不彻底，故可忽略不计。机体在氧化非蛋白质（糖和脂肪）时产生的 CO_2 量和消耗 O_2 量的比值，称为非蛋白呼吸商（NPRQ）。混合性食物的氧热价是由呼吸商决定的。由于正常情况下蛋白质用于供能的量极少，故混合性食物的氧热价可以通过非蛋白呼吸商求得（表 7-2）。

表 7-2　非蛋白呼吸商和氧热价

呼吸商	糖/（%）	脂肪/（%）	氧热价/kJ
0.71	0.0	100.0	19.62
0.75	15.6	80.8	19.83
0.80	33.4	66.6	20.09
0.85	50.7	49.3	20.34
0.90	67.5	32.5	20.60
0.95	84.0	16.0	20.86
1.00	100.0	0.0	21.12

三、影响能量代谢的主要因素

（一）肌肉活动

肌肉活动对能量代谢的影响最为显著。人体任何轻微的躯体活动都可显著提高能量代谢。机体耗 O_2 量的增加与肌肉活动强度成正比关系。机体剧烈运动或劳动时，产热量可达到安静状态下的 10～20 倍，而且在肌肉剧烈活动停止后的一段时间内能量代谢仍然维持在较高水平。所以能量代谢可作为评价肌肉活动强度的指标。需要指出的是，即使没有发生明显的躯体活动，维持一定程度的肌肉紧张和保持一定的姿势也要消耗一定的能量。从表 7-3 可以看出机体在不同状态下的平均产热量。

表 7-3　机体不同状态下的平均产热量

机体状态	平均产热量/（$kJ/(m^2 \cdot min)$）
静卧休息	2.73
出席会议	3.40
擦窗	8.30
洗衣物	9.89
扫地	11.36
打排球	17.04
踢足球	24.96

（二）环境温度

人体在安静状态下，环境温度为 20～30 ℃时，能量代谢水平比较低，也最稳定。当环境温度低于 20 ℃时，寒冷刺激引起寒战和肌肉紧张度增强，体内能量代谢显著提高，以维持正常体温。当环境温度超过 30 ℃时，体内的生物化学反应速度加快，使能量代谢增强。

（三）食物的特殊动力效应

进食后即使人体处于安静状态，其产热量也比进食前有所增加。这种由于进食引起机体产生“额外”产热量的现象称为食物的特殊动力效应（specific dynamic action of food）。实验证明，在三种主要营养物质中，进食蛋白质时的特殊动力效应最为显著，持续时间也最长，可使机体“额外”的产热量增加30%，糖和脂肪的摄入可使产热量增加4%～6%，而摄入混合性食物可使产热量大约增加10%。目前认为，产生食物特殊动力效应的原因可能与肝脏内氨基酸脱氨基过程和尿素的形成有关。

（四）精神活动

精神和情绪活动对能量代谢有较大影响。人处于紧张状态时，如激动、愤怒、恐惧、焦虑等，能量代谢往往显著增高。这可能是由于肌紧张增强，交感-肾上腺髓质系统兴奋，刺激代谢的激素分泌增多，使能量代谢增强所致。

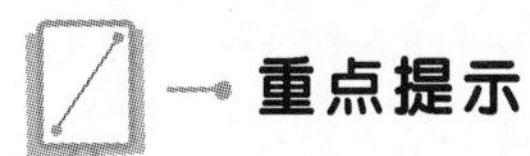

影响能量代谢的主要因素

四、基础代谢

（一）基础代谢的概念

人体在基础状态下的能量代谢称为基础代谢（basal metabolism）。临床上通常将机体单位时间内的基础代谢称为基础代谢率（basal metabolism rate，BMR）。所谓基础状态，是指人体处于以下几种状态。①清醒、静卧；②空腹（禁食12 h以上）；③环境温度在20～25 ℃；④精神放松。基础状态排除了肌肉活动、食物的特殊动力效应、环境温度和精神活动等对能量代谢的影响。在这种状态下的能量消耗，主要用在维持人体最基本的生命活动，如心跳、呼吸等，此时的能量代谢较为稳定。应当指出，熟睡时基础代谢率比一般安静时的代谢率要低，熟睡无梦时，能量代谢率更低。

重点提示　基础代谢、基础代谢率的概念

（二）基础代谢率的测定及其正常值

实验证明，能量代谢率与体表面积基本上成正比。为了比较不同个体之间的能量代谢情况，基础代谢率以每小时每平方米体表面积的产热量为单位，通常以 $kJ/(m^2 \cdot h)$ 表示。体表面积的计算公式如下：

$$体表面积(m^2)=0.0061\times 身高(cm)+0.0128\times 体重(kg)-0.1528$$

实际工作中，体表面积也可以依据人体体表面积测算用图（图7-2）测得，将受试者的身高与体重数据作一连线，从连线与体表面积标尺的交点直接查出。

当测得某人的基础代谢率后，常将测定值与同性别、同年龄组的正常值（表7-4）进行比较，以排除年龄和性别的影响。在临床实际工作中，基础代谢

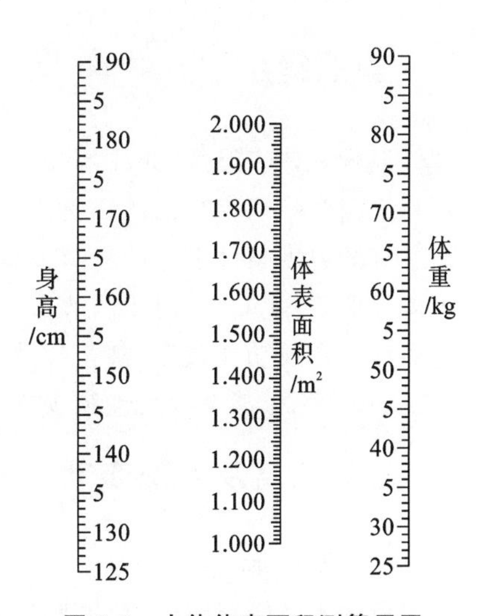

图7-2　人体体表面积测算用图

率通常以实测值与正常值之间比较的百分数(相对值)来表示,其计算公式如下:

基础代谢率的相对值=(实测值－正常值)/正常值

一般来说,基础代谢率的实测值与正常值比较,相对值在±15%以内均属于正常。相对值超过±20%时,才有可能是病理变化。很多疾病都伴有基础代谢率的改变,而在各种疾病中,甲状腺功能改变对基础代谢率影响最为显著。甲状腺功能亢进时,基础代谢率可比正常值高25%～80%;甲状腺功能减退时,基础代谢率低于正常值20%～40%。因此,基础代谢率的测定是临床工作中用于诊断甲状腺疾病的重要辅助方法。此外糖尿病、肾上腺皮质功能亢进、发热时,基础代谢率也会增高;而病理性饥饿、肾病综合征时,基础代谢率则降低。

表 7-4　我国正常人基础代谢率的正常值　　单位:kJ/(m^2 · h)

年龄	11～15 岁	16～17 岁	18～19 岁	20～30 岁	31～40 岁	41～50 岁	>51 岁
男	195.5	193.4	166.2	157.8	158.6	154.1	149.1
女	172.5	181.7	154.1	146.5	146.9	142.4	138.6

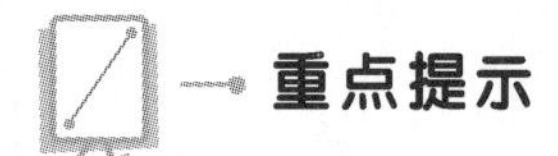

基础代谢率的正常值及测定的意义

第二节　体　　温

人体的温度分为体表温度和深部温度。体表温度是指人体外周组织即表层的温度,它包括皮肤、皮下组织和肌肉等部位的温度。体表温度散热较多较快,容易随着环境温度的变化而变化,很不稳定。身体各部位的体表温度也不同,越向肢体远端温度越低。临床上所说的体温(body temperature)是指机体深部组织的平均温度,也叫体核温度(core temperature)。

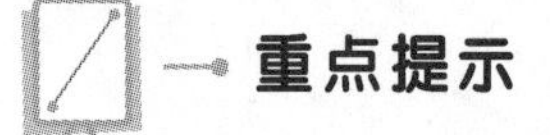

体温的概念

体核温度和体表温度(shell temperature)是完全不同的两个概念。体核温度相对稳定,是机体新陈代谢和一切生命活动正常进行的必要条件。细胞的各种生物化学反应需要的酶类,必须在适宜的温度条件下才能充分发挥作用。体温过低,可使酶的活性降低,细胞代谢受到抑制。当体温低于 34 ℃时,意识将丧失,低于 25 ℃则可使呼吸停止,心脏停止搏动。体温过高,可引起酶和蛋白质功能改变,甚至导致细胞的实质性损害。当体温持续高于 41 ℃时,可出现神经系统功能障碍,甚至永久性脑损伤,超过 43 ℃将危及生命。

一、正常体温及生理变动

(一) 正常体温

由于机体内不同组织器官的代谢水平和散热条件不一样,使得各器官的温度略有差异。

肝脏的温度最高，约为 38 ℃；血液循环使体内各部分的温度趋于一致，因此，血液的温度可以看成是人体深部的平均温度。由于人体深部的温度不易测量，所以临床上通常通过测量口腔、腋窝或直肠的温度来代替体温。直肠温度最高，正常值为 36.9～37.9 ℃，较接近机体深部的温度。测定直肠温度时，应将体温计插入直肠 6 cm 以上才能比较接近机体深部温度。口腔温度正常值为 36.7～37.7 ℃。测定口腔温度时，应将温度计置于舌下，将口紧闭，以免受吸入空气的影响。腋窝温度正常值为 36.0～37.4 ℃，测量时应保持腋窝干燥，并且要求被测量者的上臂紧贴胸廓，减少腋窝处温度的散失，测量时间为 5～10 min。测量腋窝温度方法简便，又不易发生交叉感染，是临床上测量体温最常用的方法。

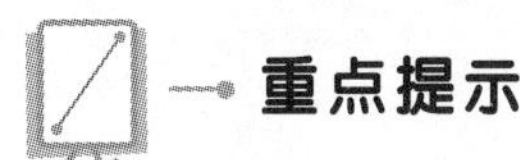

体温的测量部位及正常值

知识链接

人能耐多高温度

人体有很强的维持体温稳态的能力，能经受住外环境温度的强烈变化。例如 18 世纪，英国的一个实验生理学家勃莱登(C. Blagdon)于 1775 年进行的自体试验指出：如果空气干燥，人可以在 120 ℃室温下停留 15 min，并无不良反应，体温仍可保持稳定。在此温度下，只用 13 min，就可使牛肉烤熟。但若在湿度饱和的空气中，室温虽只有 48～50 ℃，人只能耐受很短的时间，这是汗液不能蒸发的缘故。科学家还对人体在干燥空气环境中能耐受的最高温度做过试验，人体在 71 ℃环境中能坚持 1 h；在 82 ℃环境中能坚持 49 min；在 93 ℃环境中能坚持 33 min；在 104 ℃时能坚持 26 min。人体耐受时间受到痛觉的限制，并与所穿的衣服有关。在裸体情况下，人体能耐受的快速升温极限为 210 ℃；而穿上厚实的冬季衣服，则人体能耐受的骤然升温极限可达 270 ℃。

相比之下，体内温度升高就难以承受了，体温若超过 42 ℃，中枢神经系统的功能严重紊乱，体内蛋白质可能变性、凝固，就会有生命危险。所以体温计的最高度数只有 42 ℃。

（二）体温的生理变动

人的体温是相对稳定的，但在生理情况下，体温可随昼夜、性别、年龄、肌肉活动等因素有所波动。

1. 昼夜变化　正常人体温在一昼夜之间呈现周期性波动，清晨 2～6 时体温最低，午后 1～6 时体温最高，但波动幅度一般不超过 1 ℃。体温的这种昼夜周期性波动称为昼夜节律或日节律。体温的日节律是受下丘脑控制的，下丘脑是机体各种生物节律的控制中心，即生物钟。

2. 性别差异　青春期后女性的平均体温比男性高 0.3 ℃，这可能与女性皮下脂肪较多、散热较少有关。育龄女性的基础体温随月经周期发生规律性变化（图 7-3）。从月经期到排卵日之前体温较低，排卵日最低，排卵后体温立即上升 0.3～0.6 ℃，并且维持在较高水平。临床上通过测定女性月经周期中基础体温的变化，有助于了解受试者有无排卵及排卵的日期。排卵后体温升高与孕激素的产热效应有关。

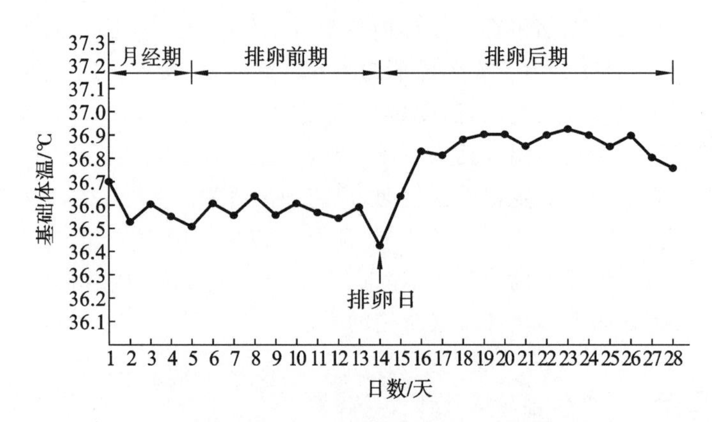

图 7-3　女性月经周期中基础体温曲线

3. 年龄差异　不同年龄人的能量代谢不同,体温也不一样。一般来说,儿童和青少年的体温比较高,老年人的体温偏低。新生儿尤其是早产儿的体温调节中枢发育还不成熟,调节体温的能力差,易受环境温度变化的影响,老年人对外界环境变化的适应能力差,因此临床工作中,应注意老年人和新生儿的护理和保温。

4. 肌肉活动和精神因素　肌肉活动、精神紧张、情绪激动时,能量代谢增高,产热量明显增多,可导致体温升高。长时间剧烈运动可使体温接近 40 ℃,因此,测量体温前要让受试者安静休息一段时间。测量小儿的体温时,要尽量避免其哭闹不安,以避免因肌肉活动增强导致的体温升高。

二、机体的产热和散热

机体正常体温的维持是在体温调节中枢的控制下,产热过程与散热过程处于动态平衡的结果。人体在代谢过程中不断地产生热量,同时又将热量不断地散发到体外。

(一) 机体的产热

1. 主要产热器官　机体的热量是由糖、脂肪、蛋白质等物质在组织细胞中进行分解代谢时产生的。其中对体温影响较大的产热器官是内脏和骨骼肌。在安静状态下,主要的产热器官是内脏器官,其产热量约占全身产热量的 56%,按单位重量算,肝脏是产热量最大的器官;劳动或运动时,骨骼肌是主要的产热器官,其产热量可达到人体产热量的 90%。骨骼肌产生热量的潜力大,剧烈运动时,人体产热量可比安静时提高 40 多倍(表 7-5)。

表 7-5　几种器官的产热情况

器官	占体重百分比/(%)	产热量/(%)	
		安静时	劳动或运动时
脑	2	16	1
内脏器官	34	56	8
骨骼肌、皮肤	56	18	90
其他	8	10	1

2. 机体的产热形式及其调节　通常机体的产热量大部分来自全身各组织器官的代谢活

动。安静状态下，在寒冷环境中，机体主要依靠寒战产热和非寒战产热两种形式增加产热量。

在寒冷刺激下，骨骼肌在肌紧张增强的基础上，伸肌和屈肌同时发生不随意地节律性收缩，此时机体的能量代谢率可增加到正常的4～5倍，骨骼肌不做功，收缩的能量全部转化为热能，因此产热量显著增加，这种产热方式称为寒战产热。

在寒冷刺激下，机体通过升高能量代谢率而增加产热的现象称为非寒战产热，也称为代谢产热。体内的褐色脂肪组织的非寒战产热量最大，约占代谢性产热总量的70%。褐色脂肪组织主要分布于肩胛下区、腹股沟区、颈部大血管周围。褐色脂肪细胞由密集的交感神经支配。寒冷刺激引起交感神经活动增强，从而增加产热量。此外，寒冷刺激引起甲状腺激素合成和释放增加也是增加代谢性产热的机制之一。

（二）机体的散热

1. 散热的部位　人体散热的主要途径有皮肤、呼吸道、消化道、泌尿器官散热等，最重要的散热部位是皮肤。

2. 皮肤散热方式　皮肤的主要散热方式有辐射散热、传导散热、对流散热和蒸发散热等。

（1）辐射散热　辐射散热是机体以热射线的形式将体热传给外界的散热方式。机体辐射散热量取决于皮肤温度和周围环境之间的温度差以及有效辐射面积。在21 ℃的环境温度及人体裸体状态时，此方式散热量约占皮肤总散热量的60%。

（2）传导散热　传导散热是机体将热量直接传给与皮肤接触的较冷物体的散热方式。传导散热的多少取决于皮肤表面与接触物体表面的温度差、接触面积以及接触物体的导热性。棉毛织物、木材、脂肪导热性能差，传导散热量少。如肥胖者皮下脂肪较多，人体深部的热量不易向外散发，因此炎热天气特别容易出汗。水的导热性能好，临床上应用冰袋、冰帽可为高热患者降温。

（3）对流散热　对流散热是指通过气体或液体的流动交换热量的一种散热方式。它是传导散热的一种特殊形式。当皮肤温度高于环境温度时，体热传给与皮肤表面相接触的空气，并使其温度升高；空气受热后，密度变小而离开皮肤，周围温度较低的空气又会补充进去。对流散热量的多少除取决于皮肤与周围环境的温度差及机体有效散热面积以外，还与气体或液体的流速有关。如电扇加快空气对流速度时，能够增加人体的散热量；增添衣服可以减少人体对流散热，有利于保持体温。

（4）蒸发散热　蒸发散热是机体通过体表水分的蒸发来散发体热的一种方式。体表每蒸发1 g水可使机体散发2.43 kJ的热量。影响蒸发散热的主要因素有环境温度、湿度和风速。临床上对高热不退的患者使用乙醇擦浴，就是利用蒸发散热来达到降温的目的。

蒸发散热有两种形式。①不感蒸发：指体内水分从皮肤和黏膜表面直接渗出而被汽化的一种散热方式，也称不显汗。这种蒸发在皮肤表面上弥漫而持续不断地进行。它不被察觉，也不受生理性体温调节机制的控制。环境温度在30 ℃以下时，不感蒸发比较稳定，人体每日不感蒸发的量约为1000 mL，其中经皮肤表面蒸发的量为600～800 mL，经呼吸道黏膜蒸发的量为200～400 mL。临床上给患者补液时，应该注意补充不感蒸发所丢失的液体量。②出汗：又称可感蒸发，指汗腺主动分泌汗液的过程。通过出汗可有效带走大量体热。在高温环境或剧烈运动及劳动时，汗腺分泌量可达每小时1.5 L或更多。通过汗液蒸发散发大量体热，防止体温骤升，与体温调节密切相关。先天性汗腺缺乏患者，外界温度高于体温时，散热受阻，易发生中暑。

重点提示 临床上对高热患者采取的物理降温措施

3. 散热的调控 机体调节散热主要是通过调节皮肤血流量和出汗实现的。

(1) 皮肤血流量的调节 调节皮肤血流量可以直接影响皮肤温度。在寒冷的环境中，交感神经紧张性增强，皮肤血管收缩，可使皮肤血流量大大减少。这使得皮肤表层温度降低，散热量大幅度下降，防止体热散失。在炎热环境下，交感神经紧张性降低，皮肤小动脉舒张，动静脉吻合支开放，皮肤血流量大大增加，有利于散热。在各种体温调节反应中，仅仅动用皮肤血流量的调节是一种最节能的方式。

(2) 出汗的调节 人在安静状态下，当环境温度达 30 ℃左右时开始出汗。劳动或运动时，气温虽在 30 ℃以下，亦可出汗。这种由温热性刺激引起的汗腺分泌称为温热性出汗(thermal sweating)，主要参与体温调节。影响温热性出汗的因素包括劳动强度、环境温度和湿度等。劳动强度越大，环境温度越高，出汗速度就越快。环境湿度大时，温度达 25 ℃便会反射性地引起大量出汗。

一般情况下，汗液中水分占 99%以上，溶质成分中以 NaCl 为主，还有少量的 KCl、尿素、乳酸等，属低渗液体。人体大量出汗时，由于水分的丢失比盐的丢失多，容易发生高渗性脱水。但如果出汗速度过快，汗腺导管来不及重吸收 NaCl，将使大量的 NaCl 随汗液排出，这时机体除丢失大量水分外，还丢失了大量的 NaCl，因此，应注意及时补充水分和 NaCl，防止电解质紊乱。

精神紧张或情绪激动时，常出现手掌、足底、前额等局部汗腺的分泌，称为精神性出汗，在体温调节中作用不大。

三、体温调节

人体体温的相对稳定依赖于自主性体温调节和行为性体温调节的共同参与，两种调节共同作用使机体的产热和散热过程处于动态平衡之中。①自主性体温调节：是在体温调节中枢控制下，通过改变皮肤血流量、汗腺活动、寒战等生理调节反应，使机体的产热量和散热量维持平衡，从而使体温保持相对恒定。②行为性体温调节：是有意识的保持体温相对恒定的活动。如在寒冷环境下通过增加衣服来保温的行为，在炎热环境中通过减少衣服来增加散热的行为等，它是自主性体温调节的完善和补充。本节主要讨论自主性体温调节。

(一) 温度感受器

温度感受器是指感受机体各个部位温度变化的特殊结构。按照温度感受器分布位置的不同，可以分为外周温度感受器和中枢温度感受器。

1. 外周温度感受器 分布于皮肤、黏膜和腹腔内脏等处的一些对温度敏感的游离神经末梢，包括热感受器和冷感受器。它们能够感受局部环境的冷、热变化，将信息传入体温调节中枢，引起体温调节反应。

2. 中枢温度感受器 存在于下丘脑、脑干网状结构、延髓和脊髓等部位的对温度敏感的神经元称为中枢温度感受器，包括热敏神经元和冷敏神经元。在视前区-下丘脑前部(PO/AH)热敏神经元的数量较冷敏神经元的数量明显多，提示下丘脑的温度感受器主要感受体温升高的刺激。

（二）体温调节中枢

在多种恒温动物的实验研究中观察到，只要保留下丘脑及其以下神经组织的结构完整，动物就能够保持体温相对稳定，如果下丘脑被破坏，动物的体温不能维持稳定，说明调节体温的基本中枢位于下丘脑。热敏神经元对体温升高变化敏感，体温升高时热敏神经元兴奋，而冷敏神经元被抑制，机体散热增加，产热减少，体温下降；反之，当体温降低时，冷敏神经元兴奋，热敏神经元被抑制，机体产热增多，散热减少，体温回升。中枢内热敏神经元的数量远多于冷敏神经元。

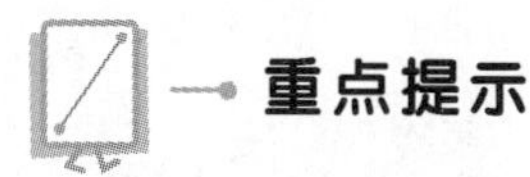

体温调节中枢

（三）体温调节的调定点学说

正常人体温为什么能够维持在37 ℃左右？体温调定点学说认为，体温调节机制类似于恒温器工作原理。PO/AH中的温度敏感神经元起着调定点（set point）的作用。当体温和调定点水平一致，如37 ℃时，机体的产热和散热保持平衡。当体温高于调定点的水平时，热敏神经元活动明显增强，散热活动明显大于产热活动，使得升高的体温开始下降，直到回到调定点为止；当体温低于调定点水平时，冷敏神经元活动明显增强，产热活动明显大于散热活动，这使降低的体温开始回升，直到回到调定点为止。

发热是临床上常见的症状，由于某种原因使调定点上移。如由于病原微生物的感染所引起的发热，主要是某些致热源作用于下丘脑体温调节中枢，使调定点上移（如39 ℃），即调定点重调定。在发热初期，由于实际体温仍位于37 ℃，低于升高的调定点，此时冷敏神经元活动明显增强，热敏神经元活动受到抑制，通过加强产热和减少散热，引起畏寒、寒战、皮肤血管收缩等反应，使实际体温逐渐上升，直至达到新的调定点（39 ℃）为止。此时，产热和散热反应在新的调定点达到平衡，即出现调节性体温升高。当引起发热的因素被去除后，升高的调定点降低回到正常水平（如37 ℃），这又使得实际体温高于调定点，散热活动便明显增强，体温随之下降，直到回到调定点为止。降温过程常伴随皮肤血管扩张和出汗等散热反应的出现。

练习与思考

一、名词解释

1. 食物的热价　2. 食物的氧热价　3. 呼吸商　4. 基础代谢率　5. 体温　6. 体温调定点

二、单项选择题

1. 在中国人中，机体约70%的能量来自（　　）。

A. 糖的氧化　B. 脂肪的氧化　C. 蛋白质的氧化

D. 核酸的分解　E. 以上都不是

2. 人体内直接供能的物质是（　　）。

A. 磷酸肌酸　B. 三磷酸腺苷　C. 葡萄糖

D. 环磷酸腺苷　E. 以上都不是

3. 人体内能源的主要储存形式是（　　）。

A. 肝糖原　　B. 肌糖原　　C. 脂肪
D. 蛋白质　　E. 以上都不是

4. 食物的氧热价是指(　　)。
A. 燃烧 1 g 食物消耗 1 L 氧所释放出的热量
B. 氧化 1 g 食物所释放出的热量
C. 燃烧 1 g 食物所释放出的热量
D. 食物氧化时消耗 1 L 氧所释放出的热量
E. 以上都不是

5. 影响能量代谢最显著的因素是(　　)。
A. 肌肉运动　　B. 进食　　C. 寒冷
D. 精神活动　　E. 以上都不是

6. 在安静状态下,人体能量代谢最稳定的环境温度是(　　)。
A. 10～15 ℃　　B. 15～20 ℃　　C. 20～30 ℃
D. 30～35 ℃　　E. 以上都不是

7. 下列哪项食物的特殊动力效应最强?(　　)
A. 糖　　B. 蛋白质　　C. 脂肪
D. 混合性食物　　E. 以上都不是

8. 人在单位时间内的基础代谢水平与下列哪项成正比?(　　)
A. 体重　　B. 身高　　C. 腰围
D. 体表面积　　E. 以上都不是

9. 人在劳动时的主要产热器官是(　　)。
A. 肺　　B. 心脏　　C. 肝脏
D. 骨骼肌　　E. 以上都不是

10. 正常人在下列哪种情况下能量代谢率最低?(　　)
A. 进食 12 h 后　　B. 完全安静时　　C. 18～25 ℃环境中
D. 熟睡时　　E. 以上都不是

11. 下列对基础代谢率的叙述,错误的是(　　)。
A. 老年人较低　　B. 身高相同的人是相同的
C. 甲状腺功能亢进患者升高　　D. 幼儿比成人高
E. 以上都不是

12. 下列疾病中基础代谢率明显增加的是(　　)。
A. 甲状腺功能亢进症　　B. 艾迪生病　　C. 肾病综合征
D. 糖尿病　　E. 以上都不是

13. 正常人的体温在一昼夜中最低的时间是(　　)。
A. 清晨 2—6 时　　B. 中午 12 时左右　　C. 13—18 时
D. 晚上 0 时前　　E. 以上都不是

14. 正常人的体温在一昼夜中最高的时间是(　　)。
A. 清晨 2—6 时　　B. 早晨起床后　　C. 13—18 时
D. 晚上睡觉前　　E. 以上都不是

15. 安静状况下,产热量最多的器官是(　　)。

A. 肌肉　　B. 肝脏　　C. 皮肤
D. 脑　　E. 以上都不是

16. 人体主要的散热器官是(　　)。
A. 肺　　B. 皮肤　　C. 消化道
D. 汗腺　　E. 以上都不是

17. 人在寒冷环境中,产热主要通过下列哪种活动来实现?(　　)
A. 皮肤血管收缩　　B. 心跳加快　　C. 寒战
D. 进食增加　　E. 以上都不是

18. 正常成年人在安静状态下,每天的不感蒸发量为(　　)。
A. 300 mL　　B. 500 mL　　C. 800 mL　　D. 1000 mL　　E. 以上都不是

19. 给高热患者使用冰袋,将有助于(　　)。
A. 辐射散热　　B. 传导散热　　C. 对流散热
D. 蒸发散热　　E. 以上都不是

20. 当外界温度高于皮肤温度时,机体的散热方式是(　　)。
A. 辐射散热　　B. 传导散热　　C. 对流散热
D. 蒸发散热　　E. 以上都不是

三、问答题

1. 影响能量代谢的因素有哪些?
2. 测定基础代谢率的注意事项、方法和临床意义分别是什么?
3. 人体体温有何生理变动?
4. 人体的散热方式主要有哪几种?根据散热原理,如何降低高热患者的体温?

四、病例分析

患者,女,20 岁,体表面积为 1.5 m^2,在基础状态下测得 1 h 的耗氧量为 18 L。问题:

该受试者基础代谢率是否正常?可能提示有什么疾病?(基础状态下的呼吸商为 0.82,氧热价为 20.19 kJ/L,20 岁女性的正常基础代谢率为 149.1 kJ/(m^2 · h)。)

(陈丽娟　张国栋)

第八章　肾脏的排泄功能

学习目标

1. 掌握排泄、肾小球滤过率、肾糖阈、渗透性利尿、水利尿的概念；尿生成的基本过程；影响肾小球滤过的因素；抗利尿激素和醛固酮对尿液生成的调节。

2. 熟悉正常尿量、多尿、少尿、无尿的概念；小管液中溶质浓度对水的重吸收的影响；排尿反射的过程。

3. 了解尿液浓缩和稀释的基本过程；肾脏的血液循环特点；肾小管和集合管的分泌功能。

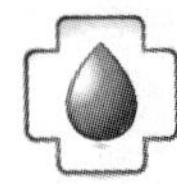

知识导航

- 肾脏的排泄功能
  - 概述
    - 排泄的概念与途径
    - 肾脏的结构和血液循环特点
  - 尿生成的过程
    - 肾小球的滤过功能
      - 滤过膜的组成及其通透性
      - 有效滤过压
      - 影响肾小球滤过的因素
        - 滤过膜的面积及其通透性
        - 有效滤过压
        - 肾血浆流量
    - 肾小管和集合管的重吸收功能
      - 重吸收的部位、方式、特点及途径
      - 几种物质的重吸收
      - 影响肾小管和集合管重吸收功能的因素
    - 肾小管和集合管的分泌功能
  - 尿生成的调节
    - 神经调节
    - 体液调节
      - 抗利尿激素
        - 来源与作用
        - 分泌的调节
      - 醛固酮
      - 心房钠尿肽
  - 尿液的浓缩和稀释
    - 尿液浓缩和稀释的概念
    - 尿液浓缩和稀释的基本过程
    - 肾髓质渗透压梯度的形成与维持
  - 尿液及其排放
    - 尿量、尿液的成分及理化性质
    - 尿液的储存与排放
      - 膀胱和尿道的神经支配
      - 排尿反射

第一节　概　　述

一、排泄的概念与途径

机体在新陈代谢过程中，不仅需要从外界环境中摄取生命活动所需要的营养物质，还需要将机体在代谢过程中产生的代谢产物和过剩物质排出体外，才能维持内环境的相对稳定，保证新陈代谢的正常进行。

（一）排泄的概念

排泄（excretion）是指机体将代谢的终产物和进入体内的异物及过剩的物质，经过血液循环由相应的途径排出体外的过程。

（二）排泄的途径

从表 8-1 中可以看出，各种排泄器官中，肾脏排出代谢产物的种类最多、数量最大，并且肾脏能根据机体的情况来调整尿量和尿液的成分，对机体的水、电解质平衡和酸碱平衡起调节作用，以维持内环境稳态，故肾脏是人体最重要的排泄器官。此外，肾脏还具有内分泌功能，能分泌肾素、促红细胞生成素、前列腺素、缓激肽等多种生物活性物质，调节机体的血液循环、骨髓的造血功能、钙磷代谢等。本章主要介绍肾脏的排泄功能。

表 8-1　排泄的途径及形式

排泄器官	排泄物	排泄形式
呼吸器官	二氧化碳、水、挥发性物质等	气体
消化器官	铅、汞、胆色素、无机盐等	唾液，粪便
皮肤	水、无机盐、尿素等	汗液
肾脏	水、盐类、尿素、尿酸、肌酐、药物等	尿液

二、肾脏的结构和血液循环特点

（一）肾脏的结构特点

1. 肾单位　人类的每个肾脏约有 100 万个肾单位，肾单位（nephron）是肾脏结构和功能的基本单位，是生成尿液的结构基础，它和集合管共同完成泌尿功能。肾单位的组成如下：

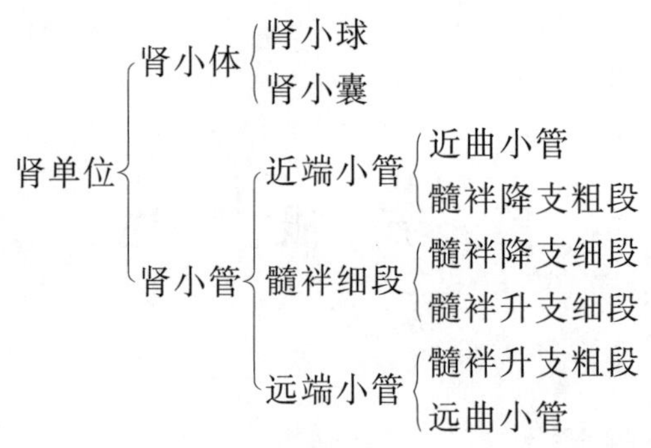

肾单位及集合管的结构示意图见图 8-1。

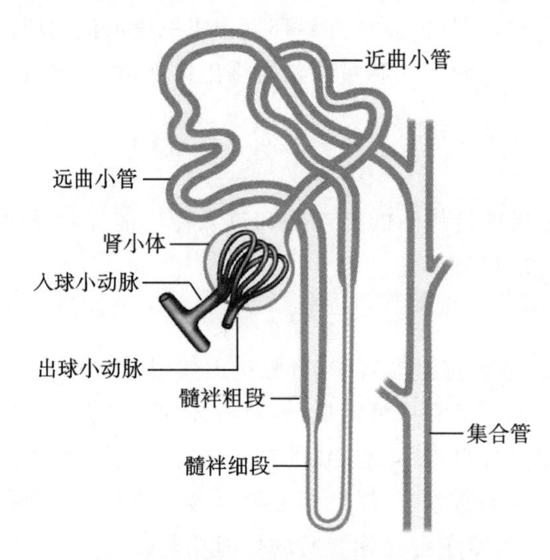

图 8-1　肾单位及集合管的结构示意图

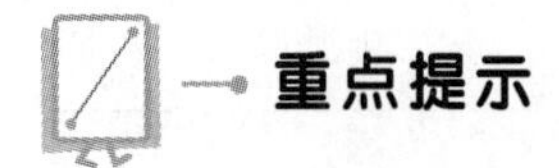
重点提示　肾单位的组成

肾单位根据其所在的部位可分为皮质肾单位(cortical nephron)和近髓肾单位(juxtamedullary nephron)。皮质肾单位的肾小体位于外皮质层和中皮质层,其髓袢较短,只达外髓质层,其入球小动脉口径大于出球小动脉,出球小动脉分支包绕在肾小管外面,此结构有利于肾小管的重吸收;近髓肾单位的肾小体位于内皮质层,髓袢可深入到肾内髓质层,入球小动脉口径与出球小动脉口径无明显差异,但出球小动脉分支形成两种小血管,一种为网状小血管,有利于肾小管的重吸收,一种是 U 形直小血管,在维持肾髓质高渗梯度中起重要作用。

2. 集合管　集合管与远曲小管相连接,每条集合管接受来自多条远曲小管的液体,多条集合管汇入乳头管,然后进入肾盏、肾盂、输尿管,最后进入膀胱经尿道排出体外。

3. 球旁器　球旁器(juxtaglomerular apparatus)包括球旁细胞、球外系膜细胞和致密斑(表 8-2),球旁器结构示意图见图 8-2。

表 8-2　球旁器

球旁器	位置	功能
球旁细胞	入球小动脉中膜内的肌上皮样细胞	合成、储存、释放肾素

续表

球旁器	位置	功能
球外系膜细胞	入球小动脉和出球小动脉之间的一群细胞	具有吞噬功能
致密斑	远曲小管起始部的高柱状上皮细胞	感受小管液中 NaCl 含量的变化，并将信息传递给球旁细胞，调节肾素的分泌

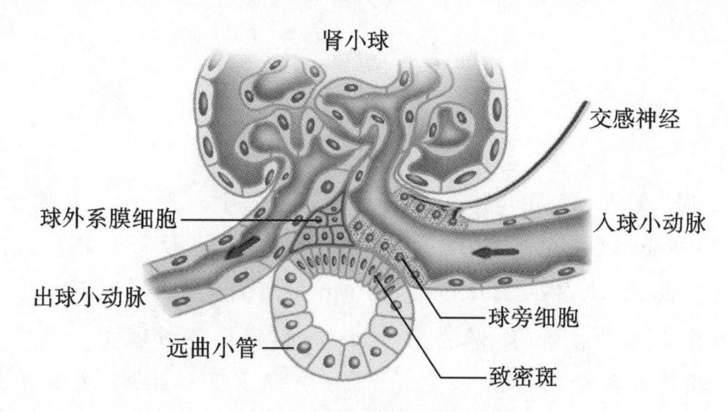

图 8-2 球旁器结构示意图

（二）肾脏的血液循环特点

1. 血流量大，分布不均匀 正常成人两肾约重 300 g，占体重的 0.5%，正常成人安静时约有 1200 mL/min 的血液流经两肾，相当于心输出量的 20%～25%。并且肾脏的血液分布不均匀，肾血流量约 94%分布在肾皮质，肾髓质只有 6%左右。通常所说的肾血流量主要是指肾皮质血流量。

2. 双重毛细血管网

(1) 肾小球毛细血管网 由入球小动脉分支形成，位于入球小动脉与出球小动脉之间，在皮质肾单位，入球小动脉粗短，出球小动脉细长，使肾小球毛细血管内血压维持在较高状态，有利于肾小球的滤过。

(2) 肾小管周围的毛细血管网 由出球小动脉分支形成，血液流过出球小动脉后，血压大幅度降落，肾小管周围的毛细血管血压较低，有利于肾小管的重吸收，在近髓肾单位，肾小管周围的毛细血管的 U 形直小血管与髓袢伴行，对维持肾髓质高渗梯度和尿浓缩功能有重要作用。

3. 肾血流量的调节 肾血流量的调节包括自身调节、神经和体液调节。

(1) 自身调节 肾血流量的自身调节是指肾血流量不依赖于神经和体液调节，平均动脉压在 80～180 mmHg(10.7～24.0 kPa)范围内变动时，保持相对稳定的调节。

(2) 神经和体液调节 支配肾血管的神经主要是交感神经。肾交感神经兴奋时，末梢释放去甲肾上腺素引起入肾血管强烈收缩，肾血流量减少；反之，肾交感神经传入冲动减少时，肾血管舒张，肾血流量增多。

一般情况下，肾主要依靠自身调节来维持其血流量的恒定。紧急情况下，机体通过神经、体液因素的作用，使肾血流量减少，全身血液重新分配，保证心、肺、脑等的血液供应。

第二节　尿生成的过程

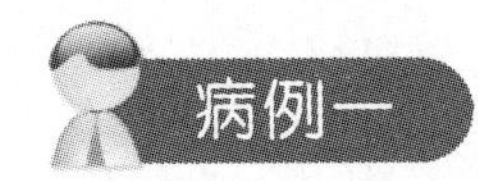

患儿，男，10 岁，因“血尿、颜面水肿 2 天”入院。患儿于入院前 2 天因上呼吸道感染出现血尿，为肉眼血尿，伴颜面水肿、尿量减少、发热、恶心、呕吐、头晕等症状。入院查体：体温 37.9 ℃，脉搏 100 次/分，呼吸 23 次/分，血压 145/93 mmHg；咽充血，双肾区叩痛。辅助检查：尿液红细胞（＋＋＋），为肾小球源性血尿，尿蛋白（＋＋＋），可见多种管型。请回答：

1. 用肾小球滤过的原理分析患者尿量减少、尿液中出现红细胞、蛋白质的原因。
2. 运用本节知识分析糖尿病患者多尿的原因。

肾脏的结构和循环特点使肾脏完成泌尿功能。尿液在肾单位和集合管中生成，尿生成的过程包括肾小球的滤过，肾小管和集合管的重吸收，肾小管和集合管的分泌（图 8-3）。

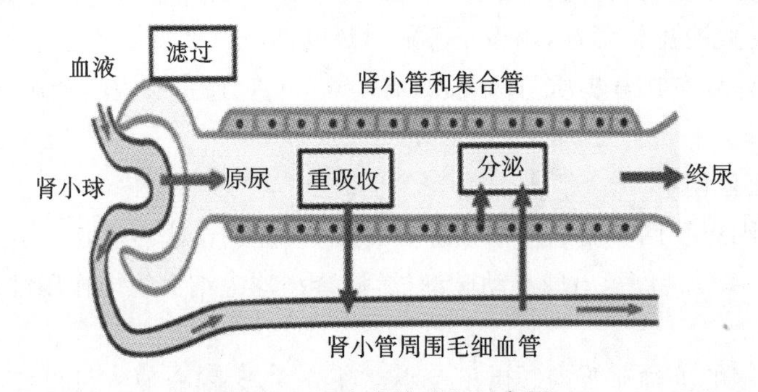

图 8-3　尿生成的过程示意图

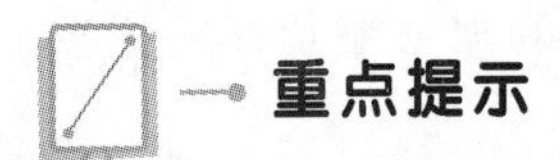

尿生成的三个过程

一、肾小球的滤过功能

肾小球的滤过（glomerular filtration）是指血液流经肾小球毛细血管时，血浆中除蛋白质外的其他物质经滤过膜进入肾小囊囊腔形成原尿的过程。原尿就是血浆的超滤液。用微穿刺技术获取肾小囊囊腔的原尿进行分析，结果表明：其中所含的各种晶体物质的成分和浓度与血浆基本相似。

每分钟两侧肾脏生成的原尿总量称为肾小球滤过率（glomerular filtration rate，GFR）。正常成人的肾小球滤过率平均为 125 mL/min，因此每天两肾生成的原尿总量可达到 180 L。肾小球滤过率与肾血浆流量的比值称为滤过分数（filtration fraction，FF）。正常安静状态下，滤过分数约为19%。

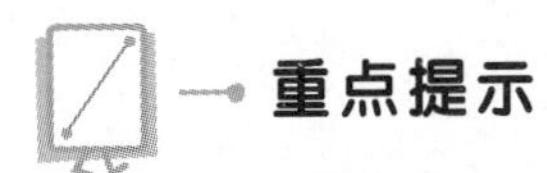

肾小球滤过和肾小球滤过率的概念

(一) 滤过膜的组成及其通透性

肾小球滤过的结构基础是滤过膜。血浆经肾小球毛细血管滤过进入肾小囊，滤过通过的结构称为滤过膜，滤过膜由三层结构组成(表8-3)。

表8-3　滤过膜的结构、特点及作用

滤过膜	组　成	特点及作用
内层	毛细血管内皮细胞	细胞上有直径为50～100 nm的窗孔，阻止血细胞通过，对血浆中的物质无限制
中层	基底膜	膜上有直径为2～8 nm的不规则网孔，蛋白质很难通过，允许水和部分溶质通过，是机械屏障的主要部位
外层	肾小囊脏层上皮细胞	细胞伸出足突，足突交错形成裂孔，裂孔上有薄膜，裂孔膜上有直径为4～11 nm的微孔，阻止血浆蛋白的通过

以上三层结构组成了滤过膜的机械屏障，除机械屏障外，在滤过膜的各层，均覆盖有一层带负电荷的糖蛋白，阻止带负电荷的蛋白质通过，起电学屏障的作用。例如，分子有效半径小于2 nm的带正电荷或呈中性的物质，可以自由通过滤过膜(如葡萄糖、水、Na^+等)。因此，滤过膜上的机械屏障和电学屏障决定了原尿中没有血细胞和蛋白质，其他成分与血浆相似。

(二) 有效滤过压

肾小球滤过的动力为有效滤过压(effective filtration pressure，EFP)。肾小球有效滤过压和组织液生成的有效滤过压相似，是由滤过的动力和阻力两部分差值组成的。其中，促进滤过的因素是肾小球毛细血管血压和肾小囊囊内原尿的胶体渗透压；阻止滤过的因素是血浆胶体渗透压和肾小囊内压，但是由于肾小囊囊内的原尿几乎没有蛋白质，所以其胶体渗透压可以忽略不计，因此肾小球毛细血管血压是唯一促进滤过的因素(图8-4)。肾小球有效滤过压的计算公式如下：

肾小球有效滤过压＝肾小球毛细血管血压－(血浆胶体渗透压＋肾小囊内压)

肾小球入球小动脉粗而短，血流阻力小；出球小动脉细而长，血流阻力大，因此血液在流经肾小球毛细血管时血压基本保持不变，故入球小动脉端和出球小动脉端血压几乎相等，约为45 mmHg。肾小囊原尿生成过程和向肾小管输送的过程保持平衡，故肾小囊内压也基本不变，约为10 mmHg。而肾小球毛细血管内的血浆胶体渗透压不是固定不变的，当血液流经肾小球毛细血管时，水和小分子溶质被滤过，血浆总量不断减少，引起血浆蛋白浓度逐渐升高，血浆胶体渗透压也随之升高。在入球小动脉端血浆胶体渗透压约为25 mmHg，到出球小动脉端时血浆胶体渗透压升高到约35 mmHg。

因此，入球小动脉端的有效滤过压为：

有效滤过压＝45－(25＋10)＝10 mmHg

出球小动脉端的有效滤过压为：

有效滤过压＝45－(35＋10)＝0 mmHg

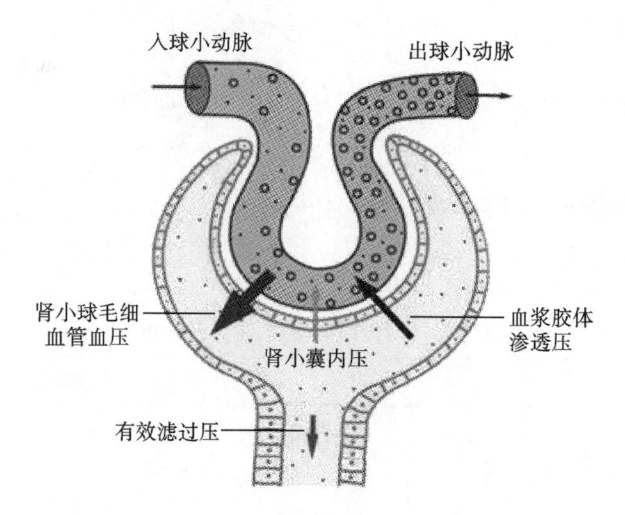

图 8-4　肾小球有效滤过压示意图

由此可见，血液由入球小动脉流向出球小动脉时，有效滤过压逐渐下降，当血液流至出球小动脉时，有效滤过压降低为零，滤过停止，无原尿生成，达到了滤过平衡。具有滤过作用的毛细血管长度取决于有效滤过压下降的速度。当有效滤过压下降的速度减慢时，具有滤过作用的毛细血管长度延长，生成的原尿量增多；反之，生成的原尿量减少。

（三）影响肾小球滤过的因素

影响肾小球滤过功能的因素有很多，其中主要包括滤过膜的面积及其通透性、有效滤过压和肾血浆流量。

1. 滤过膜的面积及其通透性　肾小球的滤过功能与滤过膜的面积及其通透性有关。正常情况下，成人两肾的滤过面积约在 1.5 m^2 以上，滤过膜的面积保持相对稳定。但在某些病理情况下，滤过膜的面积可发生变化，如急性肾小球肾炎时，肾小球毛细血管管腔变窄或阻塞，使滤过膜面积减小，肾小球滤过率下降，导致少尿或者无尿。滤过膜的通透性改变也会导致尿液成分发生改变。正常情况下滤过膜的通透性比较稳定，但在某些病理情况下，如某些肾脏疾病、缺血、缺氧等可使滤过膜上带负电荷的糖蛋白减少或者消失，使滤过膜的电学屏障作用减弱，通透性增大，本来不能通过的蛋白质或血细胞漏出，造成蛋白尿或血尿。

2. 有效滤过压　有效滤过压是肾小球毛细血管血压、血浆胶体渗透压和肾小囊内压三种因素的代数和，其中任何一种因素的变化均可改变有效滤过压，从而影响肾小球的滤过功能。

(1) 肾小球毛细血管血压　正常情况下，当动脉血压在 80～180 mmHg(10.7～24.0 kPa)范围内变动时，由于肾血流量的自身调节作用，肾小球毛细血管血压可保持相对稳定，故肾小球滤过率基本不变。但当动脉血压的变化超出肾血流量自身调节的范围时，肾小球毛细血管血压、有效滤过压和肾小球滤过率都会发生改变。如在血容量减少、剧烈运动、强烈的伤害性刺激等情况下，可引起交感神经活动增强，肾脏入球小动脉强烈收缩，导致肾血流量减少，肾小球毛细血管血压下降，从而影响肾小球滤过率。临床上大失血的患者，当动脉血压低于 80 mmHg(10.7 kPa)时，肾血流量减少，肾小球毛细血管血压降低，有效滤过压减小，肾小球滤过率降低，导致患者尿量减少；当动脉血压降至 40 mmHg(5.3 kPa)时，有效滤过压可降至零，导致患者无尿。

(2) 血浆胶体渗透压　正常情况下，血浆胶体渗透压保持相对稳定，对肾小球滤过率影响不大。当静脉大量快速输入生理盐水或病理情况下肝肾功能严重受损使血浆蛋白减少，或者因毛细血管通透性增大使血浆蛋白流失时，血浆蛋白浓度降低，血浆胶体渗透压下降，有效滤过压增大，肾小球滤过增多，从而使尿量增加。

(3) 肾小囊内压　正常情况下，肾小囊的囊内压比较稳定。在某些病理情况下，肾盂或输尿管结石、肿瘤压迫或者其他原因导致的输尿管阻塞时，小管液或者终尿不能排出，引起逆行性压力升高，此时肾小囊内压升高，有效滤过压降低，肾小球滤过减少。

3. 肾血浆流量　肾血浆流量对肾小球滤过率的影响主要是改变滤过平衡点，而滤过平衡点与肾小球毛细血管内的血浆胶体渗透压上升速度有关。当肾血浆流量增大(静脉大量输入生理盐水)时，肾小球毛细血管内血浆胶体渗透压上升速度减缓，滤过平衡点靠近出球小动脉端，使具有滤过作用的毛细血管长度增加，肾小球滤过率增加，尿量增多；相反，当肾血浆流量减少时，滤过平衡点靠近入球小动脉端，使肾小球滤过率减小，尿量减少。如在剧烈运动、失血、缺氧、中毒性休克等病理情况下，肾交感神经兴奋引起入球小动脉阻力明显增加，可引起肾血浆流量明显减少，肾小球滤过率也明显下降，尿量明显减少。

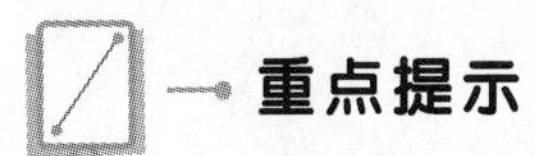

影响肾小球滤过的因素

二、肾小管和集合管的重吸收功能

正常人两肾每天生成的原尿可达 180 L，而终尿量却只有约 1.5 L，这表明原尿流经肾小管和集合管时，其中约 99% 被重吸收了。肾小球滤过形成的原尿进入肾小管后称为小管液，小管液流经肾小管和集合管时，其中的水和大部分营养物质重新回到血液的过程称为重吸收。和原尿相比，终尿的性质发生了明显变化(表 8-4)。

表 8-4　血浆、原尿、终尿的成分对比

成　分	血浆/(g/L)	原尿/(g/L)	终尿/(g/L)	重吸收率/(%)
Na^+	3.3	3.3	3.5	99
K^+	0.2	0.2	1.5	94
Cl^-	3.7	3.7	6.0	99
CO_3^{2-}	1.5	1.5	0.07	99
PO_4^{3-}	0.03	0.03	1.2	67
尿素	0.3	0.3	20.0	45
尿酸	0.02	0.02	0.5	79
肌酐	0.01	0.01	1.5	0
氨	0.001	0.001	0.4	0
葡萄糖	1.0	1.0	0	100
蛋白质	65～85	0.3	0	100
水	900	980	960	99

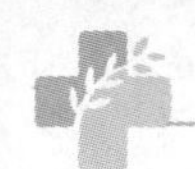

从表 8-4 可以看出，原尿中的物质被选择性的重吸收或者被肾小管上皮细胞主动分泌。如原尿中的葡萄糖全部都被重吸收，Na^+、K^+ 等也不同程度被重吸收，肌酐不被重吸收，K^+ 等可被分泌到小管液中，因此，肾小管和集合管具有物质转运功能。肾小管和集合管的物质转运功能包括重吸收(reabsorption)和分泌(secretion)。

(一) 重吸收的部位、方式、特点及途径

1. 重吸收的部位 肾小管和集合管都具有重吸收功能，但是由于各段小管形态结构存在差异，重吸收物质的能力也不同。近端小管上皮细胞管腔膜上存在着大量密集的微绒毛，极大地增加了重吸收面积，使重吸收面积达 50～60 m^2。另外，管腔膜和基底侧膜上还存在有转运蛋白和钠泵，故原尿中的葡萄糖、氨基酸几乎全部在近端小管被重吸收，80%～90%的 HCO_3^-、65%～70%的水、Na^+、K^+、Cl^-、部分硫酸盐、磷酸盐、尿素、尿酸也在该段被重吸收。余下的水和盐类在髓袢细段、远端小管和集合管陆续被重吸收，少量随尿液排出。近端小管尤其是近曲小管重吸收物质的种类最多、数量最大，因此，近端小管是各类物质重吸收的主要部位(图 8-5)。

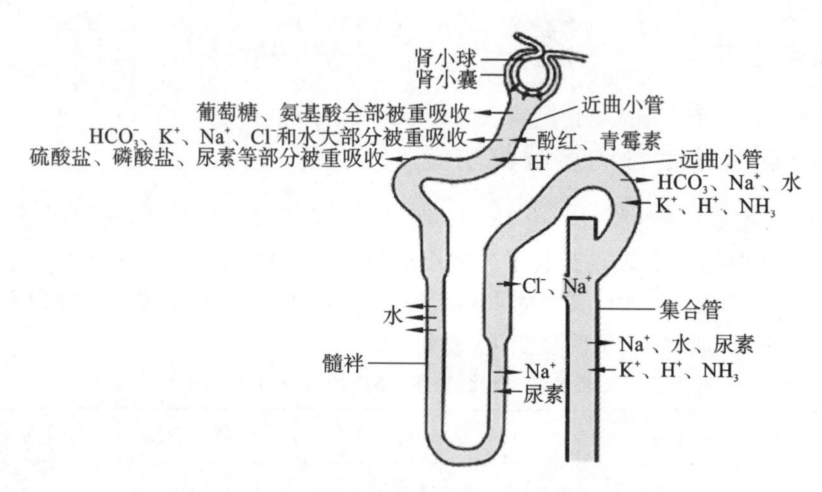

图 8-5 肾小管和集合管重吸收示意图

2. 重吸收的方式 肾小管和集合管重吸收的方式有主动转运和被动转运两种。主动转运是指肾小管上皮细胞逆浓度差或逆电位差将小管液中的溶质主动转运到肾小管周围组织液或血液的过程。此过程需要耗能，分为原发性主动转运和继发性主动转运。原发性主动转运由 ATP 水解直接提供能量，包括钠泵、质子泵和钙泵等；继发性主动转运由钠泵提供能量，转运葡萄糖、氨基酸等。被动转运包括渗透和扩散，指小管液中的水和溶质顺浓度差或电位差转运到肾小管周围组织液的过程。

3. 重吸收的特点 ①选择性重吸收：肾小管和集合管的重吸收具有高度的选择性，目的是保留对机体有用的物质，清除对机体有害和过剩的物质。正常情况下小管液中的葡萄糖和氨基酸等全部被重吸收；水和电解质如 Na^+、K^+、Cl^- 和 HCO_3^- 等，绝大部分被重吸收；一些代谢产物如尿素、尿酸等物质，部分被重吸收；肌酐则完全不被重吸收。②有限性重吸收：肾小管对某些物质的重吸收有一定的限度。当小管液中某些物质的浓度过高，超过了肾小管重吸收限度时，该物质就不能被肾小管全部重吸收，该物质便会出现在尿中。

4. 重吸收的途径 肾小管和集合管重吸收过程中物质转运的途径有两种。一种是跨细胞转运途径，这种途径是小管液中的溶质通过管腔膜进入肾小管上皮细胞内，进入细胞内的物

质经过一定的方式跨过基底侧膜进入组织间隙液；另一种途径是细胞旁途径，如小管液中的水分子、Cl^-、Na^+ 可直接通过肾小管上皮细胞间的紧密连接进入细胞间隙而被重吸收。

重点提示　重吸收的部位、方式及特点

（二）几种物质的重吸收

由于肾小管各段和集合管的结构与功能存在着差异，故肾小管各段对小管液中物质的转运方式、转运量及转运机制各有不同。下面讨论几种重要物质在肾小管和集合管的重吸收。

1. Na^+、Cl^- 和水的重吸收　原尿中 99% 的 Na^+、Cl^- 被肾小管和集合管重吸收，这对维持细胞外液的总量和渗透压有重要意义。除了髓袢降支细段外，肾小管各段和集合管对 Na^+、Cl^- 均有重吸收的能力。Na^+、Cl^- 在肾小管各段的重吸收率不同：小管液中约 70% 的 Na^+、Cl^- 在近端小管被重吸收，其中 2/3 经跨细胞转运途径，发生在近端小管前半段，1/3 经细胞旁途径，发生在近端小管后半段；小管液中约 10% 的 Na^+、Cl^- 在远曲小管被重吸收；小管液中的其他 Na^+、Cl^- 在髓袢升支和集合管被重吸收。

(1) 近端小管　近端小管各段对 Na^+、Cl^- 的重吸收方式和机制各不相同(图 8-6)。

近端小管前半段，Na^+ 进入上皮细胞的过程与葡萄糖、氨基酸的转运及 H^+ 的分泌密不可分。小管液中的 Na^+ 和细胞内的 H^+ 由管腔膜上的 Na^+-H^+ 交换体进行逆向转运，H^+ 被分泌到小管液中，而 Na^+ 则进入上皮细胞内；Na^+ 还可以和葡萄糖、氨基酸在管腔膜上 Na^+-葡萄糖同向转运体和 Na^+-氨基酸同向转运体的作用下共同转运，小管液中 Na^+ 顺电化学梯度进入肾小管上皮细胞内。通过上述两种方式，进入细胞内的 Na^+，都被 Na^+-K^+ 泵泵到细胞间隙，使细胞间隙中 Na^+ 浓度升高，渗透压也升高。在渗透压的作用下，小管液中的水通过跨细胞途径和细胞旁途径两种途径不断进入细胞间隙，细胞间隙内静水压升高，促使细胞间隙中 Na^+ 和水进入管周毛细血管而被重吸收。

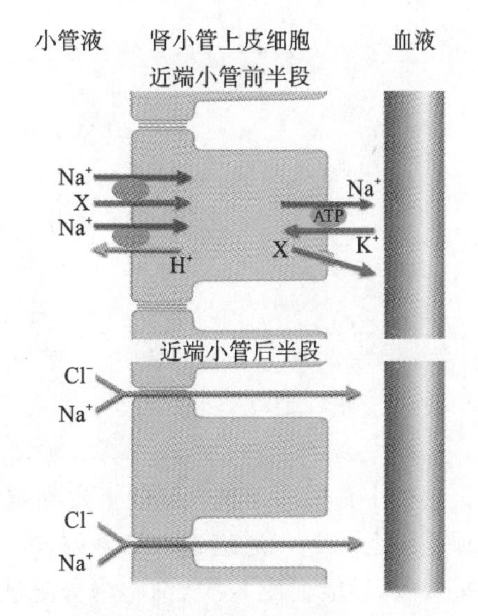

图 8-6　近端小管各段对 Na^+、Cl^- 的重吸收示意图

注：X 代表葡萄糖、氨基酸等。

在近端小管后半段，存在 Na^+-H^+ 和 Cl^--HCO_3^- 逆向转运体，通过 H^+-Na^+ 交换、Cl^- 与 HCO_3^- 的逆向转运，使 Na^+ 和 Cl^- 进入细胞内，H^+ 和 HCO_3^- 进入小管液。进入细胞内的 Cl^- 又由基底侧膜上的 K^+-Cl^- 同向转运体转运到细胞间隙，然后被重吸收入血。

(2) 髓袢　小管液中的 NaCl 约 20% 在髓袢被重吸收。①髓袢降支细段：髓袢降支细段上钠泵活性很低，对 NaCl 的通透性极低，但对水通透性较高。小管液流经该段时水不断被重吸收，小管液中 NaCl 的浓度不断升高，使渗透压逐渐升高。②髓袢升支细段：髓袢升支细段上皮细胞对水不通透，但对 NaCl 有较高的通透性，小管液流经该段时，NaCl 顺浓度差扩散到管周组织液中被重吸收，小管液的渗透压逐渐下降。③髓袢升支粗段：髓袢升支粗段是 NaCl 在髓袢被重吸收的主要部位，而且是主动重吸收。髓袢升支粗段的顶端膜上存在有 Na^+-K^+-2 Cl^- 同向转运体，使小管液中 1 个 Na^+ 顺浓度梯度、1 个 K^+ 和 2 个 Cl^- 逆浓度梯度同向转运

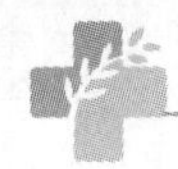

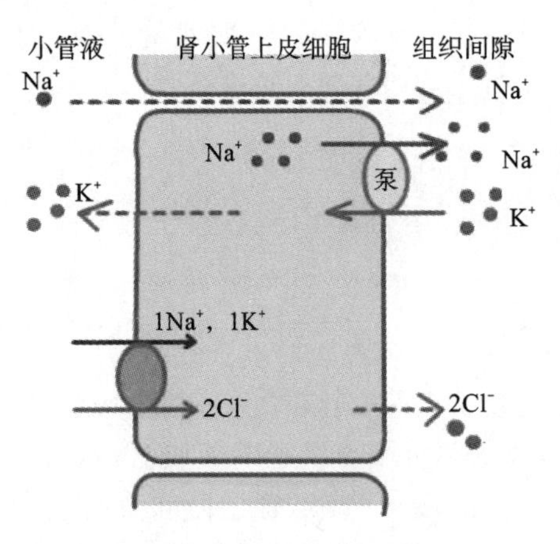

图 8-7 髓袢升支粗段继发性主动重吸收 Na^+、K^+ 和 Cl^- 的示意图

到细胞内。进入细胞内的 Na^+ 经钠泵泵至组织间隙，Cl^- 顺浓度梯度经管周膜的 Cl^- 通道进入组织间隙，K^+ 顺浓度梯度经管腔膜返回小管液中。在此机制中 Na^+ 属于主动转运，而 Cl^- 属于继发性主动转运（图8-7）。

（3）远曲小管和集合管　此部位对 Na^+、Cl^- 和水的重吸收是根据机体水和盐的平衡状况进行调节的。Na^+ 的重吸收受醛固酮的调节，水的重吸收受抗利尿激素的调节。

远曲小管起始部上皮细胞能主动重吸收 NaCl，对水不通透，可使小管液渗透压降低。远曲小管起始部的管腔膜，小管液中的 Na^+ 和 Cl^- 经 Na^+-Cl^- 同向转运体转运进细胞内，细胞内的 Na^+ 由钠泵泵出至组织间隙，然后被重吸收入血。

知识链接

强效利尿药——呋喃苯胺酸、利尿酸

呋喃苯胺酸（呋塞米）、利尿酸等利尿药物能抑制髓袢升支粗段上皮细胞管腔膜上的 Na^+-K^+-$2Cl^-$ 同向转运体的转运功能，抑制髓袢升支粗段对 Na^+、Cl^- 的重吸收而产生利尿作用。

中效利尿药——噻嗪类

噻嗪类（thiazide）利尿剂可抑制远曲小管起始部的 Na^+-Cl^- 同向转运体的转运动能，抑制远曲小管起始部对 Na^+ 的重吸收，从而达到利尿的效果。

远曲小管后段和集合管的上皮细胞靠钠泵维持细胞内的低钠状态，并可使小管液中 Na^+ 经顶端膜上的 Na^+ 通道进入细胞内，Na^+ 的重吸收使小管液呈负电位，导致小管液中的 Cl^- 被动重吸收，还能促使 K^+ 从细胞内分泌进入小管液。

从表 8-5 中可以看出，水的重吸收分为两种：一种是必需性重吸收，在近端小管随着 NaCl 的重吸收而被动重吸收，与体内是否缺水无关，占重吸收水量的 65%～70%；另一种是调节性重吸收，在远曲小管和集合管，水不易通透，但是在抗利尿激素的存在下进行重吸收，重吸收的量取决于体内是否缺水，占重吸收水量的 20%～30%。

表 8-5　肾小管各段和集合管对水和 NaCl 通透性对比

部位	NaCl	水	造成的结果
近端小管	易通透	易通透	水随着 NaCl 的重吸收而被动重吸收
髓袢降支细段	不易通透	高度通透	NaCl 不能被重吸收，小管液渗透压升高
髓袢升支细段	高度通透	不易通透	NaCl 被动重吸收，小管液渗透压降低
髓袢升支粗段	主动重吸收	不易通透	Na^+ 主动重吸收，Cl^- 继发性主动重吸收

续表

部位	NaCl	水	造成的结果
远曲小管	受醛固酮调节	不易通透，有抗利尿激素时易通透	NaCl 主动重吸收
集合管	受醛固酮调节	有抗利尿激素时易通透	Na^+ 主动重吸收，Cl^- 被动重吸收

2. HCO_3^- 的重吸收　正常情况下肾小球滤过的 HCO_3^- 有 99%都被肾小管和集合管重吸收，其中肾小球滤过的 HCO_3^- 有 80%～90%在近端小管进行重吸收(图 8-8)，其余经肾小球滤过的 HCO_3^- 则在远曲小管和集合管被重吸收。HCO_3^- 不易通过管腔膜，其重吸收是与 H^+-Na^+ 交换耦联进行的。小管液中的 HCO_3^- 与分泌到小管液中的 H^+ 结合生成 H_2CO_3，H_2CO_3 分解为 CO_2 和 H_2O，CO_2 经单纯扩散进入上皮细胞并在碳酸酐酶作用下与 H_2O 结合生成 H_2CO_3，并解离为 H^+ 和 HCO_3^-，H^+ 经 H^+-Na^+ 交换分泌到小管液中，再次和小管液中的 HCO_3^- 结合形成 H_2CO_3。大部分 HCO_3^- 与 Na^+ 一起经基底膜上的联合转运方式进入细胞间隙而后被重吸收到血液中，小部分 HCO_3^- 通过 Cl^--HCO_3^- 逆向转运方式进入细胞间隙，两种转运方式需要的能量是由基底膜上的钠泵提供的。综上所述，近端小管重吸收 HCO_3^- 是以 CO_2 的形式进行的，CO_2 为脂溶性物质，易通过细胞膜，因此 HCO_3^- 的重吸收优先于 Cl^-，HCO_3^- 是体内主要的碱储备物质，其重吸收与 H^+ 的分泌密切相关，既排酸又保碱，对维持体内酸碱平衡具有重要意义。

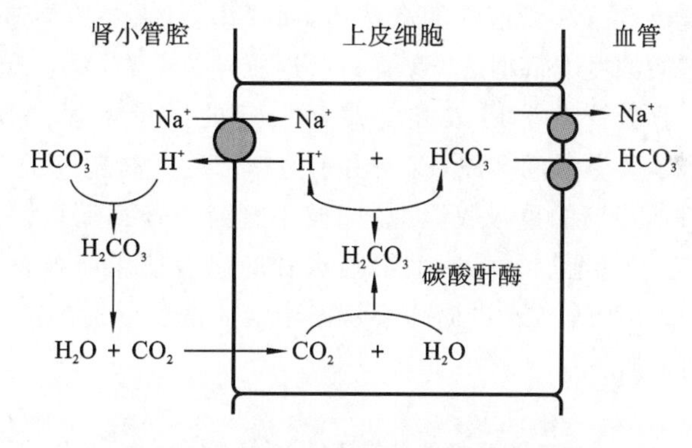

图 8-8　近端小管重吸收 HCO_3^- 示意图

3. K^+ 的重吸收　小管液中的 K^+ 有 94%被重吸收，其中 65%～70%的 K^+ 在近端小管被重吸收，被髓袢重吸收的 K^+ 有 25%～30%。远曲小管和集合管既能重吸收 K^+，又能分泌 K^+，但受多种因素的调节会改变其重吸收和分泌的速率。小管液中 K^+ 在钠泵的作用下逆电化学梯度转运至细胞内，然后扩散至管周组织液并被重吸收入血。

4. 葡萄糖的重吸收　正常情况下，原尿中的葡萄糖浓度与血浆相等，但终尿中几乎不含葡萄糖，这表明小管液中的葡萄糖全部被重吸收。微穿刺实验表明，原尿中的葡萄糖在近端小管，特别是近端小管的前半段被重吸收，其他各段小管均无重吸收葡萄糖的能力。

在近端小管上皮细胞顶端膜上有 Na^+-葡萄糖同向转运体，小管液中的葡萄糖和 Na^+ 与转运体结合后，Na^+ 顺电化学梯度进入上皮细胞内，葡萄糖同时被转运至上皮细胞内。进入上皮细胞中的 Na^+ 通过基底膜上的钠泵进入细胞间隙，葡萄糖经易化扩散被转运到组织间隙而被重吸收到血液中，因此，葡萄糖的重吸收是随 Na^+ 的主动重吸收而继发进行的，属于继发性主动转运。

肾小管上皮细胞顶端膜上同向转运体数量有限，所以近端小管对葡萄糖的重吸收有一定限度。当小管液中的葡萄糖超出近端小管的重吸收限度时，葡萄糖不能被全部重吸收，就会出现在尿中，称为糖尿。通常将尿中开始出现葡萄糖时的血糖浓度称为肾糖阈（renal glucose threshold），其正常值为 8.88～9.99 mmol/L。

重点提示 肾糖阈的概念

5. 其他物质的重吸收 小管液中的 HPO_4^{2-}、SO_4^{2-} 等物质的重吸收机制与葡萄糖的重吸收相似，也是与 Na^+ 结合于同一载体蛋白上通过同向转运重吸收的。

（三）影响肾小管和集合管重吸收功能的因素

1. 球-管平衡 近端小管的重吸收率和肾小球滤过率密切相关，实验证明，无论肾小球滤过率增加或是下降，近端小管中 Na^+ 和水的重吸收率总是占肾小球滤过率的 65%～70%。这说明当肾小球滤过率增加时，近端小管对 Na^+ 和水的重吸收率也增加，反之亦然，这种现象称为球-管平衡。球-管平衡（glomerulotubular balance）是指近端小管重吸收 Na^+ 与水的量随着肾小球滤过率的改变而发生变化的现象。球-管平衡的生理意义是使尿中排出的 Na^+ 和水不会随着肾小球滤过率的增减而发生大幅度的变化，从而可以保持尿量和尿钠的相对稳定。

2. 小管液中溶质的浓度 小管液中溶质浓度升高是对抗肾小管重吸收水的力量，这是因为小管液中溶质的浓度决定了小管液中的渗透压，而肾小管内、外的渗透压梯度是水被重吸收的动力。当小管液中溶质浓度升高时，小管液的渗透压随之升高，肾小管各段对水的重吸收减少，尿量增多。这种由于小管液溶质浓度升高而引起的尿量增多的现象称为渗透性利尿（osmotic diuresis）。糖尿病患者的多尿，就是由于血糖浓度升高超过了肾糖阈，小管液中的葡萄糖量超过了肾小管对葡萄糖的重吸收能力，造成小管液中葡萄糖增多，小管液渗透压升高，阻碍了水的重吸收，引起尿量增加。临床上给脑水肿的患者使用能被肾小球滤过但不能被肾小管重吸收的物质（如甘露醇等），通过提高小管液中溶质浓度以提高渗透压，使水的重吸收减少，从而达到利尿消肿的目的。

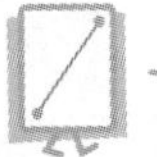
重点提示 渗透性利尿的概念

三、肾小管和集合管的分泌功能

分泌（secretion）是指肾小管和集合管上皮细胞将自身的代谢产物或血液中的某些物质转运到小管液的过程。肾小管和集合管主要分泌的物质有 H^+、NH_3、K^+，这些物质的分泌对保持体内的酸碱平衡和电解质平衡具有重要意义。

（一）H^+ 的分泌

近端小管、远端小管和集合管均具有分泌 H^+ 的能力，但分泌 H^+ 能力最强的是近端小管，H^+ 的分泌有两种机制。一种机制是在近端小管分泌 H^+，是通过 H^+-Na^+ 逆向转运方式实现的。细胞代谢产生的 CO_2 和由小管液扩散至细胞内的 CO_2，与细胞中的 H_2O 在碳酸酐酶的催

化下结合生成 H_2CO_3，H_2CO_3 很快解离成 H^+ 和 HCO_3^-。H^+ 被管腔膜上的 H^+-Na^+ 载体逆向转运进入小管液，Na^+ 则进入到上皮细胞内（即 Na^+-H^+ 交换），进而细胞内的 Na^+ 和 HCO_3^- 被重吸收入血；而进入小管液中的 H^+ 则与 HCO_3^- 结合生成 H_2CO_3，H_2CO_3 很快解离生成 CO_2 和 H_2O。另一种机制是在远端小管和集合管处通过 H^+ 泵实现的，其中以第一种机制为主，因此，肾小管上皮细胞每分泌一个 H^+，即有一个 Na^+ 和一个 HCO_3^- 被重吸收入血，进入血液形成 $NaHCO_3$。$NaHCO_3$ 是人体最重要的碱储备，所以 H^+ 的分泌具有排酸保碱的功能，这对维持机体内环境的酸碱平衡有重要意义。

（二）K^+ 的分泌

尿中的 K^+ 主要是由远端小管和集合管的上皮细胞所分泌的，K^+ 的分泌与 Na^+ 的重吸收密切相关。远端小管和集合管顶端膜有 Na^+ 通道，Na^+ 的重吸收导致管腔内电位降低，造成小管液与细胞内之间的电位差，这就构成了 K^+ 扩散的电位梯度。再者，基底膜上的钠泵将细胞内的 Na^+ 泵出细胞，同时将细胞外液中的 K^+ 泵入细胞，造成远端小管和集合管上皮细胞内 K^+ 浓度较高，管腔顶端膜对 K^+ 有通透性，K^+ 可顺化学梯度通过 K^+ 通道进入小管液。这种 K^+ 分泌与 Na^+ 的重吸收相耦联的过程称为 K^+-Na^+ 交换。

K^+-Na^+ 交换与 H^+-Na^+ 交换都依赖 Na^+，因此它们之间存在竞争性抑制现象，K^+-Na^+ 交换增多时，H^+-Na^+ 交换减少，这与小管液中可供交换的 Na^+ 数量有限有关。如在酸中毒时，碳酸酐酶活性增强，肾小管上皮细胞分泌 H^+ 增多，H^+-Na^+ 交换增强，K^+-Na^+ 交换减少，导致尿中 K^+ 分泌减少，引起血中 K^+ 浓度升高，称为高钾血症；碱中毒时，H^+-Na^+ 交换减少，K^+-Na^+ 交换增多，引起低钾血症。

（三）NH_3 的分泌

NH_3 是肾小管上皮细胞内的谷氨酰胺脱氨后产生的。NH_3 是脂溶性分子，通过扩散进入小管液，与其中的 H^+ 结合成 NH_4^+，NH_4^+ 的生成又降低了小管液中 NH_3 和 H^+ 的浓度，这样就加速了 NH_3 和 H^+ 的分泌，因此，NH_3 的分泌和 H^+ 的分泌密切相关。小管液中生成的 NH_4^+ 与强酸盐（如 NaCl）的负离子（Cl^-）结合形成铵盐，随尿排出。而强酸盐中解离的正离子（Na^+）可通过 Na^+-H^+ 交换进入细胞，再与 HCO_3^- 一起被重吸收入血。即 NH_3 的分泌不仅能促进 H^+ 的分泌，还能促进 $NaHCO_3$ 重吸收入血，因此，NH_3 的分泌具有排氨保碱的功能，对维持体内酸碱平衡有重要作用。

第三节　尿生成的调节

机体对尿生成过程的调节包括对肾小球滤过功能的调节和肾小管、集合管重吸收及分泌功能的调节。影响肾小球滤过和肾小管、集合管重吸收的因素前一节已详细叙述。研究结果表明，肾小球的滤过和肾小管、集合管的重吸收及分泌还受神经调节和体液调节的影响。

一、神经调节

肾脏受交感神经和副交感神经的双重支配，副交感神经对尿生成的调节作用尚不明确。

肾交感神经兴奋时，通过以下几个方面影响尿的生成。①使入球小动脉和出球小动脉收缩，但入球小动脉的收缩程度大于出球小动脉，导致肾小球毛细血管血流量减少，毛细血管血压下降，肾小球滤过率下降；②刺激球旁细胞释放肾素，导致血液中血管紧张素Ⅱ和醛固酮生成增多，使肾小管对 Na^+ 的重吸收增多；③直接促进近端小管和髓袢上皮细胞对 Na^+、Cl^- 和水的重吸收。

肾交感神经在机体安静状态下，对肾脏的功能影响不大，但在血容量改变或血压改变下可使肾交感神经活动改变，从而调节肾脏的功能。

二、体液调节

参与尿生成调节的因素主要有抗利尿激素、醛固酮和心房钠尿肽三种。

（一）抗利尿激素

1. 抗利尿激素的来源和作用 抗利尿激素（ADH）也称为血管升压素（VP），在下丘脑视上核和室旁核的神经元胞体内合成。经下丘脑-垂体束的轴突运输到垂体后叶，并储存在垂体后叶，当机体需要时，抗利尿激素释放入血。

抗利尿激素的主要生理作用是提高远曲小管和集合管上皮细胞对水的通透性，增加水的重吸收，使尿量减少。

2. 抗利尿激素分泌的调节 机体内抗利尿激素的释放受多重因素的影响，其中最有效的刺激是血浆晶体渗透压升高、循环血量减少（图 8-9）。

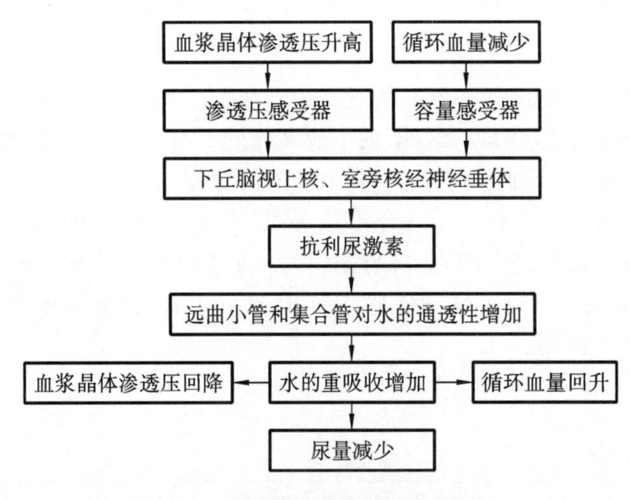

图 8-9 抗利尿激素分泌调节示意图

（1）血浆晶体渗透压的改变 研究表明，在下丘脑视上核和室旁核及其周围区域存在着渗透压感受器，血浆晶体渗透压的变化通过改变对渗透压感受器的刺激作用影响抗利尿激素的释放。如大量出汗、严重呕吐或腹泻等情况可引起机体失水多于丢失溶质，造成血浆晶体渗透压升高，对渗透压感受器的刺激增强，从而使抗利尿激素的释放增多。在抗利尿激素的作用下，远曲小管和集合管对水的重吸收增多，使尿量减少。相反，短时间内大量饮清水后，体液被稀释，血浆晶体渗透压降低，解除了对渗透压感受器的刺激，使抗利尿激素分泌减少，远曲小管和集合管对水的通透性下降，水的重吸收减少，尿量增多，排出体内多余的水分。这种大量饮清水后引起尿量增多的现象称为水利尿。

重点提示　水利尿的概念和产生机制

(2) 循环血量的改变　循环血量的变化可反射性地影响抗利尿激素的释放。当循环血量减少时，对位于左心房和胸膜腔大静脉中的容量感受器的刺激减弱，经迷走神经传入至下丘脑的信号减少，对抗利尿激素释放的抑制作用减弱，导致抗利尿激素的释放增多，尿量减少。反之，当循环血量增多时，回心血量增加，对容量感受器的刺激增强，经迷走神经传入至下丘脑的信号增多，抑制了抗利尿激素的释放，使尿量增加。

(3) 其他因素　除上述因素可调节抗利尿激素的释放外，恶心也是引起抗利尿激素释放的有效刺激；疼痛、应激刺激、血管紧张素Ⅱ、低血糖也可刺激抗利尿激素的分泌；某些药物，如尼古丁和吗啡等，均可刺激抗利尿激素的释放；乙醇可抑制抗利尿激素的释放，因此饮酒后尿量可增加。

知识链接

尿　崩　症

尿崩症是指抗利尿激素严重缺乏或部分缺乏或肾脏对抗利尿激素不敏感，致使肾小管重吸收水的功能障碍，从而引起以多尿、烦渴、多饮、低比重尿和低渗尿为特征的一组综合征。

尿崩症以青壮年多见，男女之比为 2∶1。

根据病因的不同，将尿崩症分为中枢性尿崩症和肾性尿崩症两种。

(二) 醛固酮

1. 醛固酮的来源和作用　醛固酮是肾上腺皮质球状带细胞合成并分泌的一种盐皮质激素。醛固酮的主要生理作用是促进肾远曲小管和皮质集合管对 Na^+ 的重吸收和对 K^+ 的分泌，在促进 Na^+ 重吸收的同时，水和 Cl^- 的重吸收也增加，即醛固酮具有保 Na^+、保水、排 K^+ 和维持细胞外液稳定的作用。

2. 醛固酮分泌的调节　醛固酮的分泌主要受肾素-血管紧张素-醛固酮系统的调节，也受血 K^+、血 Na^+ 浓度的调节（图 8-10）。

(1) 肾素-血管紧张素-醛固酮系统　肾素是肾脏的球旁细胞合成并分泌的一种蛋白水解酶。肾素能使肝脏产生的血管紧张素原水解为血管紧张素Ⅰ，血管紧张Ⅰ在血管紧张素转换酶的作用下生成血管紧张素Ⅱ，血管紧张素Ⅱ在血管紧张素酶 A 的作用下生成血管紧张素Ⅲ。其中血管紧张素Ⅰ的主要作用是刺激肾上腺髓质释放肾上腺素；血管紧张素Ⅱ的作用除了有较强的缩血管作用外，还可以与血管紧张素Ⅲ共同作用于肾上腺皮质球状带使之分泌醛固酮。

肾素的分泌受多种因素的调节，但主要受以下两种感受器的调节：①位于入球小动脉的牵张感受器：当肾血流量减少，肾动脉灌注压降低时，可使入球小动脉壁受牵拉程度减小，牵张感受器兴奋，刺激肾素的分泌。②致密斑感受器：当小管液中 Na^+ 含量减少时，致密斑感受器兴奋，肾素释放增加。另外，血液循环中的肾上腺素和去甲肾上腺素，肾脏内生成的前列腺素 E_2 (PGE_2) 和前列腺素 I2 (PGI_2)，都可刺激近球细胞释放肾素。

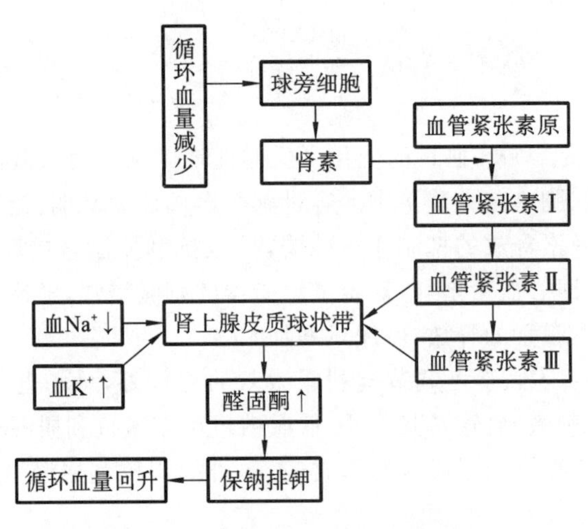

图 8-10 醛固酮分泌的调节示意图

(2) 血 K^+ 和血 Na^+ 的浓度　当血 K^+ 浓度升高或者血 Na^+ 浓度降低时，可直接刺激肾上腺皮质球状带细胞分泌醛固酮，促进肾脏保钠排钾；相反，血 K^+ 浓度降低或血 Na^+ 浓度升高，则抑制醛固酮的分泌。

(三) 心房钠尿肽

心房钠尿肽(ANP)是由心房肌细胞合成并释放的一种多肽类激素，当心房壁受牵拉时，如血容量过多、头低足高位、中心静脉压升高或身体浸入水中等，可以刺激心房肌细胞释放ANP，ANP 的主要作用是使血管平滑肌舒张和促进肾脏排钠、排水。

第四节　尿液的浓缩和稀释

一、尿液浓缩和稀释的概念

尿液的浓缩和稀释是根据尿液渗透压和血浆渗透压相比较而言的。原尿的渗透压和血浆渗透压几乎相等。若终尿的渗透压高于血浆渗透压，称为高渗尿，表示尿液被浓缩；终尿的渗透压低于血浆渗透压，称为低渗尿，表示尿液被稀释；终尿的渗透压等于血浆渗透压，称为等渗尿，表示肾脏的浓缩和稀释功能减退。因此，肾脏对尿液的浓缩和稀释有利于维持体液平衡和渗透压稳定。

二、尿液浓缩和稀释的基本过程

(一) 尿液的稀释

尿液的稀释是由于小管液中的溶质被重吸收而水不被重吸收造成的，这种情况主要发生在髓袢升支粗段。髓袢升支粗段能主动重吸收 NaCl，对水不通透，造成髓袢粗段小管液为低渗液。在体内水过剩时，ADH 释放被抑制，远曲小管和集合管对水的通透性下降，妨碍了水的重吸收，形成低渗尿，即稀释尿。

（二）尿液的浓缩

当机体水不足时，ADH 释放增多，远曲小管和集合管对水的通透性增加，水的重吸收增多，尿量减少，尿液被浓缩。

三、肾髓质渗透压梯度的形成与维持

（一）肾髓质渗透压梯度的形成

用冰点降低法测定鼠肾脏组织的渗透浓度，发现肾皮质部组织液的渗透压与血浆的渗透压比值为 1.0，说明二者是等渗的，而肾髓质部组织液渗透压与血浆的渗透压比值，由肾髓质外层向乳头部逐渐升高，分别为 2.0、3.0、4.0，在乳头部渗透压可达血浆渗透压的 4 倍（图 8-11）。这表明肾髓质渗透压从肾髓质外层到乳头部不断升高，形成明确的渗透压梯度。

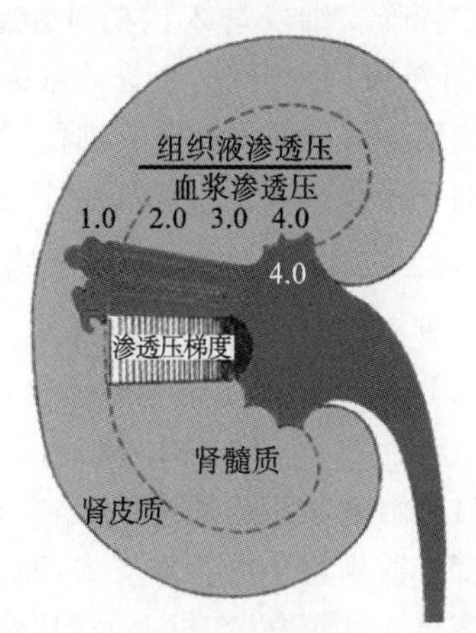

图 8-11　肾髓质渗透压梯度示意图

肾髓质渗透压梯度的形成主要是各段肾小管对水和溶质的通透性不同造成的。不同部位肾小管和集合管对溶质和水的通透性见表 8-6。

表 8-6　不同部位肾小管和集合管对溶质和水的通透性

肾小管部位	水	Na^+	尿　素
髓袢降支细段	易通透	不易通透	不易通透
髓袢升支细段	不易通透	易通透	中等通透
髓袢升支粗段	不易通透	Na^+ 主动重吸收，Cl^- 继发性主动重吸收	不易通透
远曲小管	有抗利尿激素时水易通透	Na^+ 主动重吸收	不易通透
集合管	有抗利尿激素时水易通透	Na^+ 主动重吸收	肾皮质部和外髓部不易通透，内髓部易通透

1. 外髓部高渗梯度的形成　髓袢升支粗段位于外髓部，由于髓袢升支粗段能主动重吸收 NaCl，而对水不易通透，故髓袢升支粗段内小管液在向肾皮质方向流动时，肾小管内 NaCl 浓度逐渐下降，小管液渗透压就逐渐降低，而髓袢升支粗段外围组织液则变成高渗，因此外髓部的渗透压梯度主要是由髓袢升支粗段对 NaCl 的重吸收形成的。

2. 内髓部高渗梯度的形成　内髓部渗透压梯度的形成与尿素的再循环和 NaCl 的重吸收有密切关系。

远曲小管及肾皮质部和外髓部的集合管对尿素不易通透，但是在抗利尿激素的作用下，对水的通透性增加，由于外髓部高渗，水被重吸收，所以小管液中尿素的浓度逐渐升高。当小管液进入内髓部集合管时，由于管壁对尿素易通透，小管液中尿素顺浓度梯度通过管壁向内髓部组织液扩散，造成内髓部组织液尿素浓度升高，组织液渗透压也随之升高。髓袢升支细段对尿素具有中等通透，所以从内髓部集合管扩散到组织液的尿素可以进入髓袢升支细段，而后流过髓袢升支粗段、远曲小管、肾皮质部和外髓部集合管，又回到内髓部集合管处再扩散到内髓部组织液，这样就形成了尿素的再循环。

髓袢降支细段对尿素不易通透，而对水易通透，所以在渗透压的作用下，水被“抽吸”出来，从髓袢降支细段进入内髓部组织液。由于髓袢降支细段对 NaCl 不易通透，于是小管液中 NaCl 浓度逐渐升高，小管液渗透压也逐渐升高。当小管液进入髓袢升支细段时，由于它含有高浓度 NaCl，而髓袢升支细段对 NaCl 又易通透，因此 NaCl 顺浓度梯度进入内髓部组织液，从而进一步提高了内髓部组织液的渗透压。

（二）肾髓质高渗梯度的维持

直小血管在维持肾髓质渗透压梯度中具有重要作用。直小血管是由近髓肾单位的出球小动脉分支而来的 U 形毛细血管，与髓袢伴行。直小血管的降支进入肾髓质的入口处，血浆渗透压约为 300 mOsm/L，其周围的组织间液渗透压高于同水平血浆渗透压。由于直小血管对溶质和水有很高的通透性，当它在向肾髓质深部下行过程中，周围组织液中的溶质就会顺浓度梯度扩散到直小血管降支中，而其中的水则渗出到组织液，因此，越向内髓部深入，降支血管中的溶质浓度越高，在折返处，其渗透压可高达 1200 mOsm/L。当直小血管升支从肾髓质深部返回外髓部时，血管内的溶质浓度高于同一水平组织液，溶质又逐渐扩散到组织液，而组织液中的水则进入血液，因此，当直小血管升支离开外髓部时，把肾髓质中多余的溶质和水带回循环中。这样就维持了肾髓质的渗透梯度。

第五节　尿液及其排放

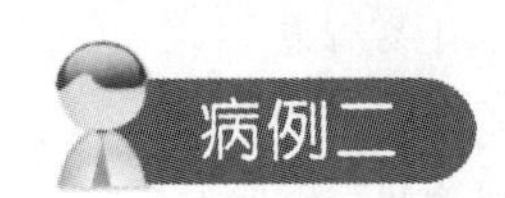

患者，男，18 岁。因“眼睑水肿，少尿 3 天”入院检查，1 周前发生上呼吸道感染。入院查体：眼睑水肿，咽部充血红肿，血压 130/90 mmHg。尿常规：红细胞（＋＋＋），尿蛋白（＋＋＋），红细胞管型 5/HP，24 h 尿量为 300 mL。请回答：

运用本节知识，分析上述病例中患者的尿常规是否正常。

一、尿量、尿液的成分及理化性质

（一）尿量

正常成年人尿量为每昼夜 1000～2000 mL，平均为 1500 mL。尿量的多少随着机体每天摄取的水量多少和其他途径排出水量的多少而发生变化。当摄入的水分多或者出汗减少时，尿量可增多，反之，尿量减少。正常成人每天大约产生 35g 的固体代谢物质，至少需要 500 mL

尿量才能将其溶解并排出体外，因此每天尿量不应少于 500 mL。

如每昼夜尿量长期保持在 2500 mL 以上称为多尿；每昼夜尿量在 100～500 mL 称为少尿；每昼夜尿量不到 100 mL 称为无尿。长期多尿会使机体丢失大量水分和电解质，引起脱水；少尿或无尿会使代谢物质在体内堆积，从而破坏内环境的稳态。

（二）尿液的成分

尿液的主要成分是水，占尿液的 95%～97%，固体物质占 3%～5%，固体物质可分为有机物和无机物两大类。有机物主要是蛋白质代谢产物，如尿素、尿酸、肌酸、肌酐等；无机物主要是电解质，电解质主要是氯化钠，还有硫酸盐、磷酸盐、钾盐和铵盐等。

（三）尿液的理化性质

1. 颜色　正常新鲜的尿液呈淡黄色，透明。尿少或者放置后，颜色会加深并变混浊。服用某些食物和药物时尿液的颜色可发生变化，如食用大量的胡萝卜素或服用维生素 B_2 时，尿液呈亮黄色。在某些病理情况下，尿液的颜色也会发生相应改变，若尿液中有红细胞或血红蛋白，尿液可呈褐色或棕红色。

2. 比重和渗透压　正常尿液的比重为 1.015～1.025，尿液渗透压正常值为 40 mOsm/L～1500 mOsm/L，大量饮清水后，尿液被稀释，尿比重和渗透压下降；机体缺水时，尿量减少，尿液浓缩，尿比重和渗透压增高。尿的比重和渗透压能反映肾脏的浓缩和稀释功能。

3. pH 值　正常人尿液一般呈弱酸性，pH 值在 5.0～7.0 之间。正常人尿液的酸碱度可随食物性质发生变化，如素食者尿液中碱性物质较多，尿液呈碱性，荤素杂食者，因尿液中硫酸盐和磷酸盐较多，故尿液呈酸性。

二、尿液的储存与排放

尿液的生成是个连续不断的过程。尿液形成后从集合管流出，汇入乳头管，再进入肾盂，在压力差及肾盂的收缩作用下被输送到输尿管，输尿管进行周期性蠕动将尿液输送到膀胱进行储存。当膀胱内储存的尿液达到一定量时，就会引起排尿反射，尿液经尿道排出体外，排尿是间歇性的过程。

（一）膀胱和尿道的神经支配

膀胱逼尿肌和尿道内括约肌属于平滑肌，受交感神经和副交感神经的双重支配，尿道外括约肌属于骨骼肌，受躯体神经支配。支配膀胱和尿道的神经主要有盆神经、腹下神经和阴部神经（图 8-12）。

1. 盆神经　盆神经起自脊髓骶部 2～4 节段侧角，属于副交感神经，兴奋时可引起膀胱逼尿肌收缩和尿道内括约肌舒张，促进尿液的排放。

2. 腹下神经　腹下神经起自脊髓胸 11 至腰 2 节段的脊髓灰质侧角，属于交感神经，兴奋时可引起膀胱逼尿肌舒张和尿道内括约肌收缩，抑制排尿，有利于尿液的储存。

3. 阴部神经　阴部神经起自脊髓骶部 2～4 节段的灰质前角细胞，属于躯体神经，其兴奋时可引起尿道外括约肌收缩，抑制排尿。阴部神经支配的尿道外括约肌的活动可受意识控制。

上述三种神经都含有感觉传入神经纤维，盆神经中有可传导膀胱充盈感觉的传入神经纤维；腹下神经中有可传导膀胱痛觉的传入神经纤维；阴部神经中有可传导尿道感觉的传入神经纤维。

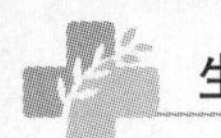

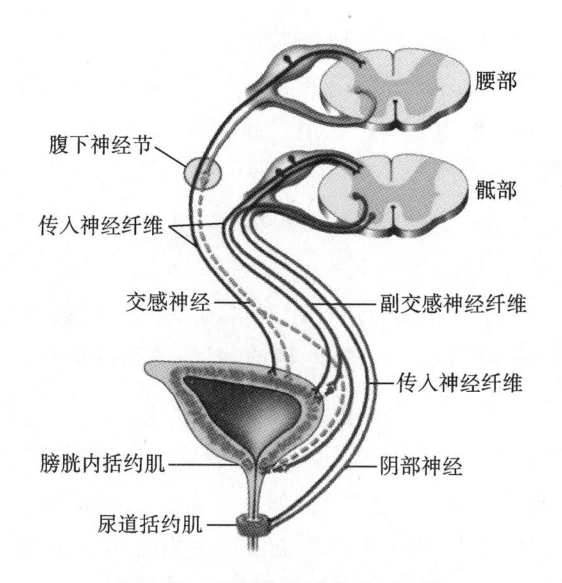

图 8-12　膀胱和尿道的神经支配

（二）排尿反射

排尿反射是一个脊髓反射过程，是由自主神经和躯体神经共同完成的一种复杂的反射活动，受脑高级中枢的控制。当膀胱内尿量达到 400～500 mL 时，膀胱壁上的牵张感受器受到牵张刺激而兴奋，冲动沿着盆神经的感觉传入神经纤维传到脊髓骶段的初级排尿反射中枢，同时，冲动经脊髓上传到达脑干和大脑皮质的高级排尿反射中枢，并产生尿意。若条件不允许，高级排尿中枢则抑制骶髓初级排尿中枢的活动，阻止排尿；若条件允许，排尿反射高级中枢发出的冲动将兴奋初级中枢，骶髓初级排尿中枢发出的冲动沿盆神经传出，引起膀胱逼尿肌收缩，尿道内括约肌舒张，尿液进入后尿道，进入后尿道的尿液又可以刺激尿道感受器，冲动沿传入神经纤维再次传到骶髓初级排尿中枢，可以进一步加强初级排尿中枢的活动，并反射性的抑制阴部神经的活动，使尿道外括约肌松弛，尿液排出体外。因此，排尿反射是一个正反馈过程，通过这一正反馈作用，使排尿反射一再加强，直到膀胱内的尿液排完为止（图 8-13）。在排尿过程中，膈肌和腹肌也参与收缩，产生了较高的腹内压，可以加速排尿过程，并且在排尿末期，尿道海绵体肌收缩，可将残留在尿道中的尿液排出体外。

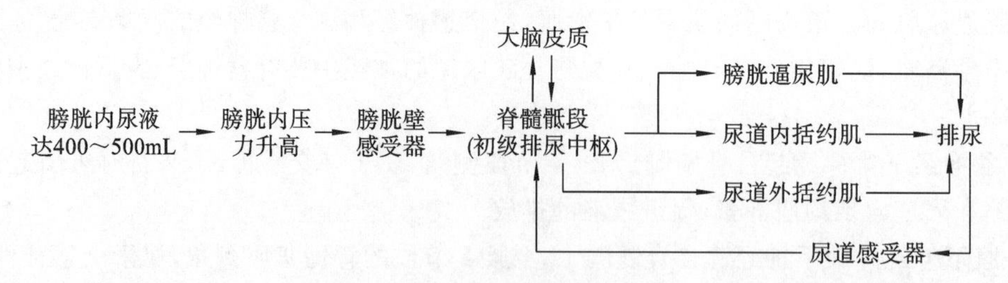

图 8-13　排尿反射过程示意图

从上述排尿反射过程可以看出，高级排尿中枢对骶髓初级排尿中枢既有兴奋作用又有抑制作用，但大脑皮质主要产生抑制作用，以控制排尿反射的活动。小儿因大脑皮质发育尚未完善，对排尿反射的初级中枢控制能力较弱，容易造成排尿次数增多，还有可能发生夜间遗尿现象。

反射弧中的任一环节发生障碍，均可导致排尿异常。当膀胱有炎症或膀胱结石等，可引起尿频；脊髓骶段受损、盆神经或阴部神经功能障碍，或者尿道堵塞、压迫等均可使膀胱尿液充盈过多而不能排出，称为尿潴留；当脊髓骶段以上受损时，骶髓初级排尿中枢和高级中枢失去功能联系，排尿失去意识控制，可引起尿失禁。

练习与思考

一、名词解释

1. 排泄 2. 肾小球滤过 3. 肾小球滤过率 4. 肾糖阈 5. 糖尿 6. 渗透性利尿 7. 水利尿

二、单项选择题

1. 人体最重要的排泄器官是(　　)。

A. 肺　B. 肾脏　C. 消化道　D. 肝脏　E. 皮肤

2. 动脉血压在 80～180 mmHg 范围内波动时，肾血流量能保持不变，这主要是由于(　　)。

A. 神经调节　B. 体液调节　C. 反馈调节
D. 神经和体液共同调节　E. 肾血流量的自身调节

3. 下列关于肾小球滤过作用的叙述，错误的是(　　)。

A. 动力是有效滤过压　B. 带负电荷的溶质不易滤过
C. 原尿与无蛋白质的血浆相似　D. 全部肾小球均有滤过功能
E. Cl^- 容易通过

4. 原尿中葡萄糖含量(　　)。

A. 高于血浆　B. 与血浆相同　C. 低于血浆
D. 与终尿相同　E. 与小管液相同

5. 血浆与原尿中的化学成分显著不同的是(　　)。

A. 蛋白质　B. 葡萄糖　C. 尿素
D. 钠离子　E. 钾离子

6. 在肾小管各段中，重吸收物质能力最强的部位是(　　)。

A. 远曲小管　B. 集合管　C. 近端小管
D. 髓袢降支　E. 髓袢升支粗段

7. 下列对葡萄糖的重吸收的叙述，错误的是(　　)。

A. 肾小管各段均能重吸收　B. 超滤液和血浆中葡萄糖浓度相等
C. 需要 Na^+ 协同转运　D. 肾小管对葡萄糖的重吸收有一定限度
E. 正常情况下，葡萄糖可被全部重吸收

8. 酸中毒时(　　)。

A. Na^+-H^+ 交换与 Na^+-K^+ 交换均减少　B. Na^+-H^+ 交换与 Na^+-K^+ 交换均增多
C. Na^+-H^+ 交换增多，Na^+-K^+ 交换减少　D. Na^+-H^+ 交换减少，Na^+-K^+ 交换增多
E. Na^+-H^+ 交换与 Na^+-K^+ 交换均不变

9. 肾外髓部渗透压梯度的形成主要依赖于(　　)。

A. 近端小管对 NaCl 的重吸收　B. 髓袢升支粗段对 NaCl 的重吸收
C. 集合管对 NaCl 的重吸收　D. 远端小管对 NaCl 的重吸收

E. 尿素循环

10. 参与尿液浓缩和稀释调节的主要激素是(　　)。

A. 肾素　B. 醛固酮　C. 血管紧张素

D. 前列腺素　E. 抗利尿激素

11. 促进抗利尿激素释放的因素是(　　)。

A. 血浆胶体渗透压升高　B. 血浆晶体渗透压升高

C. 血浆胶体渗透压下降　D. 血浆晶体渗透压下降

E. 动脉血压升高

12. 下列哪种情况下,醛固酮的分泌会增多?(　　)

A. 血 K^+ 增加,血 Na^+ 增加　B. 血 K^+ 增加,血 Na^+ 减少

C. 血 K^+ 减少,血 Na^+ 增加　D. 血 K^+ 减少,血 Na^+ 减少

E. 血中葡萄糖浓度升高

13. 排尿反射的初级中枢位于(　　)。

A. 大脑皮质　B. 下丘脑　C. 延髓　D. 脊髓腰段　E. 脊髓骶段

14. 盆神经受损时,排尿功能障碍的表现为(　　)。

A. 尿频　B. 尿潴留　C. 尿失禁　D. 多尿　E. 少尿

15. 高位截瘫患者排尿功能障碍的表现为(　　)。

A. 尿频　B. 尿潴留　C. 尿失禁　D. 尿崩症　E. 无尿

三、思考题

1. 简述尿生成的基本过程。
2. 试述肾小球滤过的因素和这些因素产生的影响。
3. 试述静脉注射大量生理盐水对尿量的影响及影响机制。
4. 试述糖尿病患者出现糖尿的机制。

(曹聪聪)

第九章　感觉器官

学习目标

1. 掌握眼的折光与成像、眼的调节和折光异常（近视、远视、散光）的基本原理；眼的折光功能和视网膜的感光系统特点；视杆细胞的感光原理；声波传入内耳的途径。

2. 熟悉感受器的生理特性；眼的感光功能；与视觉有关的生理现象。

3. 了解视网膜的结构特点；外耳与中耳的传音功能；前庭器官的功能；嗅觉感受器的特性；味觉感受器的特性。

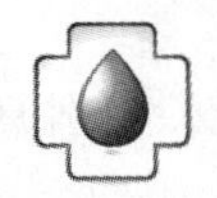

知识导航

- 感觉器官
  - 概述
    - 感受器的概念及分类
    - 感受器的生理特性
  - 视觉器官
    - 眼的折光功能
      - 眼的折光与成像
      - 眼的调节
      - 眼的折光异常
    - 眼的感光功能
      - 视网膜的感光系统
      - 视杆细胞的感光原理
      - 视锥细胞的感光原理
      - 视网膜中的信息传递
    - 与视觉有关的生理现象
  - 位听器官
    - 耳的听觉功能
      - 外耳与中耳的传音功能
      - 内耳耳蜗的感音功能
    - 内耳的位置觉与运动觉功能
      - 前庭器官的感受装置和适宜刺激
      - 前庭反应
  - 其他感受器的功能
    - 嗅觉感受器的功能
    - 味觉感受器的功能

第一节 概 述

感觉是客观物质世界在人脑中的主观反映，感觉的形成是神经系统的一种基本功能。人类生活的外界环境以及机体的内环境是处于不断变化之中的，这些环境条件的变化必须刺激机体特定的感受装置后才能形成感觉，特定的感受装置就是感受器或感觉器官。感受器或感觉器官感受刺激后须将刺激的信息转变成神经冲动，神经冲动经特定的感觉传导通路传入到相应的大脑皮层感觉中枢后，经大脑皮层的分析综合，最后才能形成特定的感觉。可见，感觉的形成必须由感受器或感觉器官、感觉的传导通路和大脑皮层感觉中枢三者的共同活动来完成。本章将重点讨论感受器的一般生理特性和几种主要感觉器官的功能，而感觉的传导通路和大脑皮层感觉中枢的功能将在第十章讨论。

一、感受器的概念及分类

感受器是指分布于体表或体内组织，专门感受体内、外环境变化的结构或装置。感受器的结构形式多种多样，有些感受器就是一些游离的神经末梢，如痛觉感受器和温度觉感受器；有些则是在裸露的神经末梢外包绕一些结缔组织的被膜，如骨骼肌的肌梭和皮肤的环层小体等；还有些感受器则是在结构和功能上高度分化的感受细胞，如视网膜的感光细胞和内耳的毛细胞等。由这些在结构和功能上高度分化的感受细胞以及与之相连的一些非神经性的附属结构，构成了结构和功能更加复杂的感觉器官。人体的感觉器官主要有视觉器官、听觉器官、前庭器官、嗅觉器官和味觉器官等。

感受器的分类方法多种多样。根据感受器所在的部位以及所感受刺激的来源不同，感受器可分为内感受器和外感受器。外感受器又可以分为接触感受器和距离感受器，如触压觉、味觉和温度觉等感受器属于接触感受器，而视觉、听觉和嗅觉等感受器则属于距离感受器；根据感受器所感受刺激性质的不同，感受器又可分为机械感受器、光感受器、温度感受器、化学感受器和渗透压感受器等。在这里需要强调的是，不是所有的感受器感受刺激后都能引起特定的感觉，有些感受器感受刺激后只是引起机体某些功能的反射性变化，在主观上并不引起特定的感觉，这主要见于一些内感受器，如动脉压力感受器、血容量感受器和渗透压感受器等。

二、感受器的生理特性

虽然感受器的种类很多，功能也各不相同，但都具有下列共同的生理特性。

（一）感受器的适宜刺激

一种感受器通常只对某种特定形式的刺激最为敏感，这种形式的刺激就称为该感受器的适宜刺激。如一定波长的电磁波是视网膜视锥细胞和视杆细胞的适宜刺激，一定频率的声波刺激是耳蜗毛细胞的适宜刺激。感受器对适宜刺激最为敏感，只需要很小的刺激强度就能引起兴奋，对于非适宜刺激则一般不引起反应。由于感受器只对适宜刺激敏感，所以，当机体的内、外环境发生某些变化时，这些变化所形成的刺激往往只引起与其相对应的感受器发生反应，这一特性是动物在长期进化过程中逐步形成的。这可以使机体能够准确地对内、外环境中那些有意义的变化进行灵敏地感受和精确地分析。然而感受器并不是只能感受适宜刺激，对非适宜刺激也可能感受，但所需要的刺激强度要比适宜刺激大得多。

（二）感受器的换能作用

各种感受器所感受的刺激形式虽然不同，但是它们在功能上有一个共同的特点，就是都能把感受到的刺激能量，如声能、光能、热能、机械能、化学能等转化为生物电，最终以神经冲动的形式传入中枢。感受器将各种形式的刺激能量最终转变成传入神经上的动作电位，这种能量的转换作用称为感受器的换能作用。

可以说感受器就是一个特殊的生物换能器。感受器在换能过程中，一般不是将刺激的能量形式直接转化成传入神经上的动作电位，而是先在感受细胞或感觉神经末梢产生一种过渡性的电位变化，其中在感受细胞产生的过渡性电位变化称为感受器电位。这种过渡性的电位变化具有局部兴奋的特征，其大小在一定的范围内与刺激强度成正比关系，并可以进行电紧张性扩布和总和，最终触发相应的传入神经纤维产生动作电位，从而完成感受器的换能作用。

（三）感受器的编码作用

感受器在换能过程中，不仅进行了能量的转换，还要将刺激所包含的环境变化的各种信息也转移到传入神经动作电位的特定序列当中，这就是感受器的编码作用。例如，耳蜗受到声波刺激时，不但能将声能转化为神经冲动，而且还能把声音的音量、音调、音色等信息蕴含在神经冲动的序列之中。目前认为，感受器对不同性质刺激的编码作用，可能与不同的刺激作用于不同的感受器、传入冲动沿不同的感觉传导通路以及刺激信息最终到达大脑皮层不同的特定部位等因素有关。感受器对刺激强度的编码作用，则可能是通过传入神经纤维上动作电位频率的高低和参与这一信息传输的神经纤维的数量多少来编码的。不过，感受器编码作用是一种复杂的生理现象，在实际生活中，各种千差万别的刺激信号是如何在神经冲动的电信号中进行编码的，还有待进一步研究。

（四）感受器的适应现象

当某一恒定强度的刺激持续作用于感受器时，传入神经纤维上动作电位的频率会逐渐降低，这种现象称为感受器的适应现象。感受器感受刺激如果能够引起感觉，那么感觉也会由于感受器的适应现象而逐渐减弱甚至消失。感受器适应的程度和快慢可因感受器的不同而有很大的差别，根据适应现象发生的程度和快慢，可将感受器分为快适应感受器和慢适应感受器两大类。快适应感受器以皮肤触觉感受器为代表，如给皮肤环层小体施加恒定的压力刺激，仅在刺激开始后的短时间内有传入冲动发放，随后虽然刺激仍然持续存在，但其传入神经上传冲动的频率很快降低到零。快适应感受器对刺激的变化十分敏感，利于机体再接受其他新的刺激。慢适应感受器以肌梭、颈动脉窦压力感受器和关节囊感受器为代表，慢适应现象有利于机体对某些生理功能进行经常性调节，如姿势、血压等进行长期的监测和调节，或者向中枢持续发放有害刺激的信息以达到保护机体的目的。

感受器发生适应现象的机制还不清楚，不同种类的感受器产生适应过程的原因也可能不同。至于人体主观感觉方面出现的“入芝兰之室，久而不闻其香”的现象，其适应机制更为复杂，它不仅与感受器的适应现象有关，而且还与信息传递途径和感觉中枢的功能活动有密切关系。

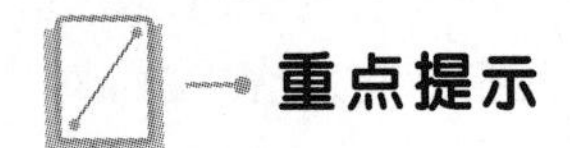

重点提示 感受器的生理特性

第二节 视觉器官

眼是人的视觉器官，视觉感受器是存在于视网膜上的视锥细胞和视杆细胞，它们的适宜刺激是波长为 370～740 nm 的电磁波(可见光)。视觉功能是通过视觉器官、视觉神经和视觉中枢的共同活动来完成的。它可以使人对外界的事物产生形态与色彩方面的感觉。研究表明，人脑获得的外界信息 70%以上来自视觉器官。

眼的结构很复杂，与视觉功能有直接关系的结构可以分为两部分：折光系统和感光系统。折光系统的功能是将外界物体发出或反射的可见光经过折射后，在视网膜上形成清晰的物像。视网膜感光细胞感受可见光的刺激，并将光能转化成视神经上的动作电位，经视觉传导通路传入大脑视觉中枢后，产生视觉。

一、眼的折光功能

(一) 眼的折光与成像

眼的折光系统由多个折光率不同的光学介质和多个曲率半径不同的折光面组成，是一个非常复杂的光学系统。光学介质包括角膜、房水、晶状体和玻璃体，其中外来光线经过角膜时发生的折射程度最大。由于晶状体的曲率半径可以改变，因而晶状体在眼折光功能的调节过程中起着最重要的作用。

外界物体光线在视网膜上成像与物理学上凸透镜成像的原理相似，但眼的折光系统对物体光线的折射成像情况要比凸透镜的折射成像复杂得多，因此通常用简化眼来描述眼的折光成像情况。简化眼是根据眼的实际光学特征，设计的一个与正常眼在折光成像效果上完全一样但计算极为简单的光学模型，其光学参数和其他特征都与正常人眼一样。简化眼模型由一个前后径为 20 mm 的单球面折光体构成，折光率为 1.33，外界光线进入折光体时只在球形界面折射一次，该球形界面的曲率半径为 5 mm，即节点在球形界面后方 5 mm 处，节点距视网膜 15 mm。简化眼模型和正常人眼在安静而不作调节时一样，正好可以使物体发出的平行光线聚焦在视网膜上，形成清晰的物像。利用简化眼，根据凸透镜成像原理就可以很方便地计算出不同远近、不同大小的物体在视网膜上形成物像的大小(图 9-1)。

物体发出的平行光线经正常人眼折射后，在视网膜上可以形成清晰的物像。但是物体发出的光线如果过弱，或在空间和眼内传播时被散射或吸收，那么在到达视网膜时就可能减弱到不足以引起感光细胞兴奋的程度，就不能被感知；或者物体过小、距离太远，以致视网膜上形成的物像太小，不能被感光细胞分辨，也不能被感知。

(二) 眼的调节

人眼看 6 m 以外的远处物体时，物体上任意一点发出的进入眼球的光线可以近似地认为

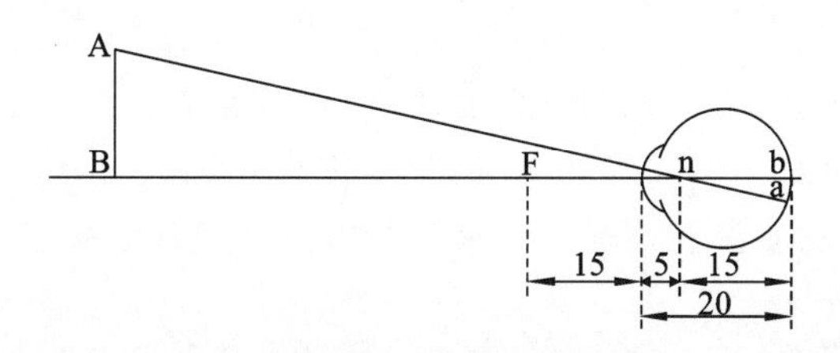

图 9-1　简化眼及其成像示意图

注：单位为 mm；n 为节点；AnB 和 anb 是相似三角形，如果物距已知，就可以由物体的大小(AB)计算出物像的大小(ab)，也可以算出两个三角形对顶角(即视角)的大小。

是平行光线，这对正常人眼来说，不需要进行任何调节就可以在视网膜上形成清晰的物像。而当人眼看 6 m 以内的近处物体时，物体上任意一点发出的进入眼内的光线都不是平行的，而是呈现不同程度的辐散。如果折光系统未做调节，那么近处物体发出的辐散光线就不能聚焦于视网膜上，而是聚焦于视网膜之后，那么在视网膜上就只能形成一个模糊的物像，因而最终也只能形成一个模糊的视觉。但是，一般人也能看清一定距离的近处物体，这是因为在看近处物体时，眼的折光系统进行了相应的调节，使进入眼内的光线经过一定程度的折射，最终也能聚焦于视网膜上而形成清晰的物像。眼折光功能的调节主要依赖于晶状体曲率的改变，瞳孔大小的调节和双眼球汇聚反射对于视网膜上清晰物像的形成也起着重要的作用。

1. 晶状体的调节　晶状体呈双凸透镜形，富有弹性。其四周借悬韧带与睫状体相连，睫状体内有平滑肌，称为睫状肌，通过睫状肌的收缩与舒张可以改变晶状体的曲率和折光率。当看远处物体时，睫状肌松弛，悬韧带便拉紧，使晶状体呈现相对的扁平状态。而当看近处物体时，视网膜上模糊物像的信息传到大脑皮层视觉中枢，经动眼神经中的副交感纤维，反射性地引起睫状肌收缩，使悬韧带松弛，晶状体便因其自身的弹性而向前、向后变凸，曲率半径增加，折光能力增强，从而使物像前移而成像于视网膜上(图 9-2)。物体距离眼睛越近，发出的光线辐散程度就越大，晶状体也就需要做更大程度的调节，这时睫状肌就需要做更大程度的收缩。所以，如果长时间地盯着近处物体看，眼睛会感觉到疲劳甚至疼痛。

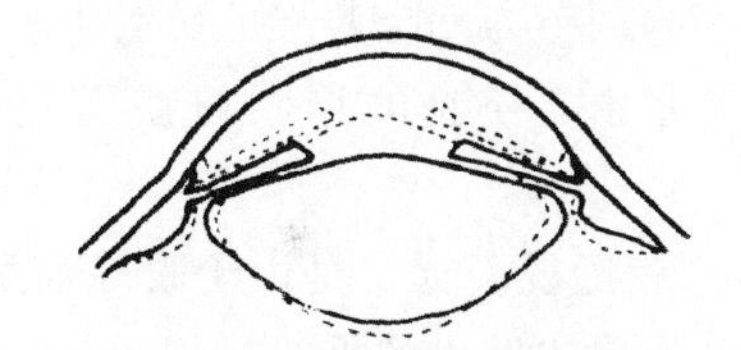

图 9-2　眼调节前后睫状体位置和晶状体形状的改变

晶状体的调节能力是有限的，其大小取决于晶状体的弹性，弹性越好，调节能力就越强，所能看清物体的最近距离就越近。晶状体的最大调节能力可以用近点来表示。近点是指眼作最大程度调节时所能看清最近处物体的距离。近点主要取决于晶状体的弹性，晶状体的弹性越好，近点就越近。随着年龄的增长，晶状体的弹性逐渐减退，近点远移，晶状体的调节能力就随之减退。如 8 岁左右的儿童近点平均约为 8.6 cm；20 岁的青年人近点平均约为 10.4 cm；而老年人晶状体的弹性显著减退，近点可达 83.3 cm，看近处物体时因眼的调节能力不够而视物不清，称为老视。老视眼看远处物体时与正常眼无异，但看近处物体时调节能力减弱，须佩戴适度的凸透镜以增加入眼光线的折射程度才能看清物体。

2. 瞳孔的调节　瞳孔的调节包括两个反射。一个是瞳孔近反射，也称为瞳孔调节反射，即眼视近处物体时，瞳孔括约肌反射性收缩，瞳孔缩小，以减少进入眼内的光线量，从而减小球面像差和色像差，使视网膜成像更加清晰；另一个是瞳孔对光反射，即光线较强时瞳孔反射性缩小，光线减弱时瞳孔则反射性扩大。瞳孔对光反射的意义是调节进入眼内的光线量，使光线强时视网膜不至于受到损害，光线减弱时也能形成较清晰的视觉。瞳孔对光反射的效应是双侧性的，即强光照射一侧眼时，两眼瞳孔同时缩小，称为互感性对光反射。瞳孔对光反射的中枢在中脑，临床上常通过检查瞳孔对光反射来判断中枢神经系统病变的部位、病情危重的程度以及麻醉的深度等。

3. 双眼球汇聚　双眼球汇聚也称为辐辏反射。当远处物体逐渐向眼球移近时，双眼球内直肌反射性收缩，使两眼视轴向鼻侧汇聚。其意义是使眼视近物时物像形成于两眼视网膜对称的位置上，以产生清晰的单一视觉。

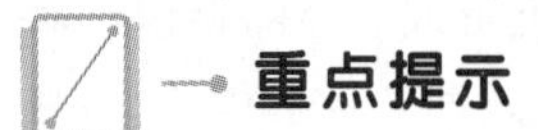

重点提示　眼折光与成像、眼的三种调节方式

(三) 眼的折光异常

正常人眼看近处物体时，只要距离不小于近点，通过眼的调节，便能成像于视网膜上而产生清晰的视觉，称为正视眼(图 9-3(a))。如果眼的折光能力异常或眼球形态异常，使外来光线不能在视网膜上聚焦成像，导致视物模糊不清或变形，统称为非正视眼，也称为屈光不正，包括近视、远视和散光三种情况。

1. 近视　近视是由于眼球前后径过长(轴性近视)或折光系统的折光能力过强(屈光性近视)，使物体发出的平行光线聚焦于视网膜之前，而在视网膜上只能形成模糊的物像(图 9-3(b))。近视眼看近处物体时，由于近处物体发出的光线是辐散的，故不需调节或只需作较小程度的调节，就能使光线聚焦于视网膜上(图 9-3(c))。近视眼的近点小于正视眼。近视大多数是由于不良的用眼习惯引起的，近视患者可通过佩戴适度的凹透镜进行矫正(图 9-3(d))。

2. 远视　远视是由于眼球前后径过短(轴性远视)或折光系统的折光能力太弱(屈光性远视)，使物体发出的平行光线聚焦于视网膜之后，而在视网膜上也只能形成模糊的物像(图 9-3(e))。远视眼是看远处物体时需要进行调节才能使物像形成于视网膜上，看近处物体时则需作更大程度的调节才能看清物体。远视眼的近点比正视眼远。远视眼不论是看远物还是看近物都需要进行调节，故易发生调节疲劳，如长时间看书时可因调节疲劳而发生头痛。远视患者可以通过佩戴适度的凸透镜进行矫正(图 9-3(f))。

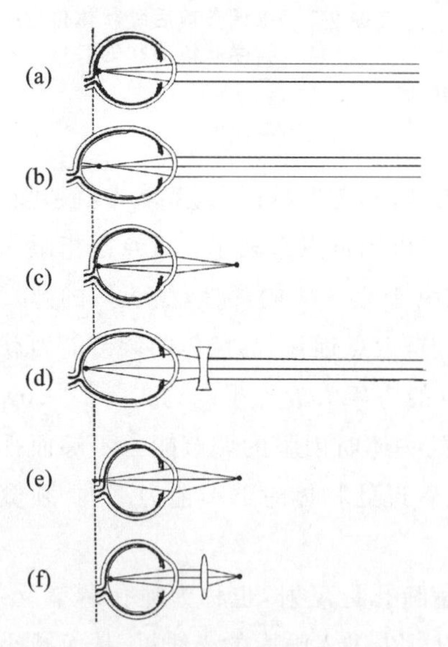

图 9-3　近视、远视及其矫正

3. 散光　正视眼折光系统的各个折光面都呈正球面，球面上各个方向的曲率半径都相等，物体发出的平行光线都能聚焦于视网膜而成像。散光大多是由于角膜表面不呈正球面，表面不同方位的曲率半径不等，使平行光线不能聚焦于视网膜，造成视物不清或物像变形。除角膜外，晶状体表面曲率异常也可引起散光。散光患者可以通过佩戴柱面镜进行矫正。

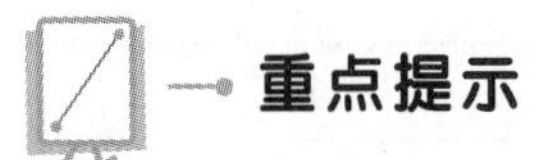

眼折光异常的原理和矫正方法

二、眼的感光功能

眼的感光系统由视网膜构成。来自外界物体的光线，通过折光系统进入眼内并在视网膜上形成物像。这只是一种物理学现象，只有物像被感光细胞所感受，并转变成生物电信号传入中枢，经中枢分析处理后才能形成主观意识上的感觉。这里主要讨论视网膜的感光和换能作用。

（一）视网膜的感光系统

视网膜是位于眼球最内层的神经组织，视网膜在组织学上分为十层，但主要由四层组成，从外向内依次为色素上皮层、感光细胞层、双极细胞层和神经节细胞层。视网膜结构复杂，细胞种类繁多，其中具有感光换能作用的是视锥细胞和视杆细胞。两种感光细胞分别与双极细胞形成突触联系，双极细胞再和神经节细胞形成突触联系，神经节细胞发出的轴突构成视神经（图 9-4）。在视神经穿过视网膜时形成视神经乳头，由于视神经乳头处不存在感光细胞，因而没有感光功能，即此处的物像不能引起视觉，称为生理性盲点。在人类的视网膜中存在两种不同的感光换能系统，一种是视杆系统，另一种是视锥系统。

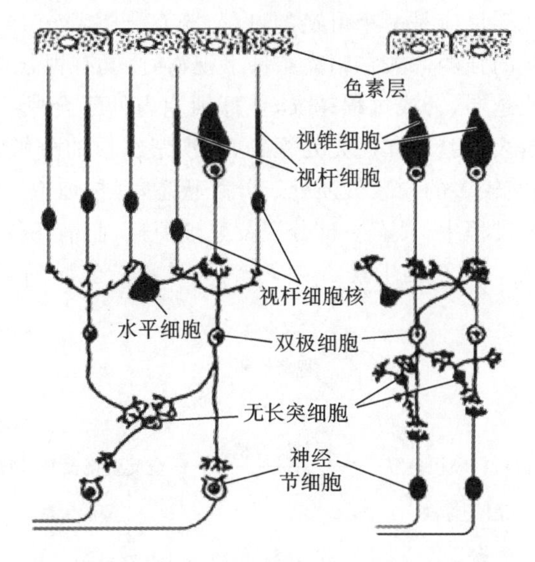

图 9-4 视网膜的主要细胞层次及其联系模式图

1. 视杆系统 视杆细胞主要分布在视网膜的周边部，在中央凹处未见分布，在中央凹旁 10～20 mm 处分布最多。视杆细胞主要感受弱光刺激（故称晚光觉系统或视杆系统），对光敏感度较强，在弱光下只能看到物体的粗略轮廓，并无色觉功能。

2. 视锥系统 视锥细胞集中在视网膜的中央部，周边分布较少。视锥细胞承担昼光觉，对光敏感度较差，只有在强光条件下才能被激活，故称昼光觉系统或视锥系统，还具有分辨颜色的色觉功能，主要在白天或较明亮的环境中起作用。视锥细胞和视杆细胞的区别见表 9-1。

表 9-1 视锥细胞和视杆细胞的区别

项　目	视杆细胞	视锥细胞
分布	视网膜周边多，中央凹处少	视网膜中央部多
外段形状	杆状	锥状
视觉	晚光觉（对光敏感度高）	昼光觉（对光敏感度低）
色觉	无	有
视色素	视紫红质	视锥色素（3 种）
细胞间联系方式	多为汇聚联系	多为单线联系
空降分辨能力	弱	强
视敏度	低	高

（二）视杆细胞的感光原理

感光细胞是如何感光换能的，其机制至今尚未完全弄清楚。但可以肯定的是，光照时感光细胞内部发生了一系列的光化学反应，目前对视杆细胞的光化学反应研究得较多，在这里略做介绍。

视杆细胞的视色素称为视紫红质，它是由视蛋白和视黄醛（11-顺视黄醛）所形成的一种色素蛋白。视紫红质的光化学反应是一个可逆的过程，既有分解，又有合成（图 9-5）。合成和分解过程的强弱取决于光线的强弱。人在暗光条件下视物时，既有视紫红质的合成，又有它的分解，但合成大于分解，光线越弱，合成过程越强，视杆细胞内处于合成状态的视紫红质越多，这时视网膜对光的敏感性越大；相反，在亮光处视物时，视紫红质的分解大于合成，光线越强，视紫红质的分解过程越强，使较多的视紫红质处于分解状态，视杆细胞几乎失去感光能力。在视紫红质的分解与再合成的过程中，总有一部分视黄醛被消耗，而消耗的视黄醛则依赖于从食物中获得的维生素 A 来补充。如果维生素 A 缺乏，将导致视紫红质的再合成障碍，影响人在暗处的视力而导致夜盲症。

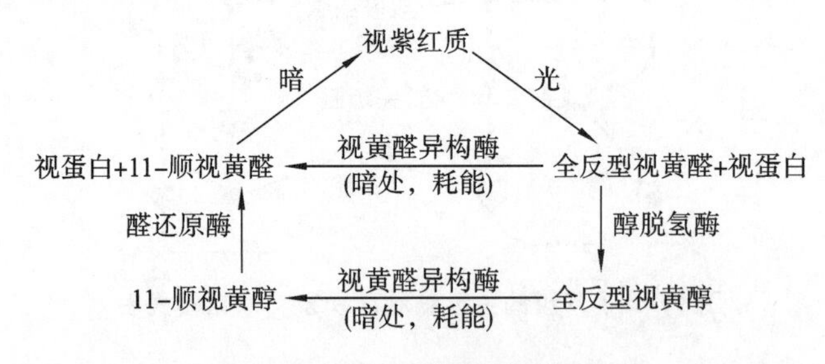

图 9-5 视紫红质的光化学反应

（三）视锥细胞的感光原理

视锥细胞的感光原理和视杆细胞类似。视锥细胞的外段具有与视杆细胞类似的圆盘状结构，也含有特殊的视色素。大多数脊椎动物都具有三种不同的视色素，分别存在于不同的视锥细胞中。三种感光色素都含有同样的 11-顺视黄醛，只是视蛋白的分子结构稍有不同。由于视蛋白分子结构中的这种差别，决定了这三种视色素对不同波长的光线最敏感，即分别对红、绿、蓝三种颜色的光线最敏感。当光线作用于视锥细胞外段时，在外段膜的两侧也会发生同视杆细胞类似的超极化感受器电位，作为光电转换的第一步。最终在相应的神经节细胞上产生动作电位。

辨别颜色是视锥细胞的重要功能。色觉是由于不同波长的光线作用于视网膜后再进入大脑引起的主观感觉，这是一种复杂的物理和心理现象。人眼可以区分波长在 370～740 nm 之间的约一百五十种颜色，但主要是光谱上的红、橙、黄、绿、青、蓝、紫七种颜色。

（四）视网膜中的信息传递

视网膜中除感光细胞外，还有一些其他细胞，如双极细胞、水平细胞和神经节细胞等，它们之间的排列和联系非常复杂，细胞之间还有多种化学物质传递。因此，由视杆细胞和视锥细胞在接受光照后所产生的感受器电位，在视网膜内要经过复杂的细胞网络的传递，才能由神经节细胞产生动作电位。已知感光细胞、双极细胞和水平细胞均不能产生动作电位，只是产生超极化型或去极化型的局部电位变化。当这些电位扩布到神经节细胞时，通过总和作用可以使神经节细胞的静息电位发生去极化反应，当达到阈电位水平时，就会产生动作电位，并作为视网膜的最后输出信号由视神经传向视中枢，经视中枢的分析处理，最终产生主观意识上的视觉。

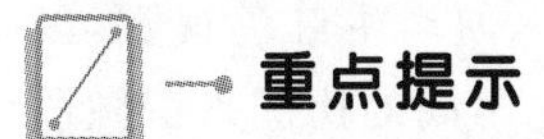

视杆系统和视锥系统的区别

三、与视觉有关的生理现象

在视觉器官内，由折光系统和感光系统共同完成视觉功能。人的视觉功能有多方面的表现形式，这里所叙述的几种生理现象是较为重要的，也是临床工作中常用作视觉功能检查的。

（一）暗适应与明适应

当人长时间处于明亮环境中而突然进入暗处时，最初看不清任何物体，需经过一定时间后，才能逐渐恢复暗处的视力，这种现象称为暗适应。相反，当人长时间处于暗处而突然进入明亮处时，最初只感到一片耀眼的光亮，也不能看清物体，需经短暂时间后才能恢复明亮处的视觉，这种现象称为明适应。

暗适应是人眼在暗处对光的敏感性逐渐提高的过程。暗适应过程相对较慢，一般需要 30 min 才能完成。暗适应现象产生的机制是由于视杆细胞中的视紫红质在明亮处已大部分分解，储备少，不足以承担暗处感光的功能，所以刚进入黑暗处时视杆细胞也不能感受弱光刺激，随后由于在暗处视紫红质合成加快，储备增多，视杆细胞对光的敏感性增强并逐渐承担起暗视觉的功能。

明适应过程较快，只需约 1 min 即可完成。明适应是由于在暗处蓄积起来的视紫红质遇到强光时迅速大量分解，因而产生耀眼的光感，随后视紫红质急剧减少，视锥细胞逐渐承担起明视觉功能。

（二）视敏度

视敏度又称为视力（图 9-6），是指眼对物体细微结构的辨别能力，通常以视角即眼能分辨物体上两点之间的最小距离的大小作为衡量指标。受试者能分辨的视角越小，其视力就越好。视力主要与视锥细胞的功能有关。中央凹处视力最好，这是由于中央凹处视锥细胞分布最为密集，与双极细胞和神经节细胞大多为单线联系，因而分辨力高。而视网膜周边部视锥细胞数量少，与双极细胞和神经节细胞的联系大多为聚合式，因此周边部的分辨力低，视力差。

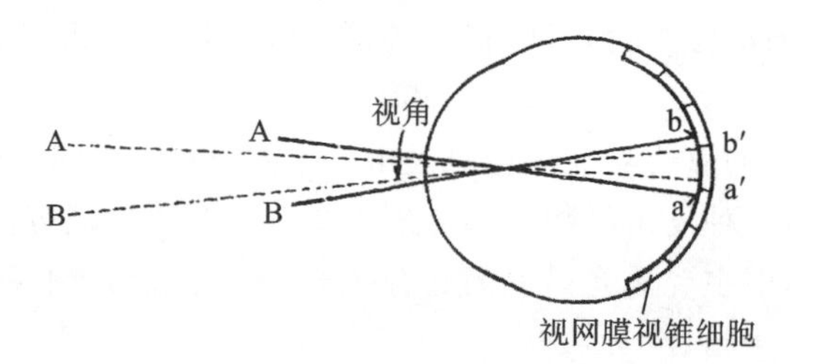

图 9-6 视力与视角示意图

(三) 色觉与色觉异常

色觉是由不同波长的光波作用于视网膜后在人脑中形成的不同的主观感觉，是一种复杂的物理和心理现象。正常人眼可区分波长在 370～740 nm 之间的约一百五十种颜色。

有关色觉形成的机制，以三原色学说最受认可。三原色学说认为，人视网膜中含有三种不同的视锥细胞，分别含有对红、绿、蓝三种颜色敏感的视色素。当某一波长的光线作用于视网膜时，使三种不同的视锥细胞以一定的比例产生不同程度的兴奋，这样的信息传入到大脑后就产生某一种色觉。如红、绿、蓝三种视锥细胞以 4∶1∶0 的比例兴奋时，便产生红色视觉，以 2∶8∶1的比例兴奋时，便产生绿色视觉。当三种不同的视锥细胞以任意不同的比例兴奋做适当的混合，就可形成任何颜色的视觉。如果视网膜缺乏相应的视锥细胞，就不能辨别某些颜色，称为色盲。色盲绝大多数是由于遗传因素引起的，少数是由于视网膜的病变引起的。最常见的色盲是红绿色盲，即不能分辨红色和绿色。如果对所有的颜色都不能辨别，就称为全色盲，全色盲极为少见。有些人视网膜并不缺乏某种视锥细胞，但由于健康因素或营养不良，视锥细胞的反应能力较弱，导致对颜色的辨别能力降低，称为色弱。

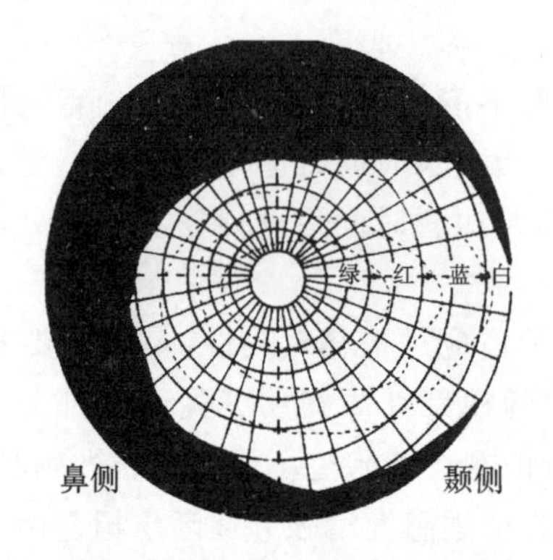

图 9-7 正常人右眼视野示意图

(四) 视野

单眼固定注视正前方一点时所能看到的空间范围称为该眼的视野(图 9-7)。在同一光照条件下，不同颜色的视野大小不同，其中白色视野最大，蓝色和红色次之，绿色视野最小。视野大小可能与各类视锥细胞在视网膜的分布有关。临床上检查视野可帮助诊断某些视神经传导通路和视网膜的疾病。

(五) 双眼视觉和立体视觉

两眼同时观看物体时形成的视觉称为双眼视觉。双眼视物时，两眼视网膜上各形成一个完整的物像，由于眼外肌的精细协调运动，可使物体同一部分来的光线成像于两眼视网膜相对称的位置上，并可在主观上产生单一物体的视觉，称为单视。如果眼外肌瘫痪、眼内肿瘤等异物压迫或用手指轻压一侧眼球使该眼球发生位移，都可使物像落在两眼视网膜的非对称点上，因而在主观上就产生有一定程度重叠的两个物体的视觉，称为复视。

双眼视觉可以弥补单眼视野中的盲区，扩大视野并产生立体视觉。双眼视物时，由于双眼视野大部分重叠，但左眼看到物体左侧面多些，右眼看到物体右侧面多些，这样左眼看到的物体形象与右眼看到的物体形象就略有差异，这样的信息经视觉中枢整合后，就产生了有关物体的厚度、深度及距离等主观感觉，这就是立体视觉。立体视觉主要是由两眼视觉差异产生的。

但单眼视物时也能产生一定的立体感，这主要是由于生活经验，如物体的阴影变化，近物的感觉比较鲜明而远物的感觉比较模糊等。另外，头部的运动引起被视物体的相对运动也可产生一定的立体感觉。

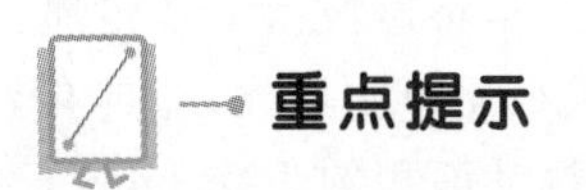

色觉异常和视野的生理意义

第三节　位听器官

人的听觉器官是耳，耳由外耳、中耳和内耳三部分组成（图 9-8）。其中内耳结构极为复杂，又称为迷路（labyrinth），由耳蜗和前庭器官两部分组成。耳蜗的功能是感受声波刺激，前庭器官则是人体的平衡感觉器官。耳蜗的适宜刺激是频率为 20～20000 Hz 的空气振动疏密波，即声波。声波经过外耳、中耳传到内耳，引起内耳淋巴的振动，再经过耳蜗的感音换能作用，将声波的机械能转变为听神经纤维上的动作电位，听神经动作电位传到大脑皮层听觉中枢后最终形成听觉，因此，听觉是由耳、听神经和大脑皮层听觉中枢三者的共同活动完成的。

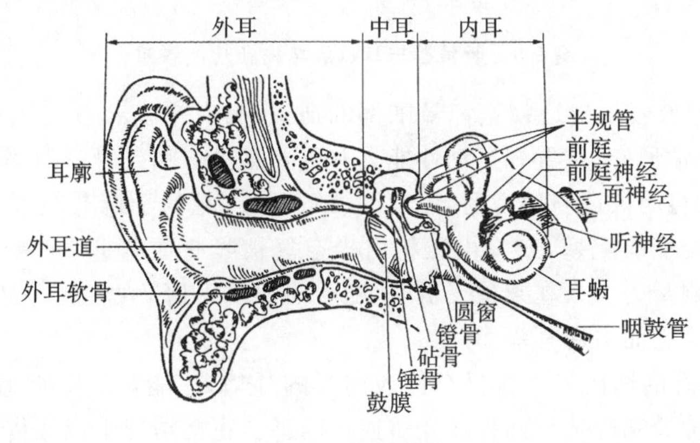

图 9-8　耳的结构

一、耳的听觉功能

（一）外耳与中耳的传音功能

1. 外耳的集音与放大功能　外耳由耳廓和外耳道组成。耳廓的形状有利于收集声波，一定程度上还可以帮助判断声音发出的方向。许多动物的耳廓还能运动，帮助辨别声源的方向。外耳道是声波传导的通道，其外端始于耳廓，内端终止于鼓膜，声波由外耳道传导至鼓膜时其强度可增加约 10 倍。

2. 中耳的传音功能　中耳由鼓膜、鼓室、听骨链和咽鼓管等结构组成。中耳的主要功能是将声波振动能量高效地传入内耳，其中鼓膜和听骨链在声波传递过程中起着重要的作用。

（1）鼓膜　鼓膜是一椭圆形稍向鼓室凹陷的薄膜，形如浅漏斗状，其顶点在鼓室内与锤骨柄相连，鼓膜面积为 50～90 mm^2，厚约 0.1 mm。鼓膜具有较好的频率响应和较小的失真度，能与声波同步振动，将声波振动如实地传递给听骨链。

（2）听骨链　听骨链由三块听小骨构成，由外向内依次是锤骨、砧骨和镫骨。锤骨柄附着于鼓膜的脐部，镫骨脚板与前庭窗膜相连，砧骨居中作为支点，将锤骨和镫骨连接起来，形成一个以锤骨柄为长臂、砧骨长突为短臂的固定角度的杠杆。听骨链的作用是将声波由中耳传递至内耳耳蜗（图 9-9）。在听骨链传递声波的过程中，可使声波振幅稍减小而声压增大，即具有减幅增压效应。听骨链传音过程中的增压效应：一是因为鼓膜的实际振动面积约为 55 mm^2，而卵圆窗膜的面积只有 3.2 mm^2，两者之比为 17.2∶1，这样可使作用于卵圆窗膜上的声压增加到鼓膜上声压的 17.2 倍；二是因为听骨链杠杆长臂与短臂长度之比为 1.3∶1，通过杠杆的作用使在短臂一侧的压力增加到原来的 1.3 倍。通过以上两方面的作用，在整个中耳传音过程中总的增压效应可达 22 倍（17.2×1.3）。听骨链的减幅增压效应既可提高传音的效率，又可避免对卵圆窗膜和内耳造成损害。

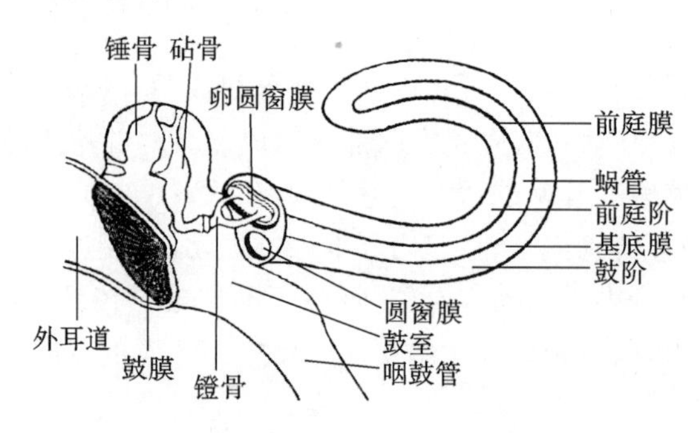

图 9-9　听骨链与耳蜗的结构和功能联系

（3）咽鼓管　咽鼓管是连通鼓室和鼻咽部的通道，具有平衡鼓室内压和外界大气压的作用，对维持鼓膜的正常形态、位置和振动性能具有重要意义。咽鼓管鼻咽部的开口常处于闭合状态，在咀嚼、吞咽、打哈欠或打喷嚏时，可使咽鼓管开放，有利于调节鼓室内和鼓室外压力的平衡。咽鼓管若因炎症而阻塞，鼓室内压将由于空气被吸收而降低，导致鼓膜内陷而引起耳痛、耳鸣等症状，影响听力。人在乘坐飞机时，随着飞机的升降，大气压与鼓室内压不等，可导致鼓膜向外或向内鼓起而引起耳痛、耳鸣。

3. 声波传入内耳的途径　声波只有传入内耳的耳蜗，才能刺激听觉感受器，进而引起听觉。声波可通过气传导和骨传导两种途径传递至内耳。正常情况下以气传导为主。

（1）气传导　声波经外耳道空气传导引起鼓膜振动、再经听骨链和卵圆窗膜传入内耳耳蜗，这种传导途径称为气传导，气传导是声波传入内耳的主要途径。此外，鼓膜振动也可通过引起鼓室内空气的振动，再经过圆窗膜传入内耳。这一途径在正常情况下并不重要，但当鼓膜穿孔、听骨链损伤或运动障碍时，可以起到一定的代偿作用。

（2）骨传导　声波直接引起颅骨的振动，进而引起耳蜗内淋巴的振动，这种途径称为骨传导。在正常情况下，骨传导的效率比气传导的效率低得多，所以，人们几乎感觉不到它的存在。平时，我们接触到的一般的声音，不足以引起颅骨的振动。只有较强的声波，或者是自己的说话声，才能引起颅骨较明显的振动。例如，我们会有这样的感受，用录音机录制好自己的说话声，播放时，尽管在别人听来感到非常逼真，但是自己听起来总感觉不像自己的声音，这主要是由于骨传导在两者中所起的作用不同。

临床上常通过音叉检查患者的气传导和骨传导，以判断听觉障碍产生的原因和部位。在鼓膜或中耳病变时（传音性耳聋），气传导明显受损，而骨传导却不受影响，甚至相对增强；当耳蜗病变时(感音性耳聋),气传导和骨传导将同样受损。

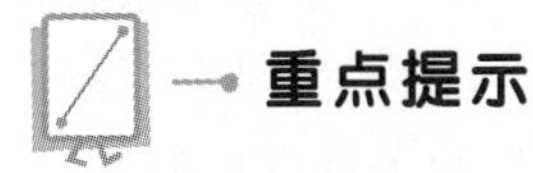
重点提示　气传导和骨传导的区别

(二) 内耳耳蜗的感音功能

内耳包括耳蜗和前庭器官两部分,其中感受声音的装置位于耳蜗内。这里所说的内耳的感音功能是指耳蜗的功能。

1. 耳蜗的结构特点　耳蜗是一条围绕一骨质蜗轴旋转2.5～2.75周而成的骨质管腔。在耳蜗的横断面上可见两个分界膜,一个是斜行的前庭膜,另一个是横行的基底膜。耳蜗被这两个膜分隔成三个腔,分别称为前庭阶、蜗管和鼓阶(图9-10)。前庭阶在耳蜗底部与卵圆窗膜连接,其内充满外淋巴。鼓阶在耳蜗底部则与圆窗膜连接,也充满外淋巴,两者在耳蜗顶部相通。蜗管是一充满内淋巴的盲管。基底膜是声波感受器即螺旋器所在的部位。螺旋器又称为柯蒂氏器,由毛细胞和支持细胞等组成。毛细胞是真正的声波感受细胞,每个毛细胞的底部都有听神经末梢,而每个毛细胞的顶部表面则有上百条排列整齐的纤毛,称为听毛,有些较长的听毛其顶端埋植在一种称为盖膜的胶冻状物质中。盖膜在内侧与耳蜗轴相连,外侧则游离于内淋巴当中。

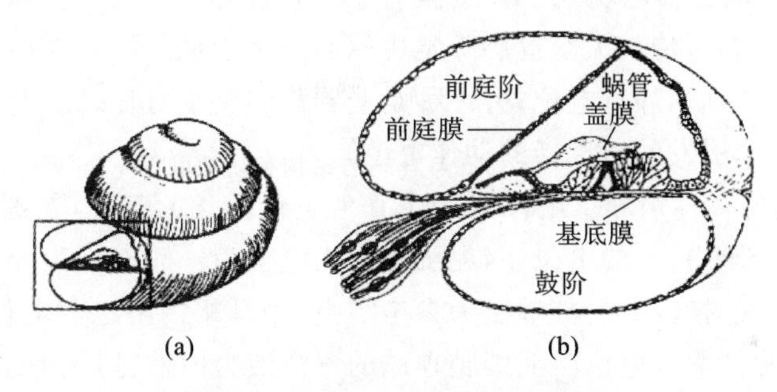

图9-10　耳蜗的横断面结构示意图

2. 耳蜗的感音换能作用　耳蜗的功能是感音换能,即将由中耳传递来的声波振动转变成听神经上的动作电位。在耳蜗的感音换能过程中,基底膜的振动起着关键作用。

当声波振动通过听骨链传到卵圆窗膜时,如果振动使卵圆窗膜内陷,前庭阶中的外淋巴压力就升高,前庭膜就下移,使蜗管内淋巴压力升高,进而使基底膜也下移,鼓阶外淋巴压迫圆窗膜使之向外凸起。如果声波振动使卵圆窗膜向鼓室凸起,则整个耳蜗内的淋巴和膜性结构等就都做相反方向的运动。如此反复就形成了基底膜的振动。基底膜振动时,盖膜与基底膜之间的相对位置发生改变,使毛细胞顶部的听毛发生弯曲或偏转,从而引起毛细胞膜电位的变化,并经过一系列过渡性的电位变化,最终引起听神经上的动作电位,从而完成耳蜗的感音换能作用。

近年来的研究发现,在毛细胞的顶部存在机械门控离子通道(见第二章第一节),这种通道对机械力的作用十分敏感。当内耳淋巴振动引起毛细胞上的听毛向不同方向弯曲或偏转时,便可引起该通道的开放或关闭,进而引起跨膜的内向电流或外向电流,导致细胞膜的去极化或超极化,从而形成感受器电位。这也是耳蜗感音换能功能的基础。

研究还表明,基底膜的振动是以行波的方式进行的。当声波传入内耳时,最先引起基底膜底部即靠近卵圆窗处的基底膜的振动,然后振动以行波的方式向基底膜的顶部传播。声波振动的频率不同，基底膜振动传播的距离和最大振幅出现的部位也不同。声波振动的频率越低，行波传播的距离就越远，最大振幅出现的部位就越靠近基底膜的顶部；声波振动的频率越高，行波传播的距离就越近，最大振幅出现的部位就越靠近基底膜的底部。因此，每一个频率的声波振动在基底膜上都有一个特定的行波传递距离和最大振幅点，导致基底膜上该区域的毛细胞就会受到最大的刺激。这样，来自基底膜不同区域的听神经纤维的冲动传到中枢的不同部位，就会引起不同音调的听觉，这可能就是人耳区分不同音调声音的基础。临床资料和动物实验证明，耳蜗底部受损时主要影响高频听力，而耳蜗顶部受损时主要影响低频听力。

知识链接

噪声对人体的危害

噪声对人体有较大的危害。首先，噪声能损害人的听觉能力；其次，噪声对人的免疫功能、精神、神经、心血管、内分泌、代谢、呼吸及消化系统等均有影响。噪声对人体的危害概括为：①噪声作用于网织结构组织，影响正常生理节奏；②影响睡眠；③妨碍脑力劳动，分散注意力；④影响情绪和精神状态，造成紧张、烦恼与反感。

3. 耳蜗与蜗神经的生物电现象 耳蜗具有感音换能作用。可将声波的机械能转变为听神经纤维上的神经冲动，再传至大脑皮层听觉中枢而产生听觉。耳蜗生物电可总结为三种：一种是未受声波刺激时的耳蜗静息电位；另一种是受到声波刺激时耳蜗产生的微音器电位；再一种是由耳蜗微音器电位引发的蜗神经的动作电位。

（1）耳蜗静息电位 耳蜗静息电位是产生其他电位变化的基础，是螺旋器中的毛细胞在未受到刺激时，存在于膜内、外的电位差，毛细胞膜内电位为－80～－70 mV。

在耳蜗未受到刺激时，以鼓阶外淋巴为参考零点，则耳蜗内淋巴的电位为＋80 mV 左右，称为内淋巴电位，又称耳蜗内电位。毛细胞顶端的浸浴液为内淋巴，该毛细胞膜内电位约为－80 mV，因此，毛细胞顶端膜内、外电位差可达 160 mV 左右，而毛细胞其他部分的胞内、外电位差约为 80 mV。

（2）耳蜗微音器电位 耳蜗微音器电位是在耳蜗受到声音刺激时，在耳蜗及其附近结构记录到的一种具有交流性质的特殊电变化。微音器电位实际上是多个毛细胞在接受声音刺激时所产生的感受器电位的复合表现，而且感受器电位变化的方向与静纤毛受力的方向有关。当静纤毛向动纤毛方向弯曲时，出现去极化式的电位；当静纤毛背离动纤毛弯曲时，则出现超极化式的电位。因而使微音器电位的频率和幅度与作用于耳蜗的声波振动完全一致，使其能真实地反映耳蜗的基底膜瞬间的振动情况。

微音器电位的特点：微音器电位无真正的阈值，潜伏期极短，小于 0.1 ms；没有不应期；在一定范围内，微音器电位的振幅随声压的增大而增大，可以总和；对缺氧和深麻醉相对不敏感；不易产生疲劳和适应现象。

（3）蜗神经动作电位 蜗神经动作电位是耳蜗对声音刺激的一系列反应中最后出现的电位变化，是耳蜗对声音刺激进行换能和编码的结果。它是由耳蜗微音器电位触发的。

总之，耳蜗与蜗神经的生物电现象可以归纳为：耳蜗在没有声波刺激时存在静息电位，当有声波刺激时，在静息电位的基础上，使耳蜗毛细胞产生微音器电位，进而触发蜗神经产生动作电位，该动作电位（神经冲动）沿着蜗神经传入听觉中枢，经分析处理后引起主观上的听觉。

二、内耳的位置觉与运动觉功能

人和动物保持一个正常的姿势是进行各种活动的必要条件。正常姿势的维持有赖于前庭器官、视觉器官和本体感受器的协同活动，其中前庭器官的作用最为重要。前庭器官位于内耳之中，包括椭圆囊、球囊和三个半规管（图 9-11），能感受机体自身运动状态的变化以及头部在空间位置的变化，在维持身体平衡中起着重要作用。

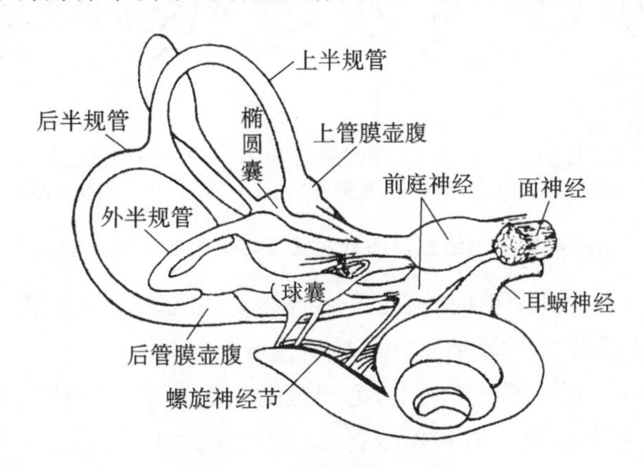

图 9-11 前庭器官的结构

（一）前庭器官的感受装置和适宜刺激

1. 前庭器官的感受细胞 前庭器官的感受细胞是一些具有相似结构和功能的毛细胞。这些毛细胞都有两种纤毛，其中一条最粗最长，位于毛细胞顶端的一侧边缘，称为动纤毛；其余的纤毛较短，数量较多，每个毛细胞有 60～100 条，呈阶梯状排列，称为静纤毛。毛细胞底部有感觉神经纤维末梢。当纤毛处于自然状态时，毛细胞膜内、外存在约－80 mV 的静息电位，此时与毛细胞相连的神经纤维上有一定频率的持续放电。如果外力使纤毛向动纤毛一侧偏转时，毛细胞膜发生去极化，当达到阈电位（约－60 mV）时，其纤维向中枢发放的传入冲动频率增加，表现为兴奋效应；相反，如果外力使纤毛向静纤毛一侧偏转时，则毛细胞膜发生超极化，其纤维向中枢发放的传入冲动频率降低，表现为抑制效应（图 9-12）。正常条件下，机体运动状态和头在空间位置的变化都能以特定的方式改变毛细胞纤毛的倒向，使相应传入纤维发放的冲动频率发生改变，当这些信息传入到中枢，就能引起特定的运动觉和位置觉，并可引起身体和内脏功能的反射性变化。

2. 前庭器官的适宜刺激和生理功能 人体两侧内耳各有上、外、后三个相互垂直的半规管，分别处于空间的三个平面。当头向前倾 30°时，外半规管刚好处于水平面，其余两个半规管则与水平面垂直。每个半规管与椭圆囊连接处都有一个称为壶腹的膨大部分，壶腹内有一隆起的结构，称壶腹嵴，其中有一排面对管腔的毛细胞，其顶部的纤毛都埋植在一种胶质性的圆顶形壶腹帽内。半规管的适宜刺激是身体的变速旋转运动。以水平半规管为例，当身体向左旋转时，由于半规管内淋巴的惯性作用，其启动将晚于半规管壁的运动，左侧水平半规管中的内淋巴将压向壶腹嵴，使壶腹嵴毛细胞的纤毛倒向动纤毛一侧，于是毛细胞向中枢发放的传入冲动频率增加；此时，右侧水平半规管中的内淋巴则背离壶腹嵴运动，使其毛细胞的纤毛倒向静纤毛一侧，于是毛细胞向中枢发放的传入冲动频率降低。当旋转突然停止时，由于内淋巴的惯性运动，壶腹嵴毛细胞纤毛的倒向和传入冲动频率发放情况与旋转开始时相反。左、右两侧

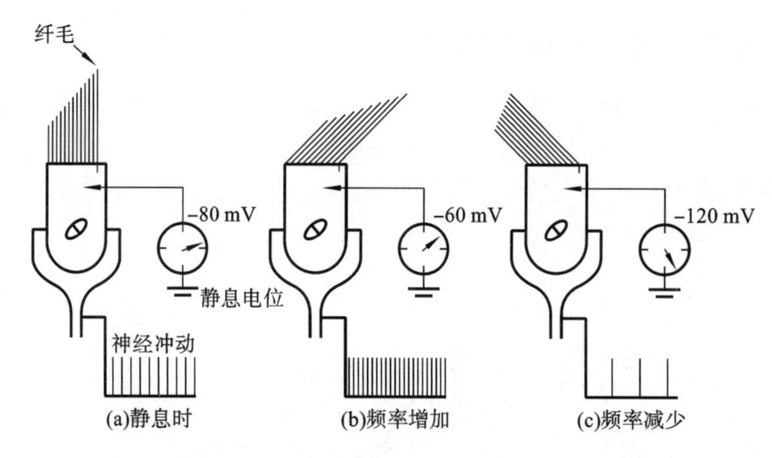

图 9-12　前庭器官中毛细胞顶部纤毛状态与神经冲动发放的关系示意图

毛细胞不同频率的冲动传入到中枢时，就可产生身体变速旋转运动的感觉。以同样的方式，其他两对半规管可分别感受各自所处平面方向的变速旋转运动。

椭圆囊和球囊的毛细胞位于囊斑之上，毛细胞的纤毛埋植于一种称为位砂膜的胶质板内。位砂膜内含位砂，位砂主要由蛋白质和碳酸钙组成，比重大于内淋巴，具有较大的惯性。椭圆囊和球囊毛细胞的适宜刺激是直线变速运动。人体处于直立位时，椭圆囊囊斑呈水平位置，其位砂膜位于毛细胞纤毛的上方；球囊囊斑与椭圆囊囊斑垂直，其位砂膜位于纤毛的外侧。在这两种囊斑上，几乎所有毛细胞的排列方向都不完全相同，这样就有利于感受身体在囊斑平面上所做的各种方向的直线变速运动。例如，当人体在水平方向作直线变速运动时，由于位砂的惯性作用，使毛细胞与位砂膜的相对位置发生改变。因此，在椭圆囊囊斑上总会引起一些毛细胞的纤毛向动纤毛一侧偏转，于是引起相应的毛细胞纤维发放传入冲动频率增加，当这些毛细胞的传入冲动传导到中枢后，引起特定的变速运动感觉，同时还可引起各种姿势反射，以维持身体平衡。球囊囊斑上的毛细胞则以类似的机制感受头部在空间位置的变化，同时也可反射性地引起肌张力的改变，以调整身体的姿势。

（二）前庭反应

1. 前庭姿势调节反射　来自前庭器官的传入冲动，除引起相应的运动觉和位置觉外，还可引起各种姿势调节反射。如汽车突然开动或加速时，由于惯性身体会向后倾倒，但其传入信息可反射性地引起躯干部屈肌和下肢伸肌收缩，从而使身体向前倾以保持身体的平衡，而突然刹车或减速时则引起相反的情况；当人乘坐电梯突然上升时，可反射性引起四肢伸肌抑制而使下肢屈曲，当电梯突然下降时则伸肌反射性收缩引起下肢伸直。这些都是前庭器官的姿势反射，其意义在于维持一定的姿势和保持身体平衡。

2. 自主神经反应　前庭器官受到的刺激过强，或者刺激时间过长，或者前庭器官功能过敏时，常会引起自主神经功能失调，导致心跳加速、血压降低、呼吸加快、恶心、呕吐、眩晕、出汗、皮肤苍白等现象，称为前庭自主神经反应。前庭自主神经反应主要表现为迷走神经兴奋占优势的反应，严重时可导致晕车、晕船等。

3. 眼震颤　眼震颤是前庭器官受到刺激时引起的特殊眼球运动。眼震颤主要是半规管受到刺激所引起的，而且眼震颤的方向也因受刺激半规管的不同而不同。当水平半规管受到刺激时就引起水平方向的眼震颤，而上、后半规管受到刺激时就引起垂直方向的眼震颤。由于人在水平面方向的活动（如转身、回头等）较多，故经常发生水平方向的眼震颤。例如，当头部和身体向左旋转时，由于内淋巴的惯性作用，使左侧水平半规管壶腹嵴的毛细胞受到的刺激增强，而右侧刚好相反，于是便反射性地引起双侧眼球先向右侧缓慢移动，这称为眼震颤的慢动相；当慢动相使眼球移动到两眼裂右侧端而不能再右移时，又突然快速返回到眼裂正中，这称为眼震颤的快动相。以后再进行新的慢动相和快动相，如此反复交替，这就是眼震颤。当旋转变为匀速转动时，旋转虽然仍在继续，但因这时两侧壶腹嵴受到的压力相等，双眼球不再震颤而居于眼裂正中。当旋转突然减速或停止时，又引起与旋转开始时方向相反的眼震颤。临床上常根据眼震颤试验来判断前庭功能是否正常。

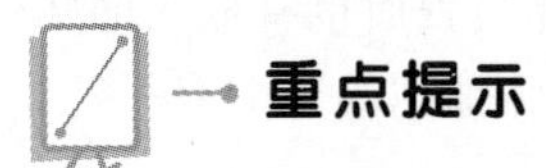

前庭器官的功能

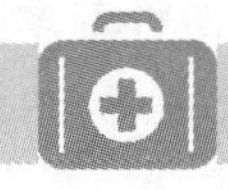

知识拓展

晕车、晕船的预防

为防止晕车、晕船可采取的措施：①要保持愉快的心情；②切记勿过度疲劳，勿过饱或过饥；③要保持车、船内空气的新鲜，可开窗换气；④尽量不要转动头部，以减少对前庭器官的刺激；⑤更重要的是要经常进行旋转变速运动的锻炼，如荡秋千等，借以增强前庭感受器的适应性。

第四节　其他感受器的功能

人类的感觉器官，除了上述提到的以外，还有其他几种，如鼻、舌、皮肤，这些器官都属于多功能器官，感觉功能是它们的功能之一。这里只做简略叙述。

一、嗅觉感受器的功能

嗅觉感受器位于上鼻道及鼻中隔后上部的嗅上皮（olfactory epithelium），嗅上皮由嗅细胞、支持细胞和基底细胞等组成，两侧总面积约 5 cm^2。嗅细胞也称为主细胞，呈圆瓶状，嗅细胞顶部有 5～6 条短而细的纤毛，细胞底端即中枢端是由无髓纤维组成的嗅丝，嗅丝穿过筛骨进入嗅球。嗅细胞的适宜刺激是空气中的化学物质，呼吸时这些化学物质进入嗅上皮黏液并扩散到嗅细胞的纤毛，随后与纤毛膜受体结合，使嗅细胞产生去极化型的感受器电位，并以电紧张方式扩布至嗅细胞的轴丘处，触发轴突膜产生动作电位，动作电位沿轴突传至嗅球，并最终传至大脑皮层嗅觉中枢，引起嗅觉。与其他感觉系统一样，嗅觉系统对不同性质的气味刺激有相对专用的感受位点和投射线路，对非基本气味则由于其在不同投射线路上引起不同数量冲动的组合特点，在中枢引起特有的主观嗅觉。

嗅觉感受器属快适应感受器，当某种气味物质突然出现时，可引起明显的嗅觉，这种气味物质如果持续存在，感觉很快减弱，甚至消失，但此时对新出现的其他气味物质仍能形成嗅觉。不同动物的嗅觉敏感程度相差很大，同一动物对不同气味物质的敏感性也不同，如狗对醋酸的敏感度就要比人高 1000 万倍。另外，内在因素和外在因素（如温度、湿度和大气压等）对嗅觉影响也很明显，如感冒时，因鼻黏膜肿胀可导致嗅细胞敏感性大大降低。

二、味觉感受器的功能

味觉感受器是味蕾，主要分布于舌的背部表面和舌缘，口腔和咽部黏膜表面也有散在的味蕾存在。每个味蕾都由 50～100 个味细胞、支持细胞和基底细胞组成。味细胞的顶端有纤毛，称为味毛，是味觉感受的关键部位。

人类味觉系统能区分多种多样的味道，但众多的味道都是由酸、甜、苦、咸四种基本味道组合而成。舌表面不同部位对不同味觉刺激的敏感性不同。一般舌尖对甜味较敏感，两侧对酸味较敏感，舌两侧前部对咸味较敏感，软腭和舌根则对苦味较敏感。

味觉的敏感性往往受刺激物本身温度的影响，在 20～30 ℃时，味觉敏感性最高。味觉的分辨力和对某些食物的偏爱，也受血液中化学成分的影响，如肾上腺皮质功能低下的患者，血液中低钠，这种患者就喜食咸味食物。味觉强度与物质的浓度有关，浓度越高，产生的味觉越强。此外，随着年龄的增长，味觉的敏感性降低。

练习与思考

一、名词解释

1. 感觉器官　2. 感受器的适宜刺激　3. 远点　4. 近点　5. 近视　6. 远视　7. 视敏度　8. 视角　9. 视野　10. 气传导

二、单项选择题

1. 当感受器受刺激时，刺激虽在持续，但其传入冲动频率已开始下降的现象称为（　　）。

A. 抑制　B. 疲劳　C. 适应　D. 衰减性传导　E. 以上都不是

2. 视近物时，眼的调节不会出现（　　）。

A. 晶状体变凸　B. 瞳孔缩小　C. 双眼球汇聚　D. 眼轴变短　E. 以上都是

3. 使近处物体发出的辐散光线能聚焦成像在视网膜上的功能称为（　　）。

A. 角膜反射　B. 视轴汇聚反射　C. 瞳孔对光反射　D. 眼的调节　E. 瞳孔缩小

4. 当睫状肌收缩时可使（　　）。

A. 角膜曲度增大　B. 瞳孔缩小　C. 晶状体曲度减小　D. 晶状体曲度增大　E. 以上都不是

5. 眼处于静息状态时能够形成清晰视觉的眼前物体最远之点为（　　）。

A. 焦点　B. 远点　C. 主点　D. 节点　E. 近点

6. 声音传向内耳的主要途径是（　　）。

A. 外耳→鼓膜→听小骨→卵圆窗→内耳　B. 外耳→鼓膜→听小骨→圆窗→内耳

C. 外耳→鼓室空气→圆窗→内耳　　D. 颅骨→内耳
E. 外耳道→鼓膜→卵圆窗→内耳

7. 关于眼的折光异常，下述哪项是错误的？(　　)
A. 近视眼在无调节时平行光线聚焦于视网膜之前　B. 近视眼视近物时可不戴眼镜
C. 远视眼视远物时不需眼的调节　D. 散光眼不同平面的光线焦距不同
E. 以上都不是

8. 有关感光细胞中的感光物质，下述错误的是(　　)。
A. 视紫红质在光照时分解　B. 视黄醛是维生素 A 的衍生物
C. 11-顺视黄醛在暗处转变为全反型视黄醛　D. 视锥细胞所含视色素分三种
E. 以上都不是

9. 关于耳蜗对声音的初步分析，下述错误的是(　　)。
A. 引起基底膜的振动，在传向耳蜗顶部的过程中振幅加大
B. 声音越强，基底膜振动传向顶部越远
C. 声音越强，被兴奋的听神经纤维数越多
D. 声音越强，听神经动作电位的频率越大
E. 以上都不是

10. 椭圆囊和球囊的适宜刺激是(　　)。
A. 角加速运动　B. 角减速运动　C. 角匀速运动
D. 直线变速运动　E. 旋转匀速运动

三、思考题

1. 感受器的一般生理特性有哪些？
2. 眼的折光系统包括几部分？其中哪一部分发挥作用最大？
3. 眼的调节方式有哪些？
4. 眼的折光异常有几种形式？
5. 视网膜上感光细胞的分布与功能有哪些？
6. 声波传入内耳的途径有几条？哪条途径的作用最显著？

(王光亮)

第十章 神经系统

学习目标

1. 掌握神经纤维传导兴奋的特征；突触的概念、突触传递的过程；神经递质及其受体；中枢兴奋传递的特征；特异性与非特异性投射系统的特点和功能；内脏痛的特征、牵涉痛和概念；牵张反射的概念、类型；小脑的功能；锥体系的功能。

2. 熟悉神经元和神经纤维的基本功能；突触后电位；中枢神经元的联系方式；躯体感觉区和皮层运动区的特点。

3. 了解神经元的结构和神经纤维的分类；神经的营养性作用；脑干对躯体运动的调节作用；条件反射的建立；脑电活动和大脑皮层的语言功能。

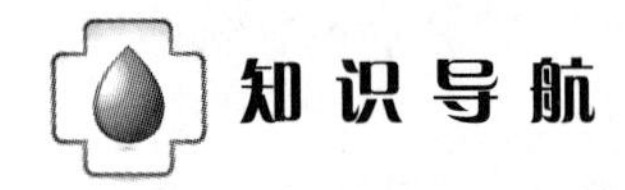

- 神经系统
  - 神经元活动的一般规律
    - 神经元与神经纤维
      - 神经元
      - 神经纤维
    - 神经元之间的信息传递
      - 突触的分类
      - 突触的结构
      - 突触传递的过程
      - 突触后电位
    - 神经递质和受体
      - 神经递质
        - 中枢神经递质
        - 外周神经递质
      - 受体
        - 胆碱能受体
        - 肾上腺素能受体
    - 中枢神经元之间的联系方式
      - 聚合式
      - 辐散式
      - 链锁式和环式
    - 中枢兴奋传递的特征
      - 单向传递
      - 中枢延搁
      - 总和
      - 兴奋节律的改变
      - 后发放
      - 对内环境变化敏感和易疲劳
    - 中枢抑制
      - 突触后抑制
      - 突触前抑制

- 神经系统
  - 神经系统的感觉功能
    - 脊髓的感觉传导功能
    - 丘脑的感觉功能
      - 丘脑的核团
      - 感觉投射系统
    - 大脑皮层的感觉功能
    - 痛觉
      - 痛觉感受器
      - 皮肤痛
      - 内脏痛与牵涉痛
  - 神经系统对躯体运动的调节
    - 脊髓对躯体运动的调节
      - 脊休克
      - 牵张反射
        - 概念及反射弧
        - 类型及意义
    - 脑干对肌紧张的调节
      - 易化区及其作用
      - 抑制区及其作用
      - 去大脑僵直
    - 小脑对躯体运动的调节
      - 维持身体平衡
      - 调节肌紧张
      - 协调随意运动
    - 基底神经节对躯体运动的调节
      - 组成
      - 功能
      - 损伤的临床表现
    - 大脑皮层对躯体运动的调节
      - 皮层运动区
      - 锥体系
      - 锥体外系
  - 神经系统对内脏活动的调节
    - 自主神经系统的结构和功能特征
      - 结构特征
      - 功能特征
    - 自主神经系统的主要功能和功能意义
      - 主要功能
      - 意义
    - 各级中枢对内脏活动的调节
      - 脊髓对内脏活动的调节
      - 低位脑干对内脏活动的调节
      - 下丘脑对内脏活动的调节
      - 大脑皮层对内脏活动的调节
  - 脑的高级功能
    - 条件反射
      - 形成和消退
      - 人类条件反射的特征
    - 大脑皮层的语言中枢
      - 大脑皮层功能的一侧优势
      - 大脑皮层的语言中枢
    - 大脑皮层的电活动
      - 自发脑电活动
      - 皮层诱发电位
    - 睡眠与觉醒
      - 睡眠
        - 睡眠的时相
        - 睡眠的产生机制
      - 觉醒

神经系统是人体内最主要的调节系统。它可以直接或间接调节体内各器官、组织的活动，使之相互联系、相互协调成为统一的整体，而且可以通过对各种生理过程的调控，使机体更好地适应内、外界环境的变化，维持正常的生命活动。

第一节　神经元活动的一般规律

一、神经元和神经纤维

(一) 神经元

神经元和神经胶质细胞是构成神经系统的两种主要细胞。

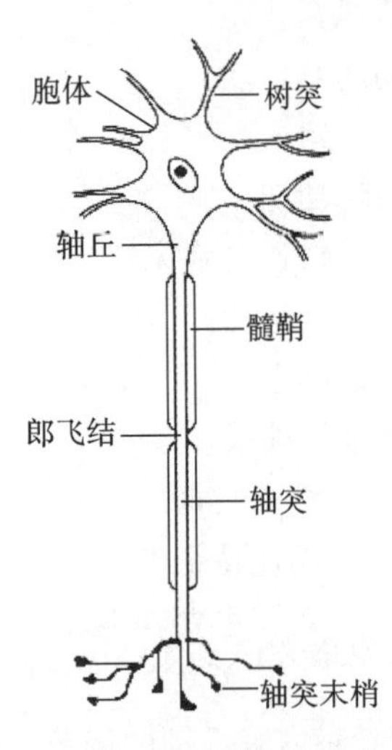

图 10-1　运动神经元结构与功能示意图

1. 神经元的结构和功能　神经元是构成神经系统的结构和功能的基本单位。神经元的主要功能是接受和传递信息。人类中枢神经系统内约有 10^{11} 个神经元，神经元的形态和大小虽然有很大差别，但结构上大致都是由胞体和突起两部分组成，胞体的功能是接受并整合信息，突起可分为树突和轴突(图 10-1)。一个神经元有一个或多个树突，其功能主要是接受其他神经传来的信息并将其传给胞体。神经元一般只有一个轴突，其功能主要是将胞体产生的神经冲动传向外周。轴突的起始部分称为始段，也称为轴丘，神经元的动作电位一般在此产生。轴突细而长，可发出侧支，其末端分成许多分支，每个分支末梢部分膨大，称为突触小体，与其他神经元的树突或胞体形成突触。轴突和感觉神经元的长树突统称为轴索，其外面包有髓鞘或神经膜，形成神经纤维。

2. 神经胶质细胞　广泛分布于中枢和周围神经系统中，为数众多，具有支持、营养和保护神经元的作用。

(二) 神经纤维

神经纤维的主要功能是传导兴奋。在神经纤维上传导的兴奋或动作电位称为神经冲动。

1. 神经纤维传导兴奋的特征　神经纤维传导兴奋具有以下特征：①生理完整性：兴奋要在神经纤维上正常传导，要求神经纤维在结构和功能上是完整的。如果神经纤维受损或被切断，或局部应用麻醉剂，兴奋的传导都会发生障碍。②绝缘性：一根神经干中含有许多条神经纤维，但每条神经纤维传导兴奋时基本上互不干扰，表现为每条神经纤维传导兴奋时不会影响邻近神经纤维的活动，其意义在于保证神经调节的精确性。③双向性：人为刺激神经纤维上任何一点，只要强度足够大，引起的兴奋可以同时向神经纤维的两端传导。但整体情况下，神经冲动总是由胞体传向末梢，表现出单向性，是由突触的极性决定的。④相对不疲劳性：神经纤维能在较长时间内保持传导兴奋的能力。连续电刺激神经纤维数小时至十几小时，神经纤维

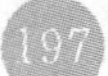

始终能保持传导兴奋的能力，表现为不易疲劳。

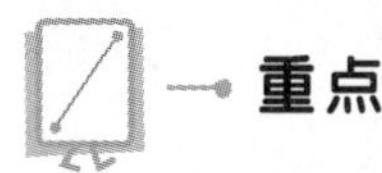
重点提示　神经纤维传导兴奋的特征

2. 神经纤维的分类　根据有无髓鞘，神经纤维可分为有髓神经纤维和无髓神经纤维。根据神经纤维上兴奋传导的速度，可以将周围神经纤维分为A、B、C三类，其中A类神经纤维再分为α、β、γ、δ四类，多用于传出神经纤维。根据神经纤维的直径和来源，将其分为Ⅰ、Ⅱ、Ⅲ、Ⅳ四类，其中Ⅰ类神经纤维再分为$Ⅰ_a$和$Ⅰ_b$两类。Ⅰ、Ⅱ、Ⅲ类分别相当于$A_α$、$A_β$、$A_δ$类，Ⅳ类相当于C类神经纤维，常用于传入神经纤维（表10-1）。

表10-1　神经纤维的分类

根据传导速度	传导速度/(m/s)	纤维直径/μm	功能	根据直径和来源
A(有髓鞘)				
α	70～120	13～22	本体感觉、躯体运动	$Ⅰ_a$和$Ⅰ_b$
β	30～70	8～13	触-压觉	Ⅱ
γ	15～30	4～8	支配梭内肌(使其收缩)	
δ	12～30	1～4	痛觉、温度觉、触-压觉	Ⅲ
B(有髓鞘)	3～15	1～3	自主神经节前纤维	
C(无髓鞘)				
交感	0.7～2.3	0.3～1.3	交感节后纤维	
后根	0.6～2.0	0.4～1.2	痛觉、温度觉、触-压觉	Ⅳ

3. 神经纤维传导兴奋的速度　神经纤维传导兴奋的速度与神经纤维的直径、有无髓鞘以及温度等密切相关。神经纤维直径越粗，传导速度就越快；有髓鞘的神经纤维比无髓鞘神经纤维传导速度快；温度在一定范围内升高可加快传导速度，当温度降至0 ℃以下时，传导就会发生阻滞，局部可暂时失去感觉，这就是临床上局部低温麻醉的依据。当周围神经发生病变时，传导速度减慢。

4. 神经的营养性作用　神经对所支配的组织除了发挥功能调节作用外，还通过神经末梢经常释放一些营养因子，持续调整所支配组织的代谢活动，影响该组织的形态结构和生理功能等，这一作用称为神经的营养性作用。神经的营养性作用在正常情况下不易被觉察，但在切断神经后就能明显地表现出来。实验中切断运动神经，所支配的肌肉逐渐萎缩；脊髓灰质炎患者一旦前角运动神经元变性死亡，其所支配的肌肉便发生萎缩。

5. 轴浆运输　神经元轴突内的胞质称为轴浆，轴浆在胞体与轴突末梢之间不断地流动。轴浆的流动具有物质运输的功能，称为轴浆运输。轴浆运输对维持神经元的正常结构和功能有着重要意义。轴浆运输具有双向性。由胞体向轴突末梢的轴浆运输称为顺向轴浆运输，自轴突末梢向胞体的轴浆运输称为逆向轴浆运输，其速度约为205 mm/d。逆向轴浆运输可运输一些能被轴突末梢摄取的物质，如神经生长因子、某些病毒（如狂犬病病毒）和毒素（如破伤风毒素）等，可通过入胞作用被摄入神经末梢，然后通过这种方式运输到胞体。

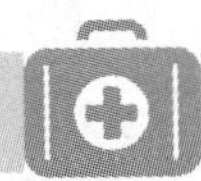

知识拓展

神经纤维的再生修复

神经纤维断裂是可以再生修复的，但必须具备三个基本条件：①相应的神经元依然存活，以便合成轴突增生所需要的蛋白质等物质；②神经纤维断端距离不可过远，应小于 2.5 cm；③断裂处不能有增生的纤维瘢痕阻隔，如果距离过远或纤维组织增生，或远端截肢，近端新生的轴突长不到远端的神经膜细胞索内，与增生的纤维组织绞缠在一起，形成瘤样肿块，称为创伤性神经瘤，常引起顽固性疼痛。

二、神经元之间的信息传递

神经系统中有大量形态、功能各异的神经元，神经元与神经元之间都是通过突触来进行信息传递的。所谓突触，是指神经元之间相互接触并传递信息的部位。突触传递方式有两类，分别为化学性突触传递和电突触传递。下面重点介绍经典的突触传递。

(一) 突触的分类

根据突触接触的部位不同，通常将经典的突触分为轴突-胞体突触、轴突-树突突触和轴突-轴突突触三类(图 10-2)。根据突触传递产生的效应不同，可将突触分为兴奋性突触和抑制性突触两类。

(二) 突触的结构

经典的突触由突触前膜、突触间隙和突触后膜三部分构成(图 10-3)。突触前膜是指突触前神经元突触小体的膜。突触后膜是指与突触前膜对应的突触后神经元胞体或突起的膜。突触前膜与突触后膜较一般的神经元膜稍厚，两者之间存在 20～40 nm 的间隙，称为突触间隙。在突触小体内含有较多的线粒体和大量的囊泡，囊泡内含高浓度的神经递质。不同突触囊泡的大小和形态不完全相同，所含的递质也可以不同。突触后膜上有相应的特异性受体和化学门控通道。

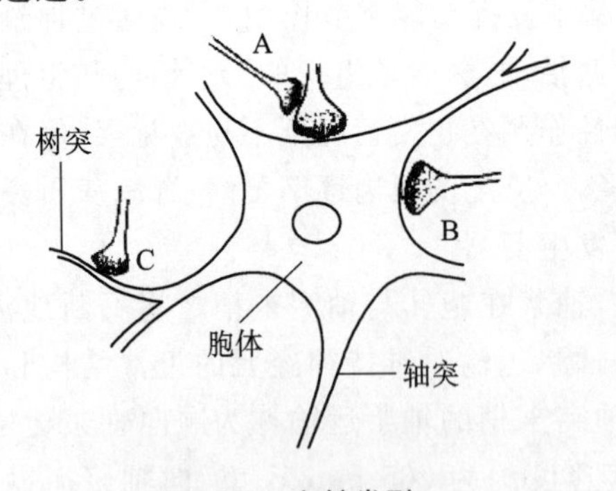

图 10-2　突触类型

(A 为轴突-轴突突触；B 为轴突-胞体突触；C 为轴突-树突突触)

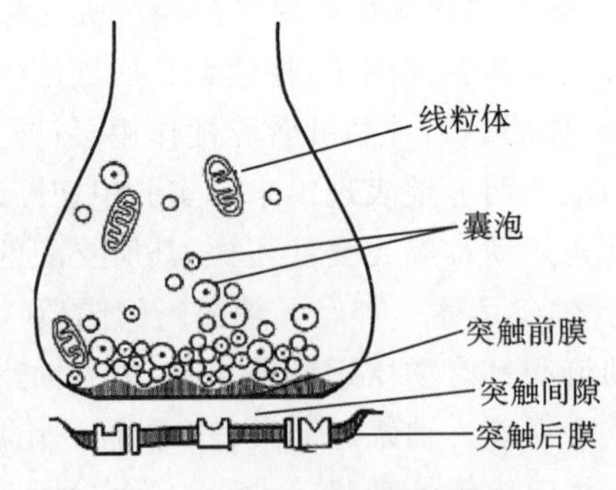

图 10-3　突触结构模式图

（三）突触传递的过程

神经冲动通过突触结构从一个神经元到另一个神经元的传递方式称为突触传递。当突触前神经元的兴奋传导到轴突末梢时，突触前膜发生去极化，引起前膜上电压门控 Ca^{2+} 通道开放，细胞外 Ca^{2+} 顺着浓度差进入突触小体，使突触小体内 Ca^{2+} 浓度升高，囊泡向突触前膜移动并与突触前膜接触、融合，触发囊泡内的神经递质释放到突触间隙。神经递质进入突触间隙后，经扩散到达突触后膜，作用于后膜上的特异性受体或化学门控通道，引起突触后膜对某些离子的通透性发生改变，使某些带电离子进出突触后膜，导致突触后膜发生一定程度的去极化或超极化，形成突触后电位。从而使信息由突触前神经元传递到突触后神经元，引起突触后神经元发生功能变化。

（四）突触后电位

突触后电位包括兴奋性突触后电位和抑制性突触后电位两种。

1. 兴奋性突触后电位 突触前神经元兴奋时，突触前膜释放兴奋性递质，作用于突触后膜上的相应受体，使突触后膜对 Na^+ 和 K^+ 的通透性增大，引起 Na^+ 和 K^+ 的跨膜流动，由于 Na^+ 的内流大于 K^+ 的外流，从而使突触后膜发生局部去极化。突触后膜局部去极化的电位变化，称为兴奋性突触后电位(EPSP)。EPSP 是一种局部电位（图 10-4），当 EPSP 总和达到突触后神经元阈电位水平时就可引起突触后神经元兴奋。

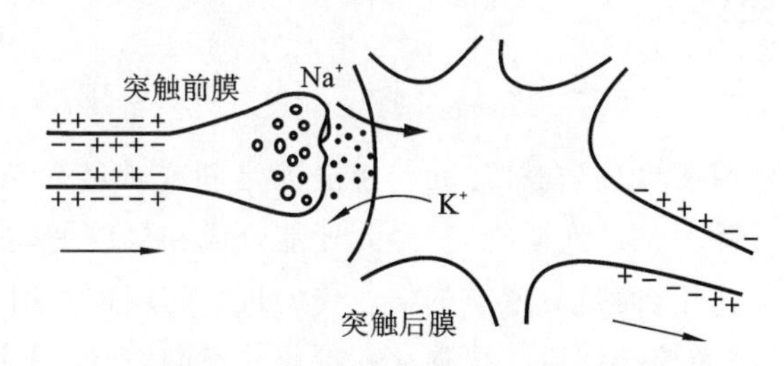

图 10-4 兴奋性突触后电位产生示意图

2. 抑制性突触后电位 突触前神经元兴奋时，突触前膜释放抑制性递质，作用于突触后膜上的相应受体，使突触后膜对 Cl^- 和 K^+ 的通透性增大，引起 Cl^- 内流（为主），K^+ 外流，结果使突触后膜发生超极化。突触后膜的这种局部超极化电位变化，称为抑制性突触后电位(IPSP)（图 10-5）。IPSP 也是一种局部电位，也可以进行总和。IPSP 使突触后神经元的膜电位与阈电位的距离增大，使突触后神经元不易产生动作电位。

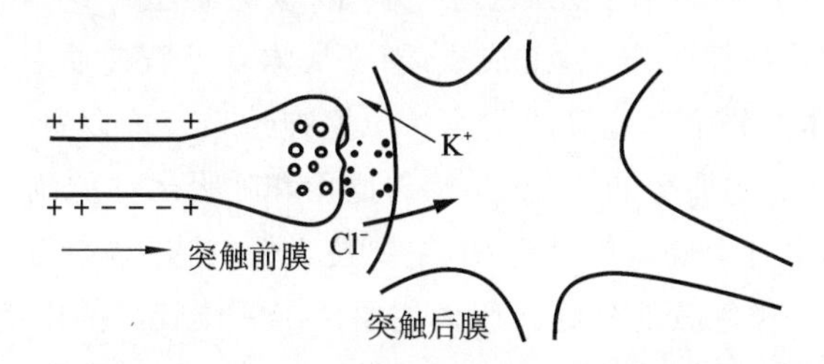

图 10-5 抑制性突触后电位产生示意图

由于一个突触后神经元常与多个突触前神经末梢构成突触，产生的突触后电位既有 EPSP，也有 IPSP。EPSP 使突触后神经元的兴奋性提高，IPSP 使突触后神经元的兴奋性降低，因此，能否引起突触后神经元发生兴奋取决于这些 EPSP 和 IPSP 的代数和。

重点提示 突触的概念及结构、突触后电位的产生机制

综上所述，经典的突触传递是一个电-化学-电的传递过程，即由突触前神经元的生物电变化，引起轴突末梢释放化学递质，化学递质与突触后膜上的特异性受体结合后，进而引起突触后神经元发生生物电变化的过程，它与神经-肌肉接头处兴奋的传递过程有许多相似之处。

除了上述经典的突触传递外，还存在非突触性化学传递和电突触传递两种方式。非突触性化学传递也是通过化学递质来传递信息，但是并不在经典的突触结构上进行。这种传递的突触前神经元轴突末梢分支上形成串珠样的膨大结构，称为曲张体，内含装有化学递质的囊泡。化学递质释放后，经细胞外液扩散至相邻的效应器细胞，与受体结合后发挥调节效应。电突触传递的结构基础是缝隙连接。连接处相邻两细胞膜间隔仅 2～3 nm，细胞膜上有沟通两细胞胞质的水相通道蛋白，允许带电离子或小分子物质通过。电突触传递可使一个神经元的兴奋以局部电流的形式直接传递到相邻的神经元，引起相邻的神经元兴奋。电突触传递速度快，几乎没有潜伏期，信息传递是双向的。电突触传递主要发生在同类神经元之间，具有促进神经元同步化活动的功能。

三、神经递质和受体

（一）神经递质

神经递质是指由突触前膜释放，在神经元与神经元之间或神经元与效应器细胞之间传递信息的化学物质的总称。除了神经递质外，神经元还能合成和释放一些化学物质，在神经元之间并不起直接传递信息的作用，而是对递质的信息传递过程起调控作用，即增强或减弱递质的传递效应，这类化学物质称为神经调质。根据存在部位的不同，神经递质分为中枢神经递质和外周神经递质两大类。

1. 中枢神经递质

（1）乙酰胆碱　以乙酰胆碱（ACh）作为递质的神经元称为胆碱能神经元。胆碱能神经元在中枢神经系统内分布极为广泛，脊髓、脑干网状结构上行激动系统、丘脑、纹状体和边缘系统等处都有分布，其功能与感觉、运动、学习记忆等活动有关。

（2）单胺类　单胺类递质包括多巴胺、肾上腺素、去甲肾上腺素、组胺和 5-羟色胺等。脑内的多巴胺主要由黑质的神经元产生，组成黑质-纹状体多巴胺递质系统，主要参与对心血管活动、躯体运动以及垂体内分泌功能等的调节。中枢神经系统内以肾上腺素作为递质的神经元称为肾上腺素能神经元，主要分布于延髓，参与血压和呼吸运动的调节。以去甲肾上腺素作为递质的神经元称为去甲肾上腺素能神经元，主要位于低位脑干，参与心血管活动、情绪、体温及觉醒等方面的调节。5-羟色胺能神经元胞体主要位于低位脑干的中缝核内，其功能与睡眠、体温调节、痛觉及情绪反应等活动有关。

（3）氨基酸类　主要包括门冬氨酸、谷氨酸、γ-氨基丁酸和甘氨酸。前两种为兴奋性递质，其中谷氨酸是脑和脊髓内最主要的兴奋性递质。后两种为抑制性递质，γ-氨基丁酸是脑内最主要的抑制性递质。

（4）神经肽　脑内的肽类递质又称神经肽，主要的神经肽有速激肽（如 P 物质）、阿片肽

（如脑啡肽）、脑-肠肽等，其既可作为神经递质，也可作为神经调质或激素。

（5）其他递质　嘌呤类物质中的腺苷是一种抑制性中枢调质，咖啡和茶对中枢的兴奋作用是由咖啡因和茶碱抑制腺苷而产生的；脑内一氧化碳、一氧化氮等气体分子亦具有神经递质的特征，都是通过激活鸟苷酸环化酶来发挥信息传递作用的。

2. 外周神经递质

（1）乙酰胆碱　乙酰胆碱是最早被发现的神经递质，释放乙酰胆碱作为神经递质的神经纤维，称为胆碱能纤维。所有交感和副交感神经节前纤维、大部分副交感神经节后纤维、少数交感神经节后纤维（支配汗腺的纤维和支配骨骼肌血管的交感舒血管神经纤维）、躯体运动神经纤维都属于胆碱能纤维（图 10-6）。

（2）去甲肾上腺素　释放去甲肾上腺素（NA）作为神经递质的神经纤维，称为肾上腺素能纤维。大部分交感神经节后纤维属于肾上腺素能纤维（图 10-6）。此外，在外周神经系统还存在嘌呤类和肽类递质。

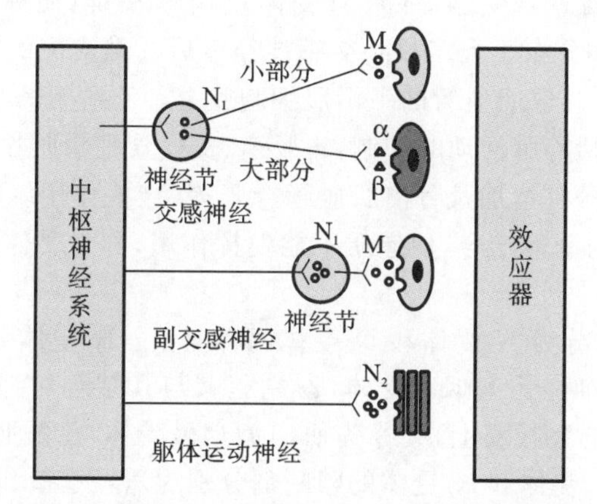

图 10-6　外周神经纤维的分类及释放的递质示意图

注：○代表乙酰胆碱；△代表去甲肾上腺素；N_1 代表神经元型烟碱受体；N_2 代表肌肉型烟碱受体；M 代表毒蕈碱受体。

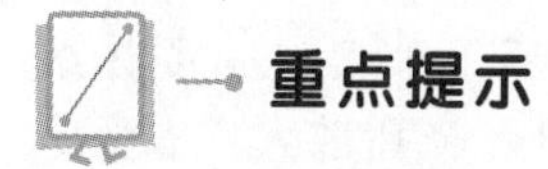

外周神经递质的分类及分布

3. 神经递质的代谢　递质的代谢包括递质的合成、储存、释放、降解、再摄取和再合成等步骤。乙酰胆碱是在胞质内合成，释放的关键因素是 Ca^{2+}，主要被胆碱酯酶水解成胆碱和乙酸而失活，部分胆碱被重摄取回末梢内，用于递质的再合成。

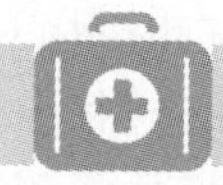

知识拓展

神经递质——乙酰胆碱的发现

1921 年，德国科学家 Loewi 将两个蛙心分离出来，第一个带有神经，第二个不带神经。两个蛙心都用任氏液进行灌流。电刺激 1 号心脏的迷走神经几分钟，心跳减慢，随即将其中的任氏液吸出，转移到 2 号心脏内，发现其心跳也减慢。这说明迷走神经并不直接影响心跳，而是由其末梢释放的某种化学物质所致。Loewi 将其称为

“迷走物质”。1926 年，Loewi 用各种方法初步确定“迷走物质”为乙酰胆碱。三年后，英国生理学和药理学家 Dale 发现副交感神经末梢（包括迷走神经）、交感神经节前纤维和运动神经末梢都能释放乙酰胆碱，使 Loewi 的观点得到进一步的证实。由于这一开创性的工作，Loewi 和 Dale 于 1936 年获得了诺贝尔生理学或医学奖。

（二）受体

受体是指位于细胞膜或细胞内能与某些化学物质（如递质、细胞因子和激素等）特异性结合并诱发生物学效应的特殊生物分子。位于细胞膜上的受体称为膜受体，与神经递质结合的受体一般为膜受体，主要分布在突触后膜上。神经递质必须与受体结合才能发挥作用。下面重点介绍能与乙酰胆碱和去甲肾上腺素两类外周神经递质结合的受体。

1. 胆碱能受体 能与乙酰胆碱特异性结合的受体称为胆碱能受体。根据药理学特性，可将胆碱能受体分为两类：毒蕈碱受体（简称 M 受体）和烟碱受体（简称 N 受体）。

（1）M 受体 M 受体分布于大多数副交感神经节后纤维支配的效应器细胞膜上、交感神经节后纤维支配的汗腺和骨骼肌血管的平滑肌细胞膜上。乙酰胆碱与 M 受体结合后，会产生一系列自主神经效应，包括心脏活动的抑制，胃肠道、支气管平滑肌收缩，虹膜环行肌和膀胱逼尿肌收缩，消化腺和汗腺分泌增加及骨骼肌血管舒张等，这些作用统称为毒蕈碱样作用，简称 M 样作用。有些药物可与受体结合，使递质不能发挥作用，称为受体阻断剂。阿托品是 M 受体的阻断剂。

（2）N 受体 N 受体分为 N_1 受体和 N_2 受体两种亚型。N_1 受体分布于交感和副交感神经节的突触后膜上，又称为神经元型烟碱受体，乙酰胆碱与其结合对神经节起兴奋作用。N_2 受体位于神经-骨骼肌接头的终板膜上，又称为肌肉型烟碱受体，乙酰胆碱与之结合后产生终板电位引起骨骼肌收缩。N_1 受体和 N_2 受体的阻断剂分别为六烃季铵和十烃季铵，筒箭毒碱既可阻断 N_1 受体，也可阻断 N_2 受体，临床上可作为肌肉松弛药应用。

2. 肾上腺素能受体 能与肾上腺素或去甲肾上腺素结合的受体称为肾上腺素能受体，可分为 α 肾上腺素能受体和 β 肾上腺素能受体两大类。

（1）α 肾上腺素能受体 简称 α 受体，它又可分为 α_1 和 α_2 两种亚型。α_1 受体主要分布于皮肤、肾和胃肠等血管平滑肌、瞳孔散大肌以及有孕子宫平滑肌上。去甲肾上腺素与 α_1 受体结合主要引起兴奋性效应，如皮肤、肾和胃肠等血管收缩，有孕子宫收缩以及瞳孔散大。α_2 受体主要分布于小肠平滑肌和突触前膜上，去甲肾上腺素与 α_2 受体结合主要引起抑制性效应，如小肠平滑肌舒张、突触前膜释放去甲肾上腺素减少等。酚妥拉明可以阻断 α_1 和 α_2 两种受体，但主要阻断 α_1 受体。哌唑嗪可以选择性阻断 α_1 受体，育亨宾可以选择性阻断 α_2 受体。

（2）β 肾上腺素能受体 简称 β 受体，主要有 β_1 和 β_2 两种亚型。β_1 分布于心肌，β_2 分布于支气管平滑肌、胃肠平滑肌、膀胱平滑肌和未孕子宫平滑肌等部位。β_1 受体兴奋时对心肌的效应是兴奋性的，β_2 受体兴奋时所产生的平滑肌效应是抑制性的，如支气管扩张、冠状血管舒张等。普萘洛尔是重要的 β 受体阻断剂，它对 β_1 和 β_2 两种受体都有阻断作用。阿替洛尔主要阻断 β_1 受体，丁氧胺则主要阻断 β_2 受体。

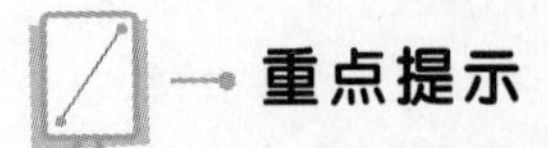

受体的分类、分布及作用

四、中枢神经元之间的联系方式

神经元按其在反射弧中所起的作用不同，可分为传入神经元、中间神经元和传出神经元，其中以中间神经元的数量最多。中枢神经元之间的联系方式主要有以下几种(图 10-7)。

1. 辐散式　辐散式联系是指一个神经元通过其轴突末梢与许多神经元同时建立突触联系的方式，使与之相联系的许多神经元同时兴奋或抑制。多见于感觉传导途径中。

2. 聚合式　聚合式联系是指许多神经元的轴突末梢同时与同一个神经元建立突触联系的方式，它能使许多神经元的作用集中到同一神经元，从而发生总和作用或整合作用。多见于运动传出途径中。

3. 链锁式和环式　在中枢神经系统内，辐散式和聚合式常共同存在，并通过中间神经元的联系构成许多复杂的链锁状和环状回路联系。通过链锁式联系可在空间上扩大信息的作用范围。通过环式联系使兴奋效应得到增强和时间上的延续，产生正反馈效应，如果通过环式联系使其活动及时终止，即产生负反馈效应。

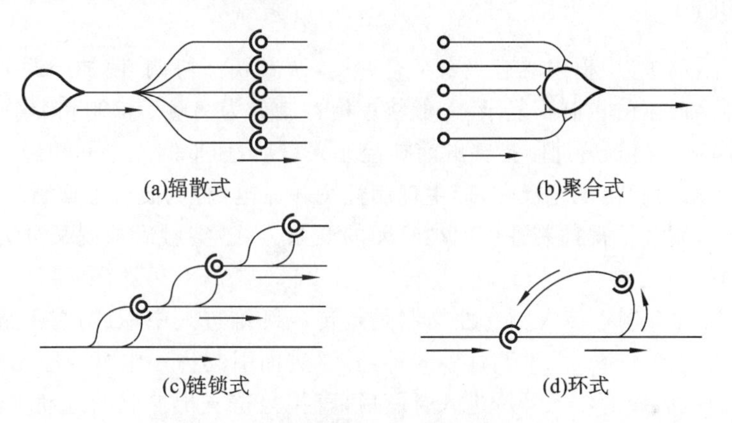

图 10-7　中枢神经元之间的联系方式

五、中枢兴奋传递的特征

在反射活动过程中，兴奋在反射弧的中枢部分传递时至少需要经过一个以上的突触传递。由于突触本身的结构和化学递质等因素的影响，兴奋通过突触传递明显不同于兴奋沿神经纤维的传导，其特点主要表现在以下几个方面。

1. 单向传递　反射活动中兴奋只能从突触前神经元向突触后神经元传递，这一现象称为单向传递。这是因为神经递质通常由突触前膜释放，作用于突触后膜的受体。

2. 中枢延搁　兴奋通过中枢时经历时间较长，这一现象称为中枢延搁。兴奋通过突触传递时，需要经过递质的释放、扩散、与突触后膜受体的结合，以及离子跨膜流动和突触后电位的产生等一系列过程。兴奋通过一个突触所需的时间通常为 0.3～0.5 ms，这比兴奋在神经纤维上的传导要慢得多。兴奋传递通过的突触数量越多，反射所需时间就越长。

3. 总和　在反射过程中，单根神经纤维的传入冲动所引起的 EPSP，通常不能引起突触后神经元产生动作电位。如果单个神经纤维连续传来冲动到达同一神经元或若干个神经纤维传来的冲动同时到达同一神经元，突触后电位经过总和达到阈电位水平，可使突触后神经元产生兴奋。

4. 兴奋节律的改变　兴奋通过突触传递后，其突触后神经元的兴奋节律与突触前神经元的兴奋节律往往不同。这是因为突触后神经元常同时与多个突触前神经元发生联系，且其自身的功能状态也各不相同。此外，突触前神经元传入通路中还存在中间神经元，这些神经元的功能状态和联系方式的差异也与兴奋节律的改变有关。

5. 后发放 在反射活动中，当传入刺激已经停止，传出神经上冲动发放仍能继续一段时间，此种现象称为后发放。后发放的结构基础是环式联系。

6. 对内环境变化敏感和易疲劳 在反射活动中突触部位是最易受内环境变化影响的。这是由突触传递的本质所决定的。如缺氧、二氧化碳增多以及某些药物等都可作用于突触传递的某些环节而影响突触传递。此外，高频率连续刺激突触前神经元时，几秒或几毫秒后，突触后神经元的放电频率即很快降低。这可能与突触前神经元内递质的耗竭有关。

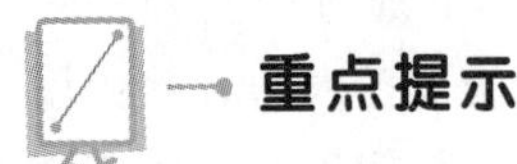

中枢兴奋传递的特征

六、中枢抑制

在任何反射活动中，中枢内既有兴奋又有抑制，两者相互协调，使神经调节得以正常精确地进行。中枢抑制产生的机制很复杂，一般将中枢抑制分为突触后抑制和突触前抑制两类。

1. 突触后抑制 突触后抑制指突触前神经元兴奋后，使抑制性中间神经元兴奋并释放抑制性递质，引起突触后膜出现超极化，产生抑制性突触后电位，从而产生抑制现象，故突触后抑制又称为超极化抑制。根据抑制性中间神经元的联系方式，突触后抑制又分为传入侧支性抑制和回返性抑制两种类型。

(1) 传入侧支性抑制 传入侧支性抑制是指传入纤维进入中枢后，在兴奋某一中枢神经元的同时，通过其侧支兴奋一个抑制性中间神经元，进而引起另一中枢神经元产生 IPSP 而发生抑制。例如，伸肌肌梭的传入纤维进入脊髓后，直接兴奋支配伸肌的运动神经元，同时发出侧支兴奋一个抑制性中间神经元，使支配屈肌的神经元抑制，导致伸肌收缩时屈肌舒张(图 10-8)。它的生理意义是使不同中枢的活动相互协调。

(2) 回返性抑制 回返性抑制是指某一中枢神经元兴奋时，其传出冲动沿轴突外传，同时又经轴突的侧支兴奋一个抑制性中间神经元，该抑制性中间神经元释放抑制性递质，反过来抑制原先发生兴奋的神经元及同一中枢的其他神经元的活动。例如，脊髓前角运动神经元兴奋时，其传出冲动沿轴突外传引起骨骼肌收缩，同时又经轴突的侧支兴奋与之形成突触的闰绍细胞，闰绍细胞释放抑制性递质甘氨酸，反过来抑制原先发放冲动的运动神经元和其他同类神经元(图 10-9)。回返性抑制是一种典型的负反馈控制形式，它的生理意义在于使神经元活动及时终止，也使同一中枢内神经元之间的活动同步化。

2. 突触前抑制 突触前抑制指通过改变突触前膜的活动而使突触后神经元产生抑制。突触前抑制在中枢内广泛存在，尤其多见于感觉传入途径中，对感觉传入活动的调节具有重要意义，突触前抑制的结构基础是轴突-轴突突触(图 10-10)。轴突 1 与运动神经元 3 构成轴突-胞体突触，轴突 2 与轴突 1 构成轴突-轴突突触，但轴突 2 与运动神经元 3 不直接形成突触。当刺激轴突 1 时，可使运动神经元 3 产生约 10 mV 的兴奋性突触后电位(图 10-10)。当单独刺激轴突 2 时，运动神经元 3 不产生反应。如果先刺激轴突 2，随后再刺激轴突 1，则运动神经元 3 产生的兴奋性突触后电位将明显减小，仅有约 5 mV(图 10-10)。这说明轴突 2 的活动能降低轴突 1 的兴奋作用，即产生突触前抑制。目前认为可能是轴突 2 兴奋时，其末梢释放兴奋

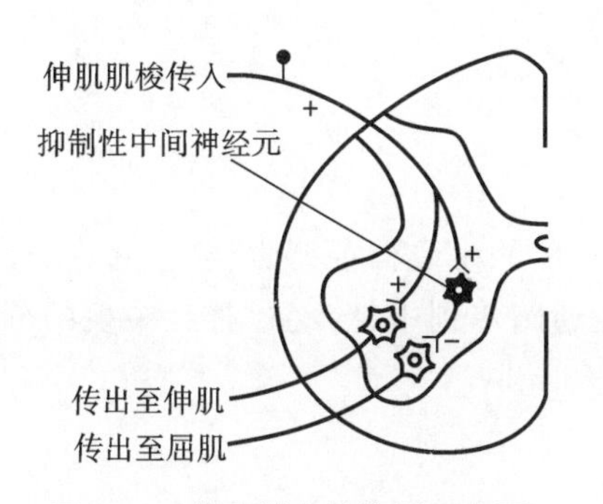

图 10-8　传入侧支性抑制示意图

注:"+"表示兴奋;"−"表示抑制。

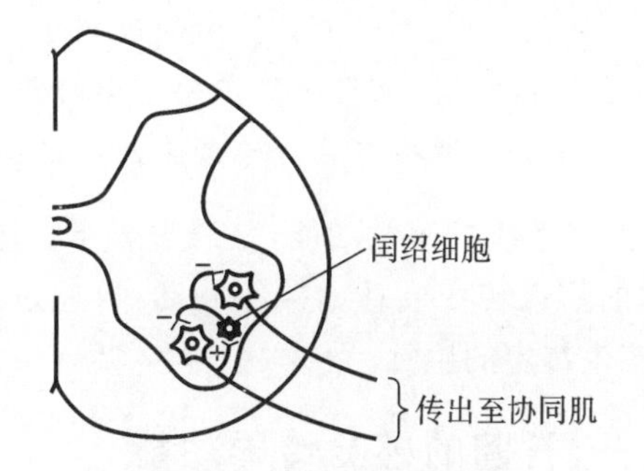

图 10-9　回返性抑制示意图

注:"+"表示兴奋;"−"表示抑制。

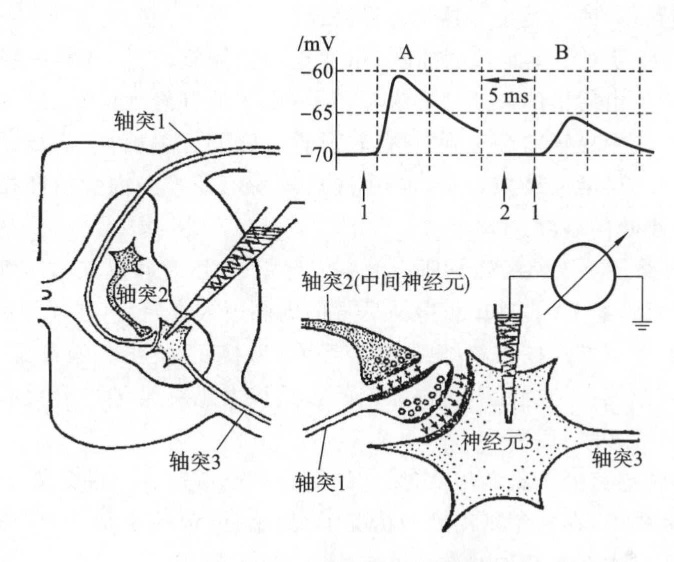

图 10-10　突触前抑制示意图

性递质,使轴突 1 发生去极化,膜电位减小。这样,当轴突 1 兴奋传来时,形成的动作电位幅度变小,于是轴突 1 释放的兴奋性递质减少,最终导致运动神经元 3 产生的兴奋性突触后电位幅度降低,兴奋性降低。

第二节　神经系统的感觉功能

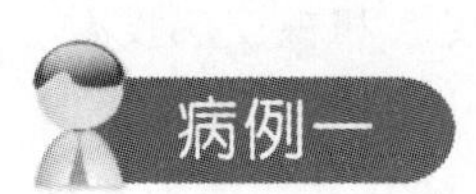

病例一

患者,马某,男,46 岁。以"外伤后四肢无力 10 h 余"为主诉入院。患者 10 h 前跌入约 2 m 深沟,头部着地,患者短暂意识障碍后神志清,小便潴留,大便未解,生活不能自理。查体:瞳孔对光反射消失,言语及高级智能活动正常,四肢肌张力降低,肌力 0 级,双侧锁骨以下深浅感觉消失，头颅及颈部CT提示颈髓损伤。请回答：

1. 根据病例，说明脊髓在感觉中的作用。

2. 分析颈髓损伤后为什么会出现这些表现。

神经系统的感觉功能，是通过分布在体表或机体内部的感受器或感觉器官，将内、外环境变化的信息转变成感觉神经冲动，再通过各自的神经通路传到中枢，经过神经中枢的分析整合，产生特定的感觉。

一、脊髓的感觉传导功能

脊髓在感觉功能中，主要起传导作用。由脊髓上传到大脑皮层的感觉传导路径有两大类：一类是浅感觉传导路径，另一类是深感觉传导路径。

1. 浅感觉传导路径 浅感觉包括痛觉、温度觉和轻触觉，它们的第一级神经元胞体位于脊神经节内，其中枢突由后根的外侧部进入脊髓，与后角的神经元(第二级神经元)形成突触，然后发出二级纤维，在中央管前交叉到对侧，轻触觉经脊髓丘脑前束、痛温觉经脊髓丘脑侧束上行抵达丘脑的腹后核(第三级神经元)，再由腹后核发出纤维经内囊后肢投射到大脑皮层的中央后回和中央旁小叶的后部。

2. 深感觉传导路径 该路径传导肌肉的本体感觉、深压觉和皮肤的精细触觉。第一级神经元的胞体也位于脊神经节内，其中枢突从后根的内侧进入脊髓后，在同侧后索的薄束和楔束内上行，到达延髓的薄束核与楔束核(第二级神经元)后换元，发出二级纤维交叉到对侧，经内侧丘系上传到丘脑(第三级神经元)，再由丘脑的腹后核发出纤维经内囊后肢投射到大脑皮层的中央后回和中央旁小叶的后部。

从两种感觉的传导路径不难看出，深感觉的传导路径是先上行后交叉，浅感觉传导路径是先交叉后上行；由此推断，在脊髓半离断的情况下，深感觉(包括辨别觉)障碍发生在离断的同侧，而浅感觉障碍则发生在离断的对侧。

二、丘脑的感觉功能

(一) 丘脑的核团

丘脑是人类皮层下感觉的高级中枢，是一个由大量神经元组成的核团集群。人类丘脑是除嗅觉以外的各种感觉传导的换元接替站，能对感觉传入信息进行粗略的分析和综合。根据我国生理学家张香桐教授研究，丘脑的核团大致分为三类：感觉接替核、联络核和髓板内核群(图10-11)。

1. 感觉接替核 包括腹后核(腹后外侧核和腹后内侧核)、内侧膝状体和外侧膝状体。这类核团接受除嗅觉以外的各种特定感觉的投射纤维，再发出纤维投射到大脑皮层的相应感觉区，是特异感觉的换元接替站。其中，腹后核是头面部和躯体感觉传导通路的换元接替站，内、外侧膝状体分别是听觉和视觉传导通路的换元接替站，发出纤维分别向听皮层和视皮层投射。

2. 联络核 不直接接受感觉的投射纤维，而是接受感觉接替核和其他皮层下中枢传来的纤维，换元后投射到大脑皮层的某一特定区域(主要是皮质的联络区和运动区)，其功能与各种感觉在丘脑和大脑皮层的协调及联系有关。

3. 髓板内核群 分布在髓板以内，包括中央中核、束旁核和中央外侧核等，一般不直接与大脑皮层发生联系，而是通过多突触接替换元，弥散地投射到整个大脑皮层，维持和改变大脑

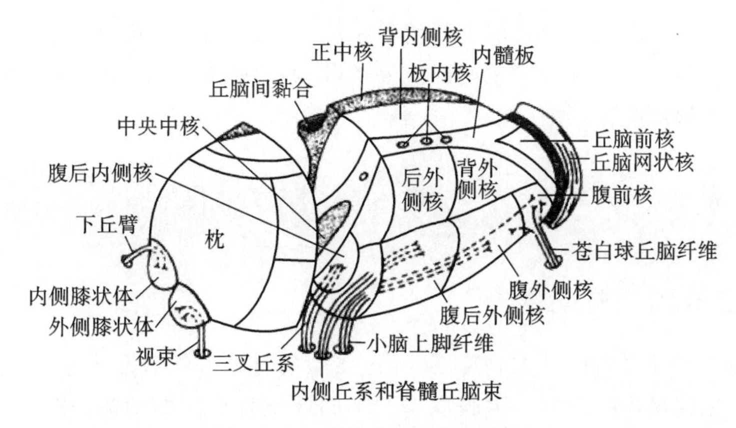

图 10-11 丘脑主要核团示意图

皮层的兴奋状态。

(二) 感觉投射系统

根据丘脑各部分向大脑皮层投射的特征不同，将丘脑的感觉投射分为两大系统，即特异性投射系统和非特异性投射系统(图 10-12)。

1. 特异性投射系统 经丘脑感觉接替核换元后，发出纤维投射到大脑皮层特定区域的系统称为特异性投射系统。例如，视、听、嗅、味、触、压、温和痛觉等投射系统，除嗅觉外的各种特异感觉冲动，经脊髓、低位脑干上行到丘脑的感觉接替核，发出纤维特异地投射到大脑皮层特定感觉区。该投射系统有以下四个特点：①一种传导路径只传导某一种特定感觉；②上行路径一般由三级神经元接替(视觉、听觉除外)；③外周感受器与皮层感觉区的分布具有点对点的投射关系；④投射纤维投射到大脑皮层的特定区域(主要是皮层的第四层细胞)。因此，特异性投射系统的冲动既能反映刺激的部位，又能反映刺激的性质。特异性投射系统的功能是引起特定的感觉，并激发大脑皮层发出传出神经冲动。

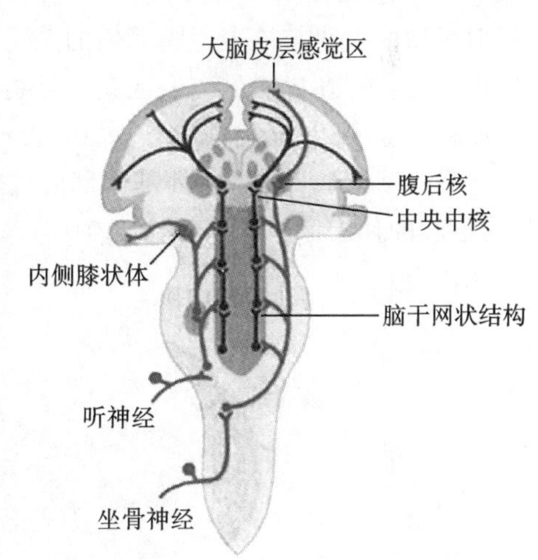

图 10-12 丘脑的投射系统

2. 非特异性投射系统 经丘脑髓板内核群接替换元后，弥散地向大脑皮层投射的系统，称为非特异性投射系统。该系统传导感觉的途径：第一、二级神经元与特异性投射系统共用，传入纤维途经脑干时，发出侧支与脑干网状结构的神经元发生多突触联系，继而上行至丘脑的髓板内核群，再由此发出纤维弥散地投射到大脑皮层的广泛区域(图 10-12)。

非特异性投射系统是不同感觉的共同上行通路，在脑干网状结构中经历了多次换元，因此失去了原有的专一传导感觉功能，不再具有点对点的投射特征。非特异性投射系统的功能是维持和改变大脑皮层的兴奋性，使大脑皮层保持清醒状态。实验证明，脑干网状结构中存在有上行唤醒作用的系统，称为脑干网状结构上行激动系统，它通过丘脑的非特异性投射系统而发挥作用。若非特异性投射系统发生病变或受损，就会阻断脑干网状结构上行激动系统对大脑的兴奋作用，使动物处于昏睡状态。因此，正常的感觉功能有赖于特异性和非特异性投射系统的协同作用。

由于该系统是一个多突触接替的上行传导系统，而突触对某些药物比较敏感，如易受麻醉药物影响发生传导阻滞。临床上常用的巴比妥类药物，可能是通过阻断脑干网状结构的上行激动系统而发挥镇静催眠作用的。

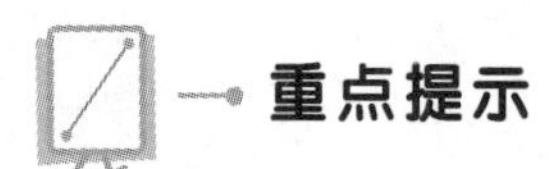

重点提示 特异性与非特异性投射系统的功能

三、大脑皮层的感觉功能

各种感觉传入冲动最后传到大脑皮层，经过皮层的分析和综合后产生特定感觉，因此，大脑皮层是产生感觉的最高级中枢。大脑皮层的不同区域有不同的功能，这是大脑皮层的功能定位，即不同性质的感觉在大脑皮层有不同的代表区。

（一）体表感觉代表区

全身体表感觉在大脑皮层的投射区主要位于中央后回和中央旁小叶的后部，定位明确而且清晰，称为第一体感区。其感觉投射具有以下特征：①躯干四肢的感觉纤维呈交叉投射，即一侧躯体的感觉传入纤维投射到对侧的中央后回，但头面部感觉的传入纤维却呈双侧投射；②投射区域的大小与体表不同部位的感觉灵敏程度有关，感觉越灵敏，代表区越大，如手（尤其是拇指、食指等）在皮层的代表区就大，感觉迟钝的躯干在皮层的代表区则小；拇指和食指的代表区面积比躯干代表区的面积还大；③投射区有一定的空间排列，呈倒置分布，即头面部感觉区在中央后回的底部（但头面部内部的代表区是正立分布的），上肢的代表区在中央后回的中间部，下肢的代表区却在顶部（图 10-13）。

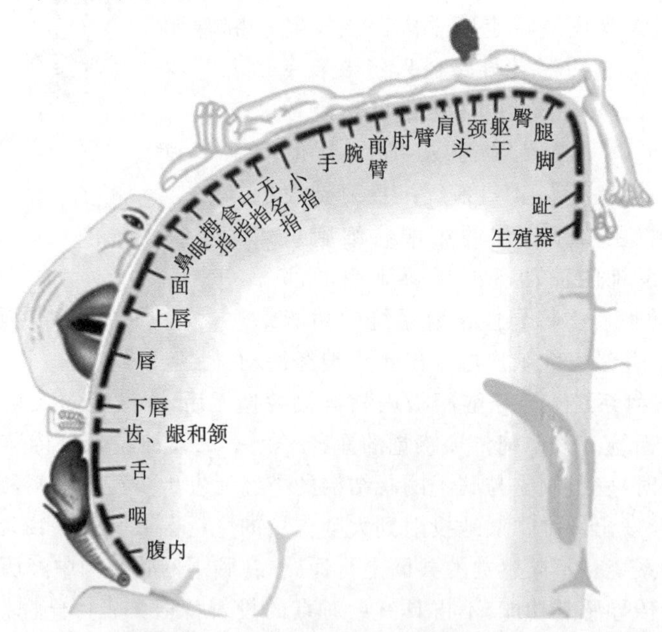

图 10-13 人大脑皮层体表感觉代表区

在中央前回和岛叶之间还存在有第二体感区，面积远小于第一体感区，感觉纤维呈双侧投射，投射区呈正立分布，定位不够精确，该区仅对感觉进行粗略的分析。在人类第二体感区切除后，并不产生显著的感觉障碍。有学者认为，该区域还接受痛觉传入纤维的投射。

（二）视觉投射区

视觉投射区位于大脑半球内侧面枕叶距状裂的上、下两缘。右眼颞侧和左眼鼻侧视网膜的传入纤维投射到右侧枕叶皮质，而左眼颞侧和右眼鼻侧视网膜的传入纤维则投射到左侧枕叶皮质。视网膜上半部和下半部的传入纤维分别投射到距状裂的上缘和下缘。

（三）听觉皮层代表区

对于人类，听觉的皮层代表区位于颞叶的颞横回和颞上回，听觉纤维呈双侧投射，即一侧听觉区接受双侧听觉感受器传来的冲动。

（四）内脏感觉投射区

内脏感觉的投射区混杂在体表感觉区、运动辅助区和边缘系统等皮层部位，投射区较小且分散，这可能是内脏感觉定位不准确、性质模糊的主要原因。

（五）本体感觉区

本体感觉指肌肉、关节等的运动觉和位置觉。刺激人脑的中央前回，引起受试者企图发动肢体运动的主观感觉，因此认为，中央前回既是运动区，又是本体感觉的投射区。

（六）嗅觉和味觉

嗅觉投射区位于边缘叶的前底部，包括梨状区皮质的前部、海马、杏仁核的一部分。味觉区位于中央后回头面部感觉区的下方。

四、痛觉

痛觉是人体受到伤害性刺激时发生在身体某处的不愉快且复杂的感觉，常伴有情绪变化和防御反应。故痛觉是人体受损害时的报警器，能唤起人们的警觉，采取相应的防御措施，对机体有一定的保护意义。但过于强烈的疼痛刺激可造成中枢神经系统调节功能的严重紊乱，甚至导致休克的发生。同时疼痛又是临床上许多疾病的常见症状，医生根据疼痛的性质、特征协助诊断疾病，因此，了解痛觉产生的原因和规律具有非常重要的意义。

（一）痛觉感受器

痛觉感受器是分布在皮肤和各种组织器官中的游离神经末梢，任何刺激只要强度达到能引起组织伤害的程度，就会引起组织器官释放 H^+、K^+、组胺、ATP、缓激肽和5-羟色胺等致痛的化学物质，这些物质可引起游离神经末梢出现去极化，产生痛觉冲动，传向中枢，从而引起痛觉。根据疼痛发生部位的不同，将疼痛分为皮肤痛、内脏痛与牵涉痛两种。

（二）皮肤痛

当皮肤受到伤害性刺激时，先后出现两种性质不同的痛觉，即快痛和慢痛。快痛是伤害性刺激作用于皮肤后立即发生的尖锐性刺痛，定位准确，感觉清晰，产生迅速，消失也快。慢痛是在受刺激0.5～1 s后出现的烧灼性钝痛，特点是定位不太准确，持续时间较长，常伴有呼吸改变、心跳加快、血压升高和情绪反应，有时痛感剧烈，往往难以让人忍受，刺激去除后疼痛还可持续几秒钟。外伤时，这两种痛觉往往相继出现不易区分。

快痛和慢痛的传导路径不同。快痛由较粗的、有髓鞘的、传导速度较快的A类纤维传导冲动，痛阈较低。感觉冲动抵达丘脑的感觉接替核，然后发出纤维投射到大脑皮层的第一体感区，引起尖锐而定位清楚的快痛。慢痛由无髓鞘的、传导速度慢的C类纤维传导冲动，其痛阈较高。感觉冲动经脑干到达丘脑的髓板内核群，换元后发出纤维投射到大脑皮层的第二体感区和边缘系统，引起定位不明确的慢痛。

在临床上，同样的病痛，不同的患者对痛觉的耐受程度和反应却不同，这主要取决于患者的心理状态。意志坚强、性格开朗的患者，面对疼痛，耐受性强，情绪反应变化不明显。而多愁善感、性格脆弱的患者，一旦遭受伤害性刺激引起疼痛，总是考虑疼痛的发展，尤其考虑疼痛的后果，整天闷闷不乐，也增加了恐惧心理，不利于疼痛的治疗。面对患者的个体差异，医护工作者应根据患者疼痛的性质和特点，加强对患者的心理治疗，提高患者对疼痛和疾病的正确认识，消除恐惧心理，增强战胜疾病的信心。

（三）内脏痛与牵涉痛

1. 内脏痛　内脏痛是指内脏受到刺激时产生的疼痛感觉。内脏痛是临床常见症状，与皮肤痛相比，有以下特征。

（1）内脏痛发生缓慢，持续时间长，主要表现为慢痛，常常呈渐进性增强，但有时也可转为剧痛。

（2）定位不准确，是内脏痛最主要的特征，如腹痛时患者往往不能说出发生疼痛的准确部位。

（3）对刺激分辨能力差，难以表达清楚疼痛的性质。

（4）对引起皮肤痛的刺激，如切割、烧灼等不敏感，而对机械牵拉、缺血、痉挛、炎症、膨胀等刺激敏感，往往引起剧烈的疼痛。

（5）内脏痛常伴有自主神经性情绪反应，有时还会出现恶心、呕吐、呼吸及心血管活动改变。

（6）内脏痛常伴有牵涉痛。

2. 牵涉痛　牵涉痛是指内脏疾病常引起体表的某个部位出现疼痛或痛觉过敏的现象。疾病不同，牵涉痛发生的部位也不同。如胆囊炎、胆石症发作时，会出现右肩、右肩胛区疼痛；心肌缺血或梗死时，引起心前区、左肩和左臂尺侧疼痛；阑尾炎早期出现脐周或上腹部疼痛等（表 10-2）。正确认识牵涉痛，对临床诊断某些疾病有一定的参考价值。

表 10-2　常见内脏疾病的牵涉痛部位

患病内脏	心脏	肝、胆	胃、胰	阑尾	肾、输尿管
体表疼痛部位	心前区、左肩、左臂尺侧	右肩、右肩胛区、右上腹	左上腹、肩胛区	脐周、右下腹	腹股沟区、腰

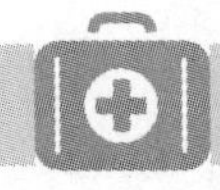

知识拓展

心　绞　痛

心绞痛（angina pectoris）是冠状动脉供血不足，心肌急剧的暂时缺血与缺氧所引起的以发作性胸痛或胸部不适为主要表现的临床综合征。特点为前胸阵发性、压榨性疼痛，可伴有其他症状，疼痛主要位于胸骨后部，可放射至心前区与左上肢，劳累或情绪激动时常发生，每次发作持续 3～5 min，可数日一次，也可一日数次，休息或用硝酸酯类制剂后消失。本病多见于男性，多数 40 岁以上，劳累、情绪激动、饱食、受寒等为常见诱因。

重点提示　内脏痛的特征、牵涉痛的概念

关于牵涉痛产生的机制，目前被大家公认的有会聚学说和易化学说两种观点(图 10-14)。

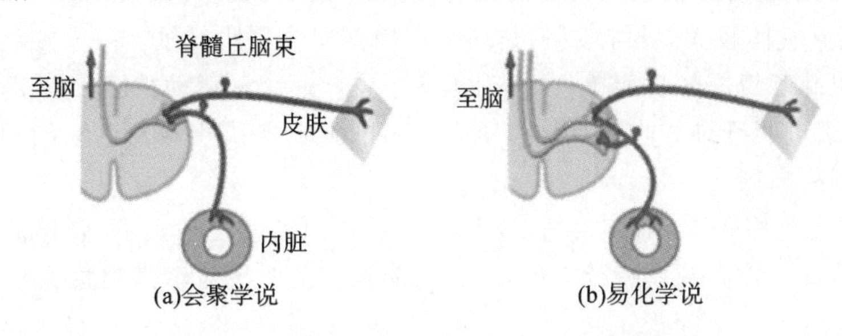

图 10-14　牵涉痛的会聚学说和易化学说示意图

会聚学说认为，发生牵涉痛的体表部位的传入纤维和患病内脏的传入纤维，经同一后根进入脊髓后角，与后角的同一神经元构成突触联系，由同一纤维将冲动传至大脑，因生活中的疼痛多来源于体表，大脑习惯于识别体表的刺激信息，因而将来自内脏的信息误认为来自体表，故出现体表的牵涉痛。

易化学说认为，牵涉痛的体表部位和患病内脏的传入纤维进入脊髓后角的同一区域，且彼此非常邻近的不同神经元，当内脏传入冲动增加时，提高了脊髓相应中枢的兴奋性，并将其兴奋性向周围扩散，提高了邻近脊髓皮肤传入中枢的兴奋性。于是，从内脏传向大脑皮层的感觉冲动被误认为来自皮肤而产生了牵涉痛。

第三节　神经系统对躯体运动的调节

病例二

患者，李某，男，54 岁。以“左侧肢体无力 3 h”为主诉入院，3 h 前患者在工地干活时突发左侧肢体无力，不能站立，左手不能持物，伴有头痛、恶心，但未吐出，头颅 CT 示基底节区脑出血。神经系统查体：神志清，精神差，语言欠流利，双侧瞳孔等大等圆，左侧鼻唇沟稍浅，伸舌右偏，左侧肢体肌张力降低，左上肢肌力为 0 级，左下肢肌力为 2 级，左侧巴宾斯基征阳性，左侧深浅感觉较右侧减退。请回答：

1. 根据临床表现，判断该患者脑出血出现在哪侧大脑？
2. 该患者哪些传导束的功能受到了影响？

人体各种形式的躯体运动，都是通过骨骼肌的收缩和舒张，牵拉骨骼和关节来实现的。运动的完成离不开各肌群的协调与配合，而这种协调与配合是在神经系统的调节下进行的。

一、脊髓对躯体运动的调节

脊髓是调节躯体运动最基本的中枢。脊髓前角存在有大量运动神经元，分为α和γ运动神经元两类，它们末梢释放的递质都是乙酰胆碱。

α运动神经元胞体较大，纤维较粗，其轴突末梢支配骨骼肌纤维。一个α运动神经元及其所支配的全部肌纤维组成的功能单位，称为运动单位。一个α运动神经元兴奋时，兴奋传到它支配的肌纤维，引起肌纤维的收缩，因此，肌肉收缩的强弱取决于参与活动的运动单位的多少和发放冲动的频率高低。

γ运动神经元胞体较小，轴突较细，分散在α运动神经元之间，支配骨骼肌内的梭内肌纤维，兴奋性较高，常以较高频率持续放电，主要功能是调节肌梭对牵张刺激的敏感性。

（一）脊休克

脊髓与高位中枢离断后，断面以下暂时丧失反射活动的能力，进入无反应状态，称为脊休克(spinal shock)。其主要表现为断面以下脊髓支配的骨骼肌紧张性明显降低甚至消失、外周血管扩张、血压下降、发汗反射消失、粪尿潴留等现象，说明动物的躯体运动和内脏反射活动均消失。脊休克产生的机制是脊髓经常处于高位中枢的控制之下，自身的这些功能并未表现出来，突然失去了高位中枢的易化作用，其兴奋性极度降低所致。脊休克现象不是永久的，经过一段时间后，以脊髓为中枢的反射活动可以逐步恢复，恢复的快慢取决于动物的种类。动物越低等其反射活动恢复越快，如蛙在数分钟内即可恢复。动物越高等脊髓对高位中枢的依赖性越大，故恢复越慢，如人外伤发生脊休克后，往往需要数周甚至数月时间才能恢复。

脊休克的产生，说明脊髓的活动是在高位中枢的调节下进行的。脊休克的恢复，说明脊髓可以完成一些简单的反射活动，最简单的躯体运动反射是牵张反射。

（二）牵张反射

1. 概念　牵张反射(stretch reflex)是指有神经支配的骨骼肌受到外力牵拉使其伸长时，反射性引起受牵拉肌肉的收缩，这种反射称为牵张反射(图 10-15)。

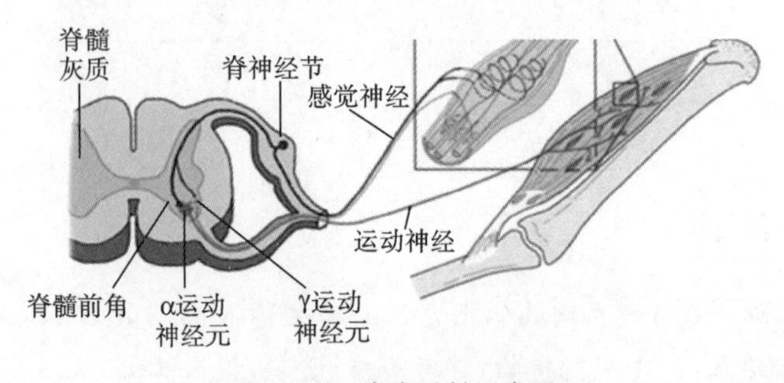

图 10-15　牵张反射示意图

2. 反射弧　牵张反射的感受装置是肌梭，属于本体感受器。肌梭呈梭形，外层为结缔组织囊，囊内有 6～12 根肌纤维，称为梭内肌纤维，位于肌梭两端，肌梭中央是螺旋感受器，与梭内肌呈串联关系。囊外的骨骼肌纤维称为梭外肌纤维。肌梭与梭外肌平行排列并呈并联关系，且附着在梭外肌纤维上。当肌肉受到外力牵拉伸长时，肌梭也受到牵拉而产生兴奋，其冲动经传入神经传到脊髓前角，引起支配受牵拉肌肉的α运动神经元发生兴奋，α运动神经元的兴奋经神经-肌肉接头处的兴奋传递，引起梭外肌收缩。因此，牵张反射的反射弧简单，感受器是肌肉中的肌梭，中枢存在于脊髓内，传入和传出神经包含在支配该肌的神经中，效应器是该肌的肌纤维，故牵张反射的显著特点是感受器和效应器在同一肌肉中。

高位中枢可通过 α 运动经元控制肌紧张，也可通过控制 γ 运动神经元而间接的控制肌紧张。当脊髓前角 γ 运动神经元兴奋时，位于肌梭两端的梭内肌收缩，使肌梭的敏感性提高，肌梭传入脊髓的冲动增多，通过 α 运动神经元引起梭外肌收缩，这一闭合回路称为 γ 环路。因此，γ 环路通过调节肌梭的敏感性，进而可以调节肌紧张。

3. 牵张反射的类型　根据牵拉作用的强度和方式不同，将牵张反射分为肌紧张和腱反射两种类型。

（1）肌紧张　缓慢而持续地牵拉肌腱时发生的牵张反射称为肌紧张。表现为受牵拉的肌肉产生持续微弱地收缩，阻止其被拉长。肌紧张是肌肉中的肌纤维轮替收缩产生的，故产生的收缩力不大，躯体不会出现明显的移位，也不易发生疲劳。其中枢是多突触接替，属于多突触反射。肌紧张能对抗重力牵拉，维持人体正常姿势，是产生各种复杂运动的基础。

（2）腱反射　快速牵拉肌腱时发生的牵张反射称为腱反射。例如，快速叩击股四头肌肌腱，使其受到一次快速牵拉，股四头肌立即出现反射性收缩，使膝关节伸直，称为膝反射（图10-16）。叩击跟腱引起小腿腓肠肌的快速反射性收缩称为跟腱反射。

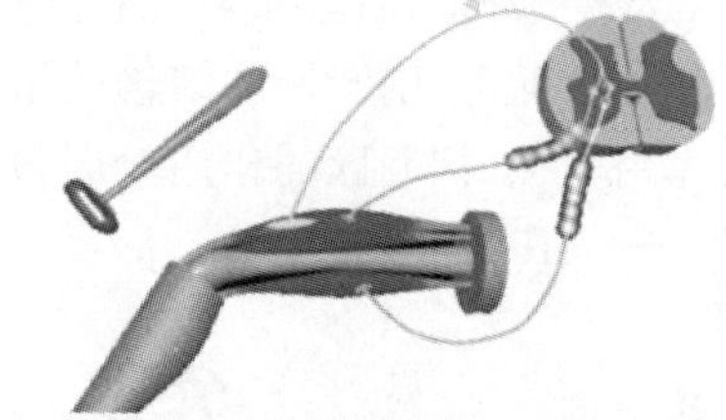

图 10-16　膝反射的反射弧示意图

4. 牵张反射的意义　肌紧张是保持各种姿势的基础，产生随意运动的前提。肌紧张增强表明高位中枢发生了病变；肌紧张减弱或消失，则提示反射弧的某一环节受损。

腱反射属于单突触反射，反射弧简单，其中枢只涉及 1～2 个脊髓节段，临床上常通过检查腱反射来了解神经系统的功能状态。腱反射亢进，常见于高位中枢病变；腱反射减弱或消失，提示反射弧的传入通路、传出通路或脊髓反射中枢有损伤。

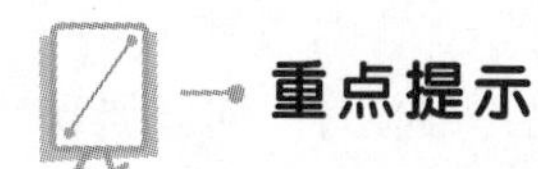

重点提示　牵张反射的概念及分类

二、脑干对肌紧张的调节

脑干对肌紧张的调节作用，是通过脑干网状结构的易化区和抑制区的活动来实现的。

（一）脑干网状结构的易化区及其作用

脑干网状结构中存在的具有加强肌紧张和躯体运动的区域称为易化区（图 10-17）。刺激该区域使肌紧张增强的作用称为下行易化作用。易化区分布在延髓网状结构的背外侧区、脑桥的被盖、中脑的中央灰质及被盖等脑干中央区域；还包括丘脑中线核群和下丘脑等部位。易化区发放的下行冲动，通过网状脊髓束兴奋脊髓前角的 γ 运动神经元，通过 γ 环路，增强肌紧张和肌肉运动。另外，对 α 运动神经元也有一定的易化作用。

（二）脑干网状结构的抑制区及其作用

脑干网状结构中存在的具有抑制肌紧张和躯体运动的区域称为抑制区（图 10-17）。刺激该区域使肌紧张减弱的作用称为下行抑制作用。抑制区范围较小，位于延髓网状结构的腹内侧区。抑制区本身不能自主发放抑制冲动，必须接受来自大脑皮层抑制区、小脑前叶蚓部、纹状体等处的下行抑制冲动，之后通过网状脊髓束抑制脊髓前角的 γ 运动神经元，降低肌梭敏感

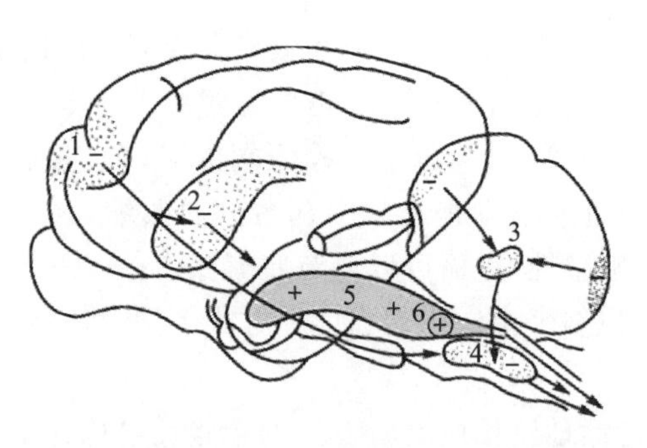

图 10-17　猫脑干网状结构易化区和抑制区示意图

性，从而降低肌紧张。大脑皮层抑制区、纹状体、小脑前叶等区域可通过加强脑干网状结构抑制区的活动来抑制肌紧张，也能通过抑制易化区的活动降低肌紧张。

正常情况下，脑干网状结构的下行易化作用和下行抑制作用保持着平衡关系。其中，易化区的作用较强，抑制区的作用较弱，从而使肌肉保持正常的紧张性。

（三）去大脑僵直

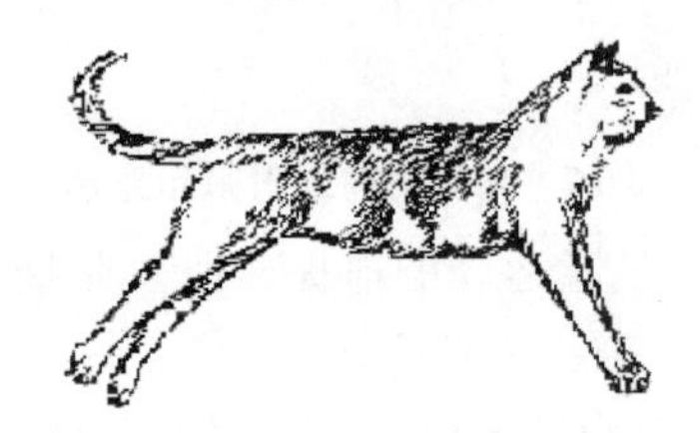

图 10-18　猫去大脑僵直示意图

在中脑的上丘和下丘之间切断脑干，保留脑桥、延髓与脊髓相连的动物，称为去大脑动物。去大脑动物出现四肢伸直、昂头翘尾、脊柱挺硬等角弓反张现象，称为去大脑僵直（图 10-18）。

去大脑僵直的主要表现是伸肌肌紧张亢进。其原因是切断了大脑皮层、小脑和纹状体下行到脑干网状结构抑制区的抑制冲动，使抑制区失去了始动作用，抑制区的抑制作用被解除后，易化区活动相对占优势，这些易化作用主要影响对抗重力肌的作用，使四肢的伸肌和头部上抬的肌肉紧张性增加，表现为肌紧张亢进，出现僵直现象。

临床上的某些患者病变累及中脑时也会出现类似去大脑僵直的表现：头向后仰，四肢僵硬伸直，手指屈曲，上臂旋内等。临床上患者出现以上症状时，则说明病变已严重侵犯脑干，提示预后不良。

三、小脑对躯体运动的调节

在生理学上，依据与小脑联系的传入、传出纤维的情况，将小脑划分成前庭小脑、脊髓小脑和皮层小脑三个功能部分，它们对躯体运动有不同的调节作用。

（一）维持身体平衡

这是前庭小脑的功能，前庭小脑主要由绒球小结叶构成，它与前庭器官和前庭核有密切的神经联系。前庭小脑的功能是维持身体平衡。此功能主要通过以下途径实现：前庭器官→前庭核→绒球小结叶→前庭核→脊髓运动神经元→肌肉。实验证明，切除猴绒球小结叶后，平衡功能严重受损，身体倾斜，站立困难，但肌肉的协调运动完好。在临床上，第四脑室肿瘤压迫绒球小结叶时，患者也会出现类似上述平衡失调现象。

（二）调节肌紧张

主要是脊髓小脑的功能，脊髓小脑包括小脑前叶和后叶的中间带。实验表明，小脑前叶有抑制肌紧张的作用，小脑前叶的两侧有加强肌紧张的作用，可见，小脑对肌紧张具有易化和抑

制的双重调节作用，它们发出的纤维分别与脑干网状结构的易化区和抑制区的神经元发生突触联系，然后通过网状脊髓束调节脊髓前角的运动神经元而发挥作用。在进化过程中，小脑前叶对肌紧张的抑制作用逐渐减弱，而对肌紧张的易化作用则逐渐加强，因此，在正常情况下，肌肉具有一定的紧张性。临床上小脑前叶损伤时，表现为易化作用减弱，出现肌紧张降低、动作无力等现象。

（三）协调随意运动

协调随意运动是皮层小脑的功能。皮层小脑主要指小脑半球，它与大脑皮层之间存在有与协调运动密切相关的环路联系。在学习某种精细动作之初，大脑皮层通过锥体系发动的运动往往是粗糙的、不协调的，原因是小脑未发挥其协调作用。经过多次反复练习后，通过大脑皮层和小脑之间不断进行的环路联系，小脑及时纠正运动中出现的偏差，使运动逐步协调起来。精巧运动熟练完善后，将这一套程序储存在小脑内。当大脑再次发动这项精巧运动时，通过环路联系直接从小脑中提取储存的程序，再通过锥体系发动这项精巧运动，从而使精巧运动快速、准确、熟练地完成。皮层小脑损伤的患者，不能完成打字、弹钢琴、演奏乐器等精巧活动。临床上，小脑损伤的患者，随意运动的力量、方向及准确度将发生变化，动作不是不及就是过度，行走摇晃，步履蹒跚，称为小脑性共济失调。

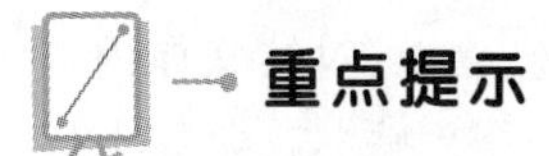

重点提示　小脑的功能

四、基底神经节对躯体运动的调节

（一）基底神经节的组成

基底神经节是指大脑皮层基底部的一些核团，主要包括纹状体、丘脑底核、黑质和红核。纹状体包括尾状核和豆状核，豆状核又分为壳核和苍白球。其中，苍白球是较古老的部分，称为旧纹状体，尾状核和壳核进化较晚，称为新纹状体。基底神经节各部分之间有广泛的神经联系，并且苍白球是纤维联系的中心(图 10-19)。

（二）基底神经节的功能

动物实验表明，基底神经节是皮层下控制躯体运动的重要中枢，它与随意运动的稳定、肌紧张的调节、本体感觉传入信息的处理都有紧密的联系。目前对躯体运动的调节机理仍不完全清楚。

（三）基底神经节损伤的临床表现

基底神经节损伤的临床表现分为两大类：一类是肌紧张降低但运动过多，如舞蹈病等；另一类是运动过少而肌紧张增强，如震颤麻痹(帕金森病)。

1. 舞蹈病　舞蹈病的主要表现是头面部和上肢出现不自主的舞蹈样动作，并伴有肌紧张降低等症状。其主要病变部位在纹状体。目前认为，舞蹈病患者纹状体内的胆碱能神经元和γ-氨基丁酸能神经元功能减退，对黑质中多巴胺能神经元的抑制作用减弱，导致多巴胺能神经元的功能相对亢进。临床实验表明，利血平有耗竭多巴胺类递质的作用，可以缓解舞蹈病患者的症状。

2. 震颤麻痹　震颤麻痹的主要表现是面部表情呆板，随意运动过少，动作缓慢，全身肌张力过高，肌肉强直，静止时常出现震颤，称为静止性震颤(多发生于上肢，尤其是手部)。震颤在

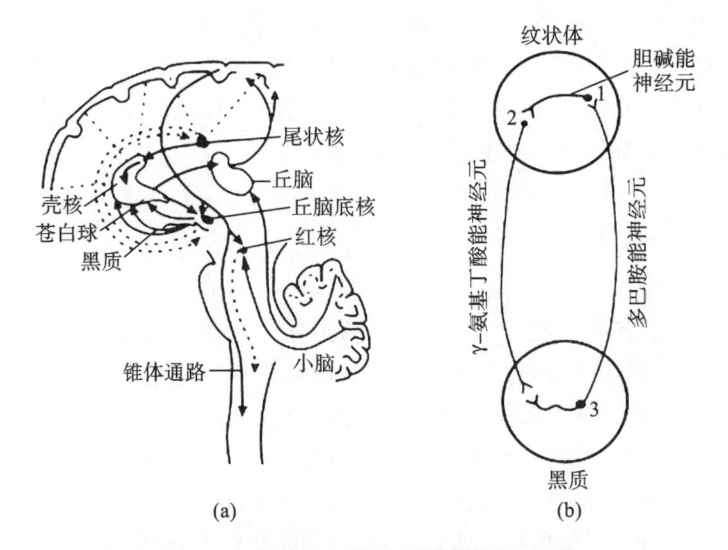

图 10-19　基底神经节及其纤维联系示意图

情绪激动时增强，自主运动时减少，入睡后停止。震颤麻痹的主要病变发生在黑质。目前认为，黑质中存在有多巴胺能神经元，由黑质上行到纹状体的纤维，有抑制纹状体内乙酰胆碱递质系统活动的作用。震颤麻痹患者由于黑质上行至纹状体的多巴胺系统受损，对纹状体内乙酰胆碱系统活动的抑制作用无法实现，导致后者的功能亢进，因而出现一系列症状。临床上应用 M 受体阻断药(如阿托品)阻断胆碱能神经元的作用或用左旋多巴增加多巴胺的合成，从而治疗震颤麻痹。

五、大脑皮层对躯体运动的调节

(一) 皮层运动区

大脑皮层是调节人类躯体运动的最高级中枢，我们把大脑皮层中控制躯体运动的区域称为皮层运动区，主要分布在中央前回和中央旁小叶的前部。皮层运动区对躯体运动的控制具有以下功能特征。

1. 交叉性支配　交叉性支配即一侧皮层运动区支配对侧躯体骨骼肌的运动，在头面部，舌下神经支配的舌肌和面神经支配的脸下部肌肉受对侧皮层支配，而其他肌肉如咀嚼肌、喉肌及脸上部肌肉的运动却受双侧运动区的支配。

2. 有精细的功能定位　即皮层的一定区域管理躯体一定部位肌肉的运动，运动区的排列呈倒置分布(图 10-20)。下肢代表区分布在运动区的顶部，上肢代表区分布在中间，头面部肌肉的代表区分布在底部，但头面部内部的运动区呈正立分布。

3. 运动区的大小与运动的精细复杂程度有关　运动越精细越复杂的肌肉，在皮层运动区所占的范围就越大，如手和五指所占的区域几乎与整个下肢所占的区域相等。

4. 其他　刺激运动区，反应单纯，只引起个别肌肉的收缩，不出现肌群的协同收缩。

除中央前回外，在大脑半球内侧面还有运动区，动物实验表明，刺激这些区域可引起一定的肢体运动。

皮层运动区对躯体运动的调节作用是通过锥体系和锥体外系来实现的。

(二) 锥体系

锥体系包括皮质脊髓束和皮质核束。皮质脊髓束是指由大脑皮层运动区发出，经内囊、延

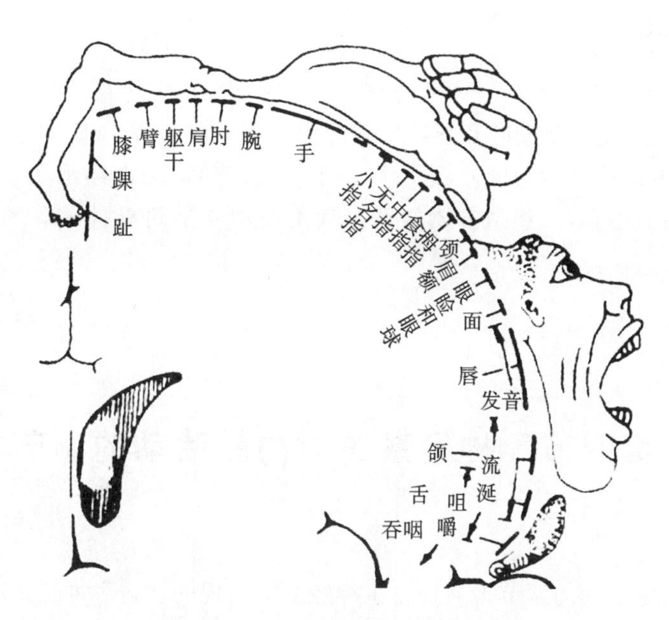

图 10-20 人大脑皮层运动区示意图

髓锥体下行至脊髓的控制对侧躯体运动的传导束，皮质核束是指由皮层发出经内囊抵达脑干脑神经运动核的传导束。习惯上把大脑皮层的运动神经元称为上运动神经元，脊髓前角运动神经元和脑干内脑神经运动核称为下运动神经元。

锥体系的主要功能是执行皮层运动区的指令，分别管理头面部、躯干、四肢的运动。它下传的冲动主要引起脊髓前角 α 运动神经元兴奋，以发动随意运动；也可引起 γ 运动神经元兴奋，通过调节肌梭的敏感性，从而调节肌紧张，协调随意运动，完成精细动作。

锥体系损伤时，常引起人体随意运动的障碍，但损伤部位不同，临床表现会出现根本的差别。一般来说，上运动神经元损伤时，表现为随意运动麻痹，肌肉紧张性增加，腱反射亢进，可出现病理反射，如巴宾斯基征阳性、肌肉无明显萎缩等，称为硬瘫。下运动神经元损伤时，则出现随意运动丧失，骨骼肌紧张性降低，肌肉失去神经的营养作用而萎缩，腱反射减弱或消失，称为软瘫。

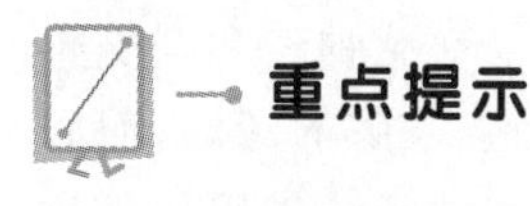

重点提示 锥体系的功能

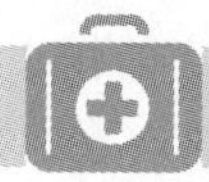

知识拓展

病理反射——巴宾斯基征

患者仰卧，两下肢伸直，全身放松。检查者用手握住患者踝关节，用钝物自足底外侧缘由后向前快速轻划皮肤，至小趾根部再转向内侧，直至踇趾附近，正常出现足趾向跖面屈曲，为巴宾斯基征阴性。出现踇趾背屈，其余各趾呈扇形散开，即为巴宾斯基征阳性。巴宾斯基征阳性是锥体系损伤时最重要的体征，原因是锥体系受损时大脑失去了对脑干和脊髓的抑制作用而出现的异常反射。

（三）锥体外系

锥体外系是指锥体系以外与躯体运动有关的各种下行传导通路。锥体外系的皮层起源于中央前回以外的皮层（主要是额叶和顶叶），其纤维在下行的过程中不直接到达脊髓前角运动神经元，而是经过多次神经元的接替，最后终止于脊髓前角运动神经元。另外，锥体外系还有对大脑起反馈作用的回路，其组成非常复杂。其主要功能是调节肌紧张，协调肌群的随意运动，保持一定的姿势。

第四节 神经系统对内脏活动的调节

神经系统对内脏活动的调节是通过自主神经系统实现的。自主神经系统的活动也同样受大脑皮质和皮质下各级中枢的调节。

一、自主神经系统的结构和功能特征

（一）自主神经系统的结构特征

自主神经系统包括交感神经系统和副交感神经系统两大部分（图 10-21），交感神经由脊髓胸 1 至腰 3 节段的灰质侧角发出节前纤维，到交感神经节换元后发出节后纤维到达支配的器官，节前纤维短，而节后纤维长。交感神经几乎支配全身所有内脏器官，因此兴奋时产生的反应比较广泛。副交感神经由脑干的副交感神经核和脊髓骶段 2～4 节段的灰质侧角发出节前纤维，到副交感神经节换元后发出节后纤维到达支配的器官，副交感神经分布较局限，有些器官只接受交感神经的支配，如皮肤和肌肉的血管、一般的汗腺、竖毛肌、肾和肾上腺髓质等，因此副交感神经兴奋时产生的反应相对局限。

（二）自主神经系统的功能特征

1. 对同一效应器的双重支配 除少数器官外，一般的组织器官都接受交感神经和副交感神经的双重支配，而作用往往具有拮抗的性质。例如，心交感神经兴奋加强心脏的活动，而心迷走神经兴奋则减弱心脏的活动。但在某些外周效应器上，交感和副交感神经的作用是一致的。例如，支配唾液腺的交感神经和副交感神经对其分泌都有促进作用，但两者的作用也有差别，前者促进分泌黏稠唾液，后者却促进分泌稀薄唾液。

2. 紧张性支配 正常情况下，交感神经和副交感神经都能持续发放低频率的冲动，使效应器维持一定的活动状态，这种作用称为紧张性作用。如切断支配心脏的迷走神经，则心率增加，说明心迷走神经本来有紧张性冲动传出，对心脏具有持久的抑制作用；切断心交感神经，则心率减慢，说明心交感神经也有紧张性冲动传出。一般认为，自主神经的紧张性来源于中枢，通过中枢控制，其紧张性可增强或降低，从而增强或减弱受支配器官的活动。

3. 受效应器的功能状态影响 自主神经的外周性作用与效应器的功能状态有关。例如，刺激交感神经可导致动物无孕子宫的运动受到抑制，而对有孕子宫却可加强其运动（因作用受体不同）。

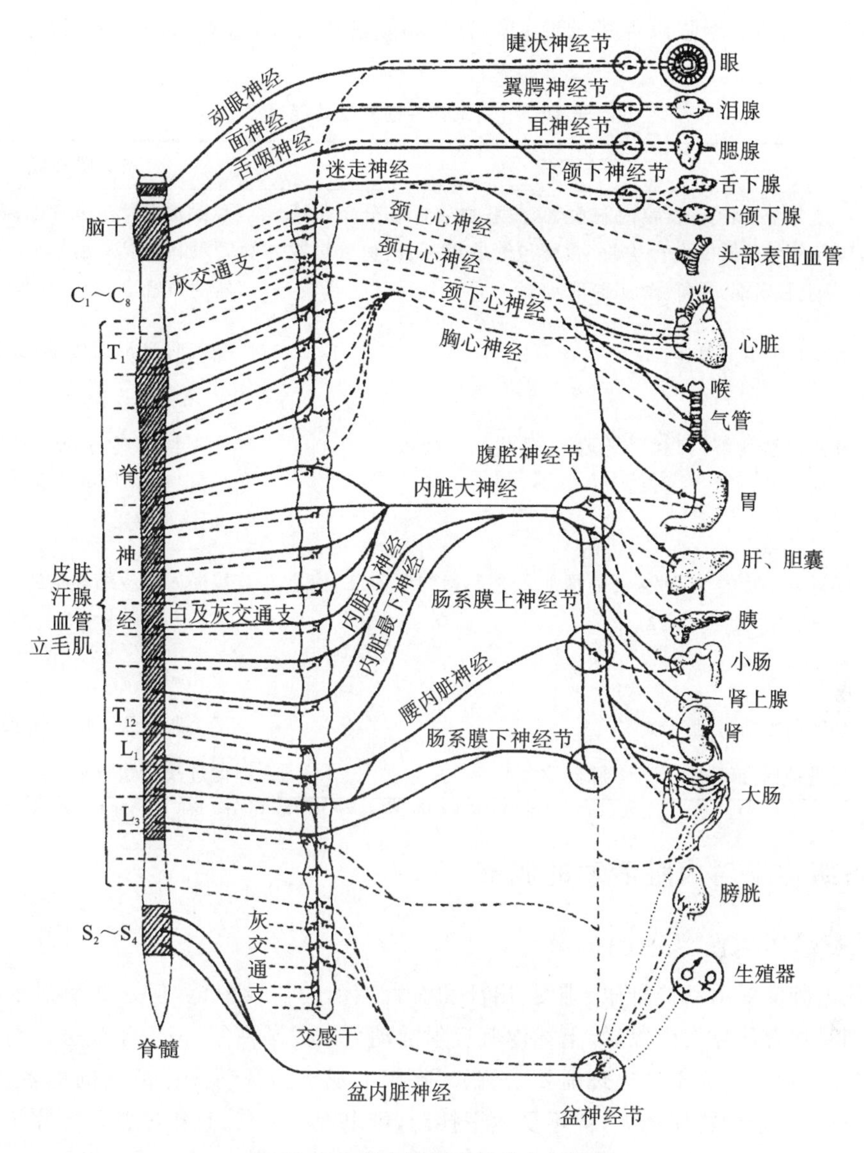

图 10-21　自主神经系统分布示意图

二、自主神经的主要功能和功能意义

自主神经系统的主要功能是调节心肌、内脏平滑肌和腺体的活动，维持机体内环境稳态，以适应机体及环境变化的需求，其主要功能见表 10-3。

自主神经系统对整体功能调节有重要意义，一般情况下，交感神经系统活动增强时，副交感神经系统的活动就相对处于减弱状态，反之亦然。交感神经系统的活动一般比较广泛，常以整个系统参与反应。例如，在机体受到剧痛、大失血、窒息、极度恐惧和剧烈运动等刺激时，交感神经系统发生反射性兴奋，出现心率加快，心肌收缩力增强，血压升高，还伴有瞳孔散大、支气管扩张、胃肠活动抑制等，同时肾上腺素和去甲肾上腺素分泌增加，即交感-肾上腺髓质作为一个整体参与反应，称为应急反应。副交感神经系统的活动比较局限，安静时活动增强，以促进消化、加强排泄、聚集能量，利于生殖、机体休整恢复等。如心脏活动减弱，瞳孔缩小以避免强光的进入，消化功能增强以促进营养物质吸收和能量补给等，这些都是副交感神经积蓄能量和保护机体的例子。

表 10-3　自主神经的主要功能

器官	交感神经	副交感神经
循环器官	心跳加快、加强，腹腔内脏血管、皮肤血管以及分布于唾液腺与外生殖器的血管均收缩，脾包囊收缩，肌肉血管可收缩（肾上腺素能）或舒张（胆碱能）	心跳减慢，心房收缩减弱，部分血管（如软脑膜动脉与分布于外生殖器的血管等）舒张
呼吸器官	支气管平滑肌舒张	支气管平滑肌收缩，促进黏膜腺分泌
消化器官	分泌黏稠唾液，抑制胃肠运动，促进括约肌收缩，抑制胆囊活动	分泌稀薄唾液，促进胃液、胰液分泌，促进胃肠运动和使括约肌舒张，促进胆囊收缩
泌尿	促进肾小管的重吸收，使逼尿肌舒张和括约肌收缩，使有孕子宫收缩，无孕子宫舒张	使逼尿肌收缩和括约肌舒张
眼	瞳孔扩大	瞳孔缩小
皮肤	竖毛肌收缩，汗腺分泌	竖毛肌舒张，汗腺分泌减少
代谢	促进糖原分解，促进肾上腺髓质分泌	促进胰岛素分泌

三、各级中枢对内脏活动的调节

（一）脊髓对内脏活动的调节

脊髓是内脏反射活动如排尿、排便、出汗和血管运动的初级中枢，但这些反射平时受高位中枢的控制。在脊休克发生以后，上述内脏反射活动可以逐渐恢复，但由于失去了高级中枢的控制，这些反射不能适应正常生理需要。例如，临床上观察到脊髓高位离断的患者，脊休克恢复后，患者可有一定的排尿能力，但不受意识控制，可出现尿失禁，且排尿常常不完全。

（二）低位脑干对内脏活动的调节

低位脑干包括延髓、脑桥和中脑。其中延髓存在调节心血管活动和呼吸运动的基本中枢，故延髓有生命中枢之称。临床观察和动物实验证明，如果延髓被压迫或受损，可迅速引起呼吸、心跳等基本生命活动停止，造成死亡。脑桥存在呼吸调整中枢。中脑存在瞳孔对光反射中枢，如果瞳孔对光反射消失说明病变已侵及中脑，是生命垂危的标志。

（三）下丘脑对内脏活动的调节

下丘脑是调节内脏活动的较高级中枢。它可以把内脏活动和机体的其他功能结合在一起，使整体活动能准确进行。以下简单介绍下丘脑的功能。

1. 体温调节　下丘脑存在调节体温的基本中枢。视前区-下丘脑前部存在能感知温度变化的温度敏感神经元，当此处温度超过或低于一定水平（这水平称为调定点，正常时约为 36.8 ℃）时，即可通过调节产热和散热活动使体温保持相对稳定，因此，对于维持体温的相对恒定，下丘脑有着十分重要的作用（见第七章）。

2. 摄食行为调节　动物实验表明，刺激下丘脑不同区域，可出现动物摄食活动的改变。刺激动物下丘脑外侧区，导致动物多食，而破坏此区域后，则动物拒食；刺激下丘脑腹内侧核，导致动物拒食，而破坏此核后，则动物食欲增大且逐渐肥胖。此结果说明下丘脑外侧区存在摄食中枢，而腹内侧核存在饱中枢。正常机体饥饿时摄食中枢兴奋，饱中枢抑制，进食一段时间后饱中枢兴奋，摄食中枢抑制，两者之间有交互抑制作用。

3. 水平衡调节　人体对水平衡的调节是通过调节水的摄入与排出两个方面进行的。人体通过渴感引起摄水，而排水则主要取决于肾的活动。下丘脑内控制摄水的区域与上述摄食中枢极为靠近，刺激下丘脑视前区的外侧部，动物出现口渴和饮水，破坏该区，动物除拒食外，饮水量也明显减少，说明此区还存在饮水中枢，也叫渴觉中枢。下丘脑控制肾排水的功能是通过改变视上核和室旁核合成与释放抗利尿激素来完成的。下丘脑内存在着渗透压感受器，它能根据血液的渗透压变化来调节抗利尿激素分泌的量。

4. 对腺垂体激素分泌的调节　下丘脑肽能神经元分泌的肽类物质，经轴浆运输到正中隆起，然后经垂体门脉系统到达腺垂体，调节腺垂体对激素的分泌（详见第十一章）。

5. 对生物节律的控制　机体内的各种活动常按一定的时间顺序发生变化，这种变化节律称为生物节律。根据周期的长短可分为日节律、周节律和年节律。以日节律最为常见，如觉醒和睡眠、血压、体温、血细胞数、促肾上腺皮质激素的分泌等。研究发现，下丘脑的视交叉上核可能是生物节律的控制中心。视交叉上核可通过视网膜-视交叉上核束与视觉感受装置发生联系，因此外环境的昼夜光照变化可影响视交叉上核的活动，从而使体内日周期节律与外环境的昼夜节律趋于同步。

6. 对情绪反应的影响　下丘脑内有与情绪反应密切相关的结构。实验证明，在间脑水平以上切除大脑的猫，出现张牙舞爪、怒吼、毛发竖起、呼吸加快、心跳加快、瞳孔扩大、血压升高等一系列交感神经功能亢进的现象，好像发怒一样，称为假怒。一般情况下，下丘脑的此活动因受大脑皮层的控制而未表现出来。临床上，当人出现下丘脑疾病时会出现不正常的情绪反应。

（四）大脑皮层对内脏活动的调节

新皮层某些区域和大脑的边缘系统是调节内脏活动的高级中枢。

动物实验表明，刺激新皮层除引起躯体运动外，还可引起内脏活动的改变，如汗腺分泌、血管收缩、直肠和膀胱活动的改变等。

边缘叶是指大脑半球内侧面皮层下围绕脑干周围的一些结构，如海马、海马回、穹隆、扣带回和胼胝体回等。边缘叶和与其密切相关的岛叶、颞极、眶回等皮质，以及杏仁核、隔区、丘脑前核等皮层下结构统称为边缘系统。边缘系统可调节呼吸、胃肠、瞳孔和膀胱等活动，还与情绪、食欲、性欲、生殖、防御以及学习、记忆等活动密切相关。具体机制有待于进一步的研究。

第五节　脑的高级功能

脑除了产生感觉、调节躯体运动和内脏活动外，还有许多更为复杂的功能，如觉醒与睡眠、学习与记忆、语言与思维等，这些功能统称为脑的高级功能，这些高级功能的产生与大脑皮层的电活动以及条件反射有关。

一、条件反射

1. 条件反射的形成和消退 条件反射学说是由俄国生理学家巴甫洛夫首先创立的，在巴甫洛夫的经典实验中，食物可引起狗分泌唾液，这是非条件反射，食物是非条件刺激。铃声与唾液分泌无关，称为无关刺激，所以单独给予铃声刺激，不会使狗分泌唾液。但是，如果每次喂食前先给予铃声，然后再给食物，多次结合应用后，当铃声出现时，即使不给狗食物，狗也会分泌唾液，在这种情况下铃声成为条件刺激。由条件刺激引起的反射称为条件反射。由此可见，条件反射形成的基本条件，是无关刺激与非条件刺激在时间上的结合，这个结合过程称为强化。在上述经典条件反射建立后，继续用铃声刺激，但不给予食物强化，则唾液分泌量会越来越少，直至最后完全消失，这种现象称为条件反射的消退。条件反射的消退并不是条件反射的简单丧失，而是原先在中枢引起兴奋的信号转变为抑制的信号。

2. 人类条件反射的特征 引起条件反射的刺激信号可分为两类。一类是现实具体的信号，如灯光、铃声、食物的形状和气味等，称为第一信号；另一类是抽象的信号，如语言和文字，称为第二信号。能对第一信号发生反应的大脑皮层功能系统，称为第一信号系统（first signal system），这是人类和动物所共有的；能对第二信号发生反应的大脑皮层功能系统，称为第二信号系统（second signal system），这是人类所特有的，也是人类区别于动物的本质特征。

二、大脑皮层的语言中枢

（一）大脑皮层功能的一侧优势

人类两侧大脑半球的功能是不对称的，控制语言活动的中枢主要集中在一侧大脑半球，称为优势半球。习惯用右手的人，其优势半球在左侧。这种一侧优势的现象仅出现于人类，它的出现虽与一定的遗传因素有关，但主要是在后天生活实践中逐渐形成的，与人类习惯使用右手有密切关系。人类的左侧优势自10～12岁起逐步建立，如果左侧半球损伤后，可以在右侧大脑半球建立起语言中枢；成年后左侧优势已经建立，如果左侧半球受损，则很难在右侧皮层建立起语言中枢。

左侧半球在语言活动功能上占优势，而右侧半球则在非语词性认识功能上占优势，如对空间的辨认、对深度知觉和触觉的认识、图像视觉认识及音乐欣赏等。但是这种优势也是相对的，左侧半球也有一定的非语词性认识功能，右侧半球也有一定的简单语词活动功能。

（二）大脑皮层的语言中枢

人类大脑皮层的语言功能具有一定的分区（图10-22），不同区域的损伤可引起具有不同特点的语言功能障碍。①运动失语症：由中央前回底部的Broca区受损引起，患者能看懂文字，也能听懂别人讲话，但不能用词语来口头表达自己的思想。②感觉失语症：由颞上回后部损伤所致，患者能讲话和书写，能看懂文字和听见别人的发音，但听不懂别人讲话的内容含义。③失写症：因损伤额中回后部接近中央前回的手部代表区所致。患者能听懂别人讲话和看懂文字，自己也会说话，但不会书写，而手的其他功能正常。④失读症：由角回损伤引起，患者能写、能说，也能听懂别人的谈话，视觉正常，但看不懂文字的含义。以上各区在语言功能上虽然有不同的侧重面，但各区的活动却是紧密联系的。正常情况下，它们协调活动，得以完成复杂的语言功能。

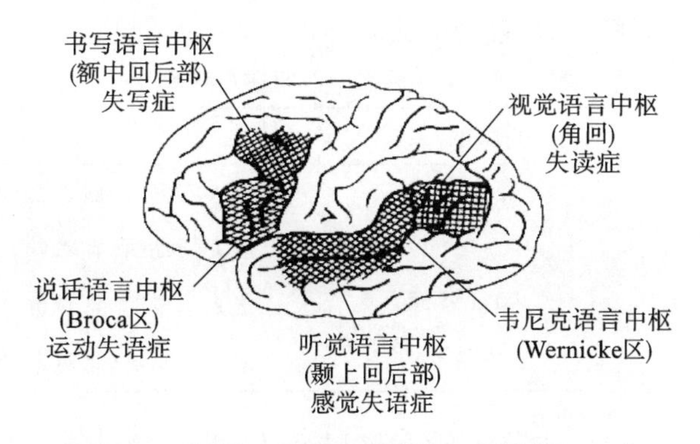

图 10-22 大脑皮层与语言功能相关的主要区域

三、大脑皮层的电活动

应用电生理学方法，可在大脑皮层记录到两种不同形式的脑电活动，即自发脑电活动和皮层诱发电位。

（一）自发脑电活动

大脑皮层在没有明显外来刺激的情况下，能经常自发地产生节律性的电位变化，这种电位变化称为自发脑电活动。临床上使用脑电图机在头皮表面记录到的自发脑电活动的波形，称为脑电图(EEG)（图 10-23）。若打开颅骨，直接在皮层表面安放电极记录，记录到的脑电活动，称为皮层电图。

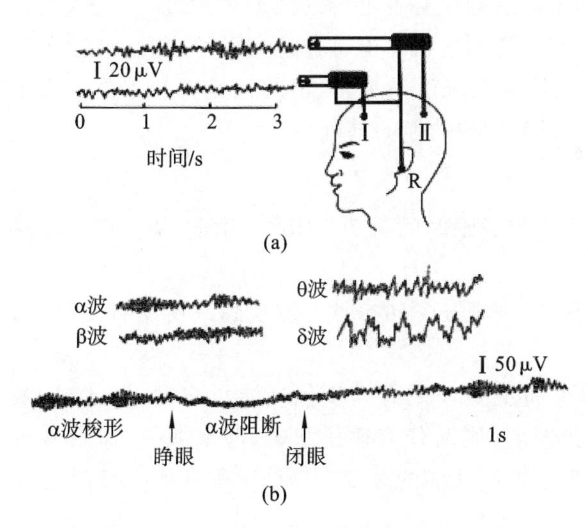

图 10-23 正常脑电图的描记和几种基本波形

正常脑电图的波形不规则，根据其频率、振幅和特征的不同，可将脑电图分为 α、β、θ 和 δ 四种基本波形(表 10-4)。

α 波频率较慢，是大脑皮层处于安静状态时的主要表现，在枕叶最为显著。β 波频率较快，是大脑皮层处于紧张状态时的主要表现，在额叶和顶叶较显著。α 波的幅度经常由小变大，再由大变小，接着又由小变大，如此反复，形成 α 波的梭形。每一梭形可以持续 1～2 s。当睁开眼睛或接受其他刺激时，α 波立即消失转而出现 β 波，这一现象称为 α 波阻断。如果受试者再安静闭眼，则 α 波又重新出现。θ 波在成人困倦时出现，幼儿清醒时也常见到。δ 波在成人清醒时并不出现，但在成人睡眠时、极度疲劳或麻醉状态下可以出现。

表 10-4　正常脑电图的四种基本波形

脑电波	频率/Hz	幅度/μV	出现时状态
α 波	8～13	20～100	成人安静、闭眼、清醒时，在枕叶明显
β 波	14～30	5～20	成人活动时，在额叶、顶叶明显
θ 波	4～7	100～150	成人困倦时，常见颞叶、顶叶
δ 波	0.5～3	20～200	成人熟睡时，常见颞叶、枕叶

临床上，癫痫患者或皮层有占位病变（如脑瘤等）的患者，脑电波会发生改变。例如，癫痫患者可出现异常的高频高幅脑电波或在高频高幅脑电波后跟随一个慢波的综合波形，因此，脑电图在临床上有一定的诊断价值。

（二）皮层诱发电位

皮层诱发电位是指感觉传入系统或脑的某一部位受刺激时，在大脑皮层的某一局限区域引出的电位变化。目前临床上常用的皮层诱发电位有体感诱发电位、听觉诱发电位和视觉诱发电位等几种，对研究大脑皮层功能定位、诊断某些神经系统疾病、行为和心理活动等均有一定的价值。

四、睡眠与觉醒

睡眠与觉醒是人体生命活动中必不可少的两个生理过程，是人类生存的必要条件。睡眠能促进体力和精力的恢复。觉醒使机体能迅速适应环境变化，从事各种体力和脑力活动。如果睡眠障碍，会导致中枢神经系统活动失常，引起记忆力和工作能力下降等，因此，正常的觉醒-睡眠节律是保证机体正常生理功能的基础。

（一）睡眠

一般情况下，成年人每天睡眠时间需 7～9 h，儿童需 10～12 h，新生儿需 18～20 h，老年人睡眠时间较少。

1. 睡眠的时相　通过对睡眠过程的观察，发现睡眠由交替出现的两种时相组成，即慢波睡眠和快波睡眠。

(1) 慢波睡眠　脑电图主要表现为同步化慢波。这时，人的视、触、嗅、听等感觉功能减退，骨骼肌反射和肌紧张减弱，同时伴有血压下降、心率减慢、尿量减少、体温下降、代谢率下降、呼吸变慢等一系列自主神经功能的改变。慢波睡眠期间生长激素的分泌明显增多，有利于生长和体力的恢复。

(2) 快波睡眠　脑电图主要表现为去同步化快波，与觉醒时相似，但在行为表现上却处于熟睡状态，因此又称为异相睡眠。这时，人体的各种感觉功能进一步减退，肌紧张进一步减弱，肌肉几乎完全松弛，睡眠更深，较难唤醒。快波睡眠期间还可能有间断的阵发性表现，如血压升高、心率加快、呼吸快而不规则，部分肢体抽动、特别是可出现眼球的快速运动等，所以此时相也称为快速眼球运动睡眠。这可能是某些疾病如心绞痛、哮喘、阻塞性肺气肿等常在夜间发作的原因。此外，做梦是快波睡眠期间的特征之一。快波睡眠期间，脑的耗氧量增加、血流量增多以及蛋白质合成加快，因此认为快波睡眠与幼儿神经系统的成熟有关，可能有利于建立新的突触联系，从而促进学习和记忆。

在睡眠过程中，慢波睡眠与快波睡眠互相交替进行。成年人睡眠时，一般先进入慢波睡眠，持续 80～120 min 后转入快波睡眠，持续 20～30 min 后，又转入慢波睡眠。在整个睡眠期间，如此反复交替 4～5 次，越接近睡眠的后期，快波睡眠持续时间越长。

2. 睡眠的产生机制　睡眠的产生机制尚不十分清楚。目前认为，睡眠是一个主动的抑制过程。慢波睡眠可能与蓝斑和中缝核、脑干尾端网状结构上行抑制系统等脑区的活动有关。而快波睡眠则可能与脑桥被盖外侧区胆碱能神经元的活动有关。

（二）觉醒

觉醒状态可以分为行为觉醒状态与脑电觉醒状态。行为觉醒状态是指出现觉醒时的各种行为表现；脑电觉醒状态是指脑电波由睡眠时的同步化慢波转为觉醒时的去同步化快波，不一定表现为觉醒。目前认为，黑质多巴胺能系统可能参与行为觉醒状态的维持，而脑干网状结构胆碱能系统和蓝斑上部去甲肾上腺素能系统可能参与脑电觉醒状态的维持。

练习与思考

一、名词解释

1. 突触　2. 兴奋性突触后电位　3. 抑制性突触后电位　4. 牵涉痛　5. 牵张反射　6. 肌紧张　7. 腱反射　8. 第二信号系统　9. 脊休克

二、单项选择题

1. 神经元之间相接触并传递信息的部位称（　　）。

A. 缝隙连接　　B. 非突触性化学传递　　C. 突触传递
D. 突触　　E. 神经末梢

2. 中枢神经系统内，化学传递的特征不包括（　　）。

A. 单向传递　　B. 中枢延搁　　C. 兴奋节律不变
D. 易受药物等因素的影响　　E. 易疲劳

3. EPSP 的产生是由于突触后膜提高了对下列哪种离子的通透性？（　　）

A. Na^+、K^+、Cl^-，尤其是 Na^+ 通透性　　B. Ca^{2+} 和 K^+ 通透性
C. Na^+、K^+、Cl^-，尤其是 K^+ 通透性　　D. Na^+、K^+、Cl^-，尤其是 Cl^- 通透性
E. Ca^{2+} 和 Na^+ 通透性

4. EPSP 是（　　）。

A. 动作电位　　B. 阈电位　　C. 静息电位
D. 局部去极化电位　　E. 超极化电位

5. 副交感神经节后纤维的递质是（　　）。

A. 乙酰胆碱　　B. 去甲肾上腺素　　C. 5-羟色胺
D. 多巴胺　　E. 谷氨酸

6. 去甲肾上腺素存在于（　　）。

A. 自主神经节前纤维　　B. 神经-肌肉接头
C. 副交感神经节后纤维末梢　　D. 大部分交感神经节后纤维末梢
E. 副交感神经节前纤维末梢

7. 突触前抑制的结构基础是（　　）。

A. 轴突-轴突型突触　　B. 轴突-树突型突触　　C. 轴突-胞体型突触

D. 胞体-胞体型突触　　E. 兴奋性突触

8. 在进行突触传递时,必需有哪种离子流入突触小体?(　　)

A. Ca^{2+}　　B. Na^{+}　　C. K^{+}　　D. Cl^{-}　　E. Mg^{2+}

9. 下列关于非特异性投射系统的描述,正确的是(　　)。

A. 维持与改变大脑皮层的兴奋状态　　B. 投射到大脑皮层的特定区域

C. 受刺激时出现同步化慢波　　D. 起自感觉接替核

E. 引起特定的感觉

10. 下列哪项不是内脏痛的特征?(　　)

A. 定位不准确　　B. 对刺激分辨能力差

C. 发生缓慢、持续时间长　　D. 对切割、烧灼刺激敏感

E. 对机械牵拉、缺血、痉挛、炎症等刺激敏感

11. 胆囊炎患者牵涉痛发生的部位通常在(　　)。

A. 左上腹　　B. 右上腹　　C. 左肩胛区　　D. 右肩胛区　　E. 右腹股沟区

12. 下列关于锥体系的叙述,错误的是(　　)。

A. 主要对四肢远端肌肉活动进行精细调节　　B. 保持一定姿势

C. 通过 α 运动神经元发动肌肉活动　　D. 包括皮质脊髓束和皮质核束

E. 主要功能是发动随意运动,完成精细动作

13. 维持身体姿势最基本的反射是(　　)。

A. 膝反射　　B. 腱反射　　C. 肌紧张

D. 肱二头肌反射　　E. 肱三头肌反射

14. 关于皮层运动区的叙述,下列哪项是错误的?(　　)

A. 皮层运动区主要位于中央前回　　B. 对躯干运动的控制是左右交叉

C. 具有精细的功能定位　　D. 除中央前回外,还有辅助运动区

E. 对四肢运动的调节是左右交叉

15. 脊休克时脊髓反射减弱或消失的原因是(　　)。

A. 脊髓突然失去高位中枢的易化作用　　B. 脊髓反射中枢遭到破坏

C. 脊髓出现血液循环障碍　　D. 脊髓的创伤对脊髓起抑制作用

E. 反射弧遭到破坏

16. 人在紧张状态时脑电活动的主要表现是(　　)。

A. 出现 α 波　　B. 出现 β 波　　C. 出现 θ 波

D. 出现 δ 波　　E. 出现 β 波和 θ 波

17. 慢波睡眠中,哪种激素分泌明显增加?(　　)

A. 促肾上腺皮质激素　　B. 生长素　　C. 糖皮质激素

D. 醛固醇　　E. 肾上腺素

18. 生命中枢位于(　　)。

A. 端脑　　B. 中脑　　C. 脑桥　　D. 间脑　　E. 延髓

19. 牵涉痛是指(　　)。

A. 内脏疾病引起体表的某个部位出现疼痛或对痛觉过敏的现象

B. 神经疼痛向体表放射　　C. 内脏疾病引起相邻脏器的疼痛

D. 手术牵拉脏器引起的疼痛　　E. 按压体表引起部分脏器出现疼痛

20. 突触前抑制的产生是由于(　　)。
A. 突触前轴突末梢超极化
B. 突触前轴突末梢去极化
C. 突触前轴突末梢处于有效不应期
D. 突触前轴突末梢释放抑制性递质
E. 以上均不正确

21. 下列对肾上腺素能纤维的叙述,正确的是(　　)。
A. 它包括所有交感神经的节后纤维
B. 其末梢释放的递质都是去甲肾上腺素
C. 酚妥拉明能阻断其兴奋的全部效应
D. 支配肾上腺髓质交感神经纤维的是肾上腺素能纤维
E. 以上均正确

22. 异相睡眠的生理意义是(　　)。
A. 促进生长发育和体力恢复
B. 与学习和记忆有关
C. 促进细胞增殖
D. 促进消化和吸收
E. 促进幼儿神经系统的成熟和学习、记忆活动。

三、简答题

1. 试述交感神经和副交感神经在功能上的区别。
2. 试述突触传递的过程及意义。
3. 简述内脏痛的特征。
4. 简述牵张反射的概念、类型及其所包含的意义。

(吕淑红　武新雅)

第十一章　内　分　泌

学习目标

1. 掌握激素的概念，甲状腺激素、糖皮质激素、胰岛素的生理作用及其分泌的调节。

2. 熟悉激素作用的一般特征，下丘脑与垂体间的功能联系，生长激素、肾上腺皮质激素的生理作用，应激反应与应急反应。

3. 了解激素的作用机制，催乳素、甲状旁腺激素、胰高血糖素的主要生理作用。

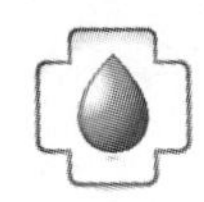

知识导航

- 内分泌
  - 概述
    - 激素的概念
    - 激素作用的一般特征
      - 信息传递作用
      - 相对特异性
      - 高效能生物放大作用
    - 激素的分类
    - 激素的作用机制
  - 下丘脑与垂体
    - 下丘脑与垂体间的功能联系
      - 下丘脑-腺垂体系统
      - 下丘脑-神经垂体系统
    - 腺垂体
      - 生长激素、催乳素
      - 促黑激素、促激素
        - 促甲状腺激素
        - 促肾上腺皮质激素
        - 促性腺激素
    - 神经垂体
      - 血管升压素
      - 缩宫素
  - 甲状腺
    - 甲状腺激素的合成与分泌
    - 甲状腺激素的生理作用
      - 对代谢的影响
      - 对生长发育的影响
      - 对神经系统的影响
    - 甲状腺激素分泌的调节
  - 肾上腺
    - 肾上腺皮质：糖皮质激素
    - 肾上腺髓质：肾上腺素和去甲肾上腺素
  - 甲状旁腺和甲状腺C细胞
    - 甲状旁腺激素
    - 降钙素
  - 胰岛
    - 胰岛素
    - 胰高血糖素

第一节　概　　述

一、激素的概念

内分泌系统是由内分泌腺和分散存在于某些组织器官中的内分泌细胞组成的一个体内信息传递系统。内分泌细胞集中的腺体称内分泌腺。人体内主要的内分泌腺有垂体、甲状腺、甲状旁腺、肾上腺、胰岛、性腺、松果体和胸腺。

激素(hormone)是由内分泌腺或散在的内分泌细胞所分泌的、高效能的、经组织液或血液传递而发挥其调节作用的生物活性物质。大多数激素经血液运输至远距离的靶细胞而发挥作用,这种方式称为远距分泌(telecrine),如生长激素等;某些激素可不经血液运输,仅由组织液扩散而作用于邻近细胞,这种方式称为旁分泌(paracrine);如果内分泌细胞所分泌的激素在局部扩散而又返回作用于该内分泌细胞而发挥反馈作用,这种方式称为自分泌(autocrine)。下丘脑有许多具有内分泌功能的神经细胞,既能产生和传导神经冲动,又能合成和释放激素,称为神经内分泌细胞,其产生的激素称为神经激素(neurohormone)。神经激素可沿神经细胞轴突借轴浆运输至末梢而释放,这种方式称为神经分泌(neurocrine)(图 11-1)。

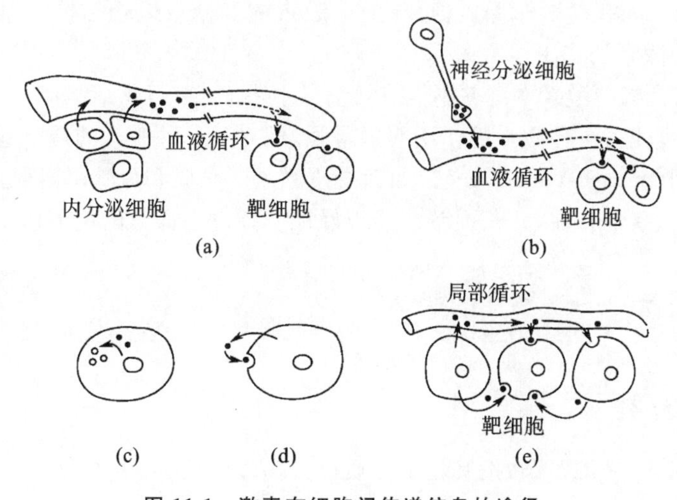

图 11-1　激素在细胞间传递信息的途径

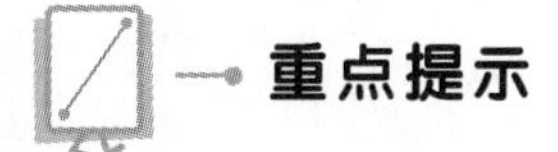

激素的概念

二、激素作用的一般特征

激素虽然种类很多,作用复杂,但它们在对靶组织发挥调节作用的过程中,具有某些共同的特点。

1. 信息传递作用 内分泌系统的信息传递只是以化学形式，把调节信息传递给靶细胞，对靶细胞的生理生化过程起加强或减弱的作用，调节其功能活动。在这些过程中，激素既不能添加成分，也不能提供能量，仅仅起着"信使"的作用。在完成信息传递后，激素被分解失活。

2. 相对特异性 激素只对其识别的某些器官、组织和细胞起作用，这种特性称为激素作用的特异性。被激素选择作用的器官、组织和细胞，分别称为靶器官、靶组织和靶细胞。激素作用的特异性与靶细胞上存在能与该激素发生特异性结合的受体有关。激素与受体相互识别并发生特异性结合，经过细胞内复杂的反应，从而激发出一定的生理效应。有些激素作用的特异性很强，只作用于某一靶腺，如促甲状腺激素，而有些激素没有特定的靶腺，其作用比较广泛，如生长激素、甲状腺激素等。

3. 高效能生物放大作用 在生理状态下，激素在血液中的浓度都很低，一般在纳摩尔(nmol/L)或皮摩尔(pmol/L)数量级，虽然激素的含量甚微，但其作用显著，例如，1 mg 的甲状腺激素可使机体增加产热量约 4200000 J(焦耳)。激素与受体结合后，在细胞内发生一系列酶促放大作用，逐级放大效果，形成一个效能极高的生物放大系统。据估计，一分子的胰高血糖素最终可激活一万分子以上的磷酸化酶。0.1 μg 的促肾上腺皮质激素释放激素，可引起腺垂体释放 1 μg 促肾上腺皮质激素，后者能引起肾上腺皮质分泌 40 μg 糖皮质激素，放大了 400 倍，因此，体液中激素浓度维持相对的稳定，对发挥激素的正常调节作用极为重要。

4. 激素间的相互作用 当多种激素共同参与某一生理活动的调节时，激素与激素之间往往相互影响、相互关联，主要表现如下。

(1) 协同作用 如生长激素、肾上腺素、糖皮质激素及胰高血糖素，虽然使用的环节不同，但均能提高血糖，共同产生的效应大于单一激素的作用，在升糖效应上有协同作用。

(2) 拮抗作用 如胰岛素降低血糖，与上述激素的升糖效应相拮抗。即一种激素的作用对抗或减弱另一种激素的作用。

(3) 允许作用 有的激素本身并不能直接对某些器官、组织或细胞产生生理效应，然而在它存在的条件下，可使另一种激素的作用明显增强，即对另一种激素的调节起支持作用。这种现象称为允许作用(permissive action)。如糖皮质激素对心肌和血管平滑肌并无收缩作用，但是，必须有糖皮质激素的存在，儿茶酚胺才能很好地发挥对心血管的调节作用。

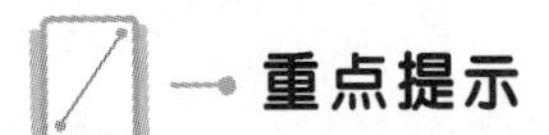

激素作用的一般特性

三、激素的分类

激素的种类繁多，来源复杂，按其化学性质可分为以下几类(表 11-1)。

1. 含氮激素 该类激素的分子结构中含有氮元素，包括以下三类。

(1) 蛋白质类激素 主要有胰岛素、甲状旁腺激素、腺垂体激素等。

(2) 肽类激素 如下丘脑调节肽、神经垂体激素、胃肠激素、降钙素等。

(3) 胺类激素 包括肾上腺素、去甲肾上腺素和甲状腺激素等。

临床应用含氮激素不宜口服(除甲状腺激素外)，一般需注射，因为含氮激素容易被消化酶分解而破坏。

2. 类固醇激素 类固醇(甾体)激素是由肾上腺皮质和性腺分泌的激素，如皮质醇、醛固酮、雌激素、孕激素以及雄激素等。另外，1,25-二羟维生素 D_3 也归此类。类固醇激素不易被消化液破坏，可以口服。

3. 脂肪酸衍生物　如前列腺素，广泛存在于许多组织之中，由花生四烯酸转化而成，主要在组织局部释放，可对局部功能活动进行调节。

表 11-1　主要激素及其化学性质

主要来源	激素	英文缩写	化学性质
下丘脑	促甲状腺激素释放激素	TRH	三肽
	促性腺激素释放激素	GnRH	十肽
	生长激素释放抑制激素（生长抑素）	GHRIH	十四肽
	生长激素释放激素	GHRH	四十四肽
	促肾上腺皮质激素释放激素	CRH	四十一肽
	促黑激素释放因子	MRF	肽
	促黑激素释放抑制因子	MIF	肽
	催乳素释放因子	PRF	肽
	催乳素释放抑制因子	PIF	多巴肽
	血管升压素（抗利尿激素）	VP（ADH）	九肽
	缩宫素（催产素）	OXT	九肽
腺垂体	促肾上腺皮质激素	ACTH	三十九肽
	促甲状腺激素	TSH	糖蛋白
	卵泡刺激素	FSH	糖蛋白
	黄体生长素（间接细胞刺激素）	LH（ICSH）	糖蛋白
	促黑激素	MSH	十三肽
	生长激素	GH	蛋白质
	催乳素	PRL	蛋白质
甲状腺	甲状腺素（四碘甲腺原氨酸）	T_4	胺类
	三碘甲腺原氨酸	T_3	胺类
甲状腺 C 细胞	降钙素	CT	三十二肽
甲状旁腺	甲状旁腺激素	PTH	蛋白质
胰岛	胰岛素		蛋白质
	胰高血糖素		二十九肽
	胰多肽		三十六肽
	糖皮质激素（如皮质醇）		类固醇
	盐皮质激素（如醛固酮）		类固醇

续表

主要来源	激素	英文缩写	化学性质
髓质	肾上腺素	E	胺类
	去甲肾上腺素	NE	胺类
睾丸:间质细胞	睾酮	T	类固醇
支持细胞	抑制素		糖蛋白
卵巢、胎盘	雌二醇	E_2	类固醇
	雌三醇	E_3	类固醇
	孕酮	P	类固醇
胎盘	绒毛膜促性腺激素	CG	糖蛋白
消化道、脑	促胃液素(胃泌素)		十七肽
	胆囊收缩素-促胰酶素	CCK-PZ	三十三肽
	促胰液素		二十七肽
心房	心房钠尿肽	ANP	二十八肽
松果体	褪黑素		胺类
胸腺	胸腺激素		肽类

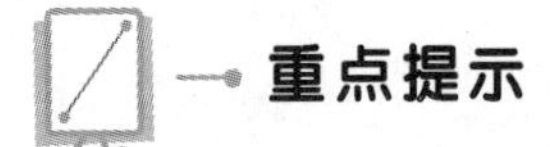

激素的分类

四、激素的作用机制

激素作为信息物质与靶细胞上的受体结合后，将信息传递到细胞内，经过一系列的酶促反应，最终引起细胞的生理效应。按其化学性质分为含氮激素和类固醇激素，这两类激素作用机制不同，现分别叙述如下。

1. 含氮激素作用机制——第二信使学说 20 世纪 60 年代，Sutherland 提出了第二信使学说。该学说认为，激素是第一信使，它可与靶细胞膜上具有立体构型的特异性受体结合；激素与受体结合后，激活细胞膜上腺苷酸环化酶系统；在 Mg^{2+} 存在的条件下，腺苷酸环化酶促使 ATP 转变为环-磷酸腺苷(cAMP)，cAMP 是第二信使，信息由第一信使传递给第二信使；cAMP 将无活性的蛋白激酶激活，进而催化细胞内的多种底物发生磷酸化，从而引起靶细胞生理功能的改变。现已证明，cAMP 并不是唯一的第二信使，除了 cAMP 外，环磷酸鸟苷(cGMP)、二酰甘油(DG)、三磷酸肌醇(IP_3)和 Ca^{2+} 等也可以用作第二信使(图 11-2)。

2. 类固醇激素作用机制——基因表达学说 1968 年 Jesen 和 Gorski 提出了基因表达学说。该学说认为，类固醇激素的分子小(相对分子质量仅为 300 左右)、脂溶性高，容易扩散进入细胞。在进入细胞之后，与胞质受体结合，形成激素-胞质受体复合物。受体蛋白发生构型变化，进入核内，与核内受体结合，形成激素-核受体复合物，与染色体的非组蛋白的特异位点结合，启动或抑制该部位的 DNA 转录，促进或抑制生成新的 mRNA，诱导或减少蛋白质合成，

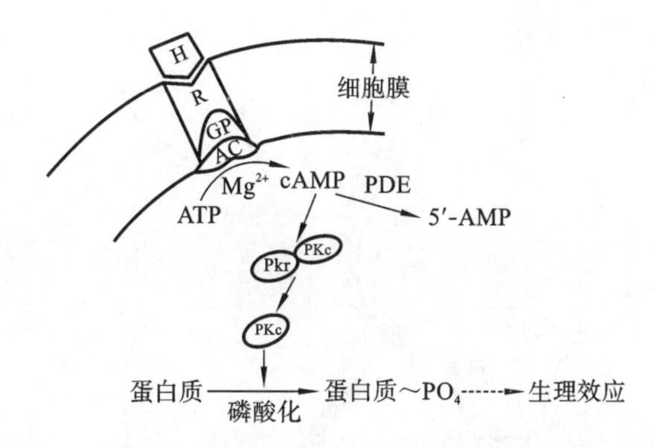

图 11-2　含氮激素作用机制示意图

注：H 为激素；R 为受体；GP 为 G 蛋白；AC 为腺苷酸环化酶；PDE 为磷酸二酯酶；PKr 为蛋白激酶调节亚单位；PKc 为蛋白激酶催化亚单位。

引起相应的生物效应（图 11-3）。

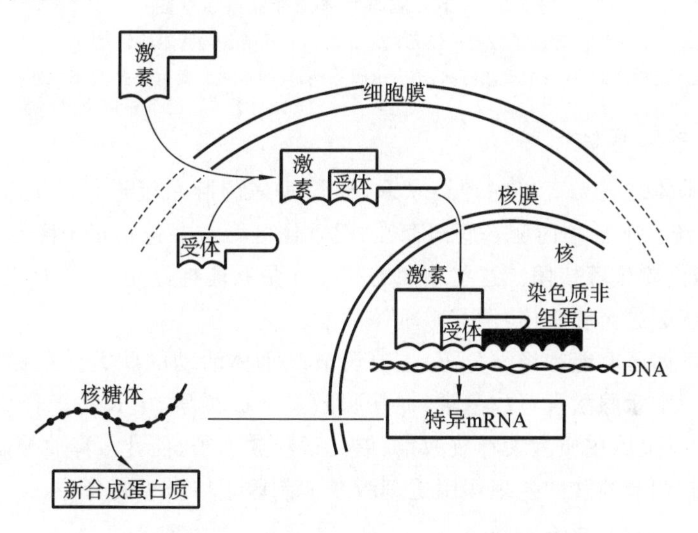

图 11-3　类固醇激素作用机制示意图

第二节　下丘脑与垂体

一、下丘脑与垂体间的功能联系

下丘脑与垂体在结构和功能上均有非常紧密的联系，构成下丘脑-垂体功能系统。垂体是重要的内分泌腺，按结构和功能将其分为腺垂体和神经垂体，因此，下丘脑-垂体功能系统包括下丘脑-腺垂体系统和下丘脑-神经垂体系统（图 11-4）。

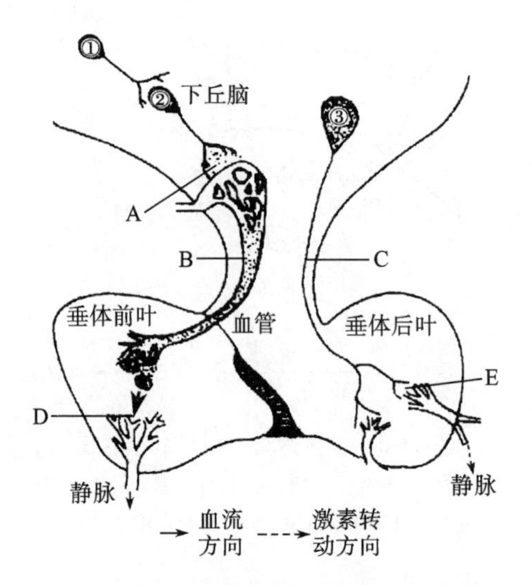

图 11-4　下丘脑与垂体功能联系示意图

注：①表示单胺能神经元；②、③表示下丘脑各类肽能神经元；

A 表示正中隆起；B 表示垂体门脉；C 表示漏斗柄；D 表示第二级毛细血管；E 表示激素。

（一）下丘脑-腺垂体系统

下丘脑与腺垂体之间无直接的神经联系，通过垂体门脉系统进行功能联系，构成了下丘脑-腺垂体功能系统。下丘脑内侧基底部存在“促垂体区”，主要包括正中隆起、弓状核、视交叉上核、室周核和腹内侧核等核团。这些核团的神经元是肽能神经元，它们合成和分泌的肽类激素经垂体门脉系统运送至腺垂体，调节腺垂体功能。

由下丘脑促垂体区肽能神经元分泌，主要调节腺垂体活动的肽类激素称为下丘脑调节性肽，主要有九种：促甲状腺激素释放激素、促性腺激素释放激素、生长激素释放抑制激素、生长激素释放激素、促肾上腺皮质激素释放激素、催乳素释放因子、催乳素释放抑制因子、促黑激素释放因子。下丘脑调节性肽的生理作用是刺激或抑制腺垂体激素的分泌。

（二）下丘脑-神经垂体系统

下丘脑与神经垂体之间存在直接的神经联系，下丘脑前部视上核和室旁核的大细胞神经元合成的血管升压素和缩宫素，它们经下丘脑-垂体束，通过轴浆流动的形式运输至神经垂体，并在这里储存。神经冲动传来时由神经垂体将激素释放入血。

二、腺垂体

腺垂体是人体最重要的内分泌腺，可分泌七种激素：生长激素（GH）、催乳素（PRL）、促黑激素（MSH）、促甲状腺激素（TSH）、促肾上腺皮质激素（ACTH）、卵泡刺激素（FSH）和黄体生成素（LH）。其中 GH、MSH 和 PRL 直接作用于各自的靶细胞或靶组织，而 TSH、ACTH、FSH 和 LH 则作用于各自的靶腺，参与下丘脑-腺垂体-靶腺系统的构成。

（一）生长激素

生长激素（GH）含有 191 个氨基酸，相对分子质量为 22000，其化学结构与催乳素近似，故生长激素有弱催乳素作用，而催乳素有弱生长激素作用。不同种类动物的生长激素，其化学结构与免疫性质等有较大差别，除猴的生长激素外，其他动物的生长激素对人无效。

1. 生长激素的生理作用

(1) 促进机体生长发育　机体生长发育受多种激素的影响，而GH是起关键作用的调节因素。幼年动物摘除垂体后，生长即停止，若及时补充GH则可使其生长恢复。适量的GH对维持机体的正常生长发育起重要作用，人幼年时期GH分泌不足，将出现生长停滞，身材矮小，但其智力发育正常，称为侏儒症；如GH过多则患巨人症。人成年后GH过多，由于长骨骨骺已经钙化，长骨不再生长，只能使软骨成分较多的手脚肢端短骨、面骨及其软组织生长异常，以致出现手足粗大、鼻大唇厚、下颌突出等症状，称为肢端肥大症。正常成年男子在空腹安静状态下，血浆中GH浓度不超过5 μg/L(一般为2 μg/L)，女性高于男性，儿童高于成人，而巨人症与肢端肥大症患者血中GH浓度可明显增高。

(2) 对物质代谢的作用　GH可通过生长介素促进氨基酸进入细胞，加速蛋白质合成，包括软骨、骨、肌肉、肝、肾、心、肺、肠、脑以及皮肤等组织的蛋白质合成增强。GH促进脂肪分解，增强脂肪酸氧化。生理剂量的GH可刺激胰岛素分泌，加强糖利用，使血糖浓度降低；GH分泌过多时，可抑制外周组织摄取与利用葡萄糖，减少葡萄糖的消耗，可使血糖浓度升高，甚至引起糖尿病，称为垂体性糖尿病。GH对脂肪与糖代谢的作用似乎与生长介素无关，机制尚不清楚。

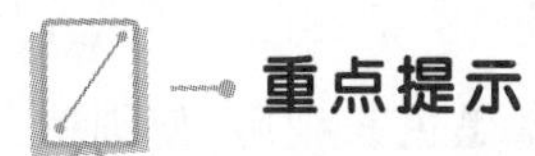

生长激素的生理作用

2. 生长激素分泌的调节

(1) 下丘脑对GH分泌的调节　腺垂体GH的分泌受下丘脑生长激素释放激素与生长抑素的双重调控。下丘脑生长激素释放激素可促进GH分泌，而生长抑素则抑制其分泌。在整体条件下，下丘脑生长激素释放激素作用占优势。一般认为，下丘脑生长激素释放激素是GH分泌的经常性调节者，而生长抑素则是在应激刺激引起GH分泌过多时，才显著地发挥对GH分泌的抑制作用。两者相互配合，共同调节腺垂体对GH的分泌。

(2) 激素的反馈调节　GH对下丘脑和腺垂体起负反馈调节作用，血中GH浓度降低时，可反馈性引起GHRH的释放增多，促进GH分泌。

(3) 睡眠　人在觉醒状态下，GH分泌较少，人在进入慢波睡眠后GH分泌增加，60 min左右达高峰。转入快波睡眠后，GH分泌减少。

(二) 催乳素

催乳素(PRL)是含199个氨基酸并有3个二硫键的多肽，相对分子质量为22000。在血中还存在着较大分子的PRL，可能是PRL的前体或几个PRLA分子的聚合体，成人血浆中的PRL浓度小于20 μg/L。

1. 催乳素的主要生理功能

(1) 对乳腺的作用　PRL促进乳腺发育，引起并维持泌乳，故名催乳素。在女性的不同时期，PRL的作用不同。在女性青春期乳腺的发育中，雌激素、孕激素、GH、皮质醇、胰岛素、甲状腺激素及PRL起着重要的作用。妊娠期PRL、雌激素与孕激素分泌增多，使乳腺组织进一步发育，具备泌乳能力却不泌乳，原因是此时血中雌激素与孕激素浓度过高，抑制PRL的泌乳作用。分娩后，血中的雌激素和孕激素浓度大大降低，PRL才能发挥始动和维持泌乳的作用。在妊娠期PRL的分泌显著增加，可能与雌激素刺激垂体催乳素细胞的分泌活动有关。妇女授乳时，婴儿吸吮乳头反射性引起PRL大量分泌。

(2) 对性腺的作用　促进黄体形成并维持分泌孕激素，但大剂量的 PRL 又能使黄体溶解。PRL 对卵巢功能也有一定的影响，随着卵泡的发育成熟，卵泡内的 PRL 含量逐渐增加，并在次级卵泡发育成为排卵前卵泡的过程中，在颗粒细胞上出现 PRL 受体，它是在 FSH 的刺激下形成的。PRL 与其受体结合，可刺激 LH 受体生成，LH 与其受体结合后，促进排卵、黄体生成及孕激素与雌激素的分泌。实验表明，小量的 PRL 对卵巢激素与孕激素的合成起允许作用，而大量的 PRL 则有抑制作用。临床上患闭经溢乳综合征的妇女，特征表现为闭经、溢乳与不孕，患者一般都存在无排卵与雌激素水平低落，而血中 PRL 浓度却异常增高的现象。

男性在睾酮存在的条件下，PRL 促进前列腺及精囊腺的生长，还可以增强 LH 对间质细胞的作用，使睾酮的合成增加。

(3) 在应激反应中的作用　在应激状态下，血中 PRL 浓度升高，而且往往与 ACTH 和 GH 浓度的增高同时出现，刺激停止数小时后才逐渐恢复到正常水平。看来，PRL 可能与 ACTH 及 GH 一样，是应激反应中腺垂体分泌的三大激素之一。

2. 催乳素分泌的调节　PRL 的分泌受下丘脑催乳素释放因子与催乳素释放抑制因子的双重调节，平时以催乳素释放抑制因子的抑制作用为主。哺乳期，婴儿吸吮乳头可以反射性地引起 PRL 释放增加，使乳腺分泌乳汁。

(三) 促黑激素

1. 促黑激素的生理作用　促黑激素(MSH)的主要生理作用是刺激黑色素细胞，使细胞内的酪氨酸转化为黑色素，同时使黑色素颗粒在细胞内扩散，导致皮肤、毛发和虹膜等的颜色加深。有人根据白种人和黑种人血液中的促黑激素的浓度基本相同，且正常人血液中的浓度又非常低，因此认为人体肤色与促黑激素关系不大。

2. 促黑激素分泌的调节　促黑激素的分泌主要受下丘脑促黑激素释放因子(MRF)和促黑激素释放抑制因子(MIF)的双重调控。平时促黑激素释放因子促进促黑激素的分泌，促黑激素释放抑制因子抑制促黑激素的释放，一般情况下，以促黑激素释放抑制因子的抑制作用占优势。

(四) 促激素

腺垂体分泌的促甲状腺激素(TSH)、促肾上腺皮质激素(ACTH)、促卵泡素(FSH)、黄体生成素(LH)均作用于相应的内分泌腺，故统称为促激素。分别形成下丘脑-腺垂体-甲状腺轴、下丘脑-腺垂体-肾上腺轴和下丘脑-腺垂体-性腺轴。

1. 促激素的生理作用

(1) 促甲状腺激素　主要作用是促进甲状腺增生，合成和分泌甲状腺激素。

(2) 促肾上腺皮质激素　刺激肾上腺皮质束状带的增生，促进糖皮质激素的分泌。

(3) 促性腺激素　促性腺激素主要有两种。①促卵泡素：在女性，促进卵泡发育成熟，与小剂量的黄体生成素协同作用，使卵泡分泌雌激素；在男性，促进精子的生成。②黄体生成素：小剂量的黄体生成素与促卵泡素配合，促进卵泡分泌雌激素；大剂量的黄体生成素与促卵泡素配合，可促进排卵、黄体生成，并促进黄体分泌雌激素和孕激素。在男性，黄体生成素可刺激睾丸的间质细胞分泌雄激素。

2. 促激素分泌的调节　促激素的分泌既受下丘脑的调节，也受外周靶腺激素的反馈调节。因而，腺垂体是激素分泌调节的轴心，可精准调节相关激素的分泌，其具体作用在相关章节分别介绍。

三、神经垂体

神经垂体不含腺体细胞，不能合成激素。所谓的神经垂体激素是指在下丘脑视上核、室旁核产生而储存于神经垂体的血管升压素与缩宫素，在适宜的刺激作用下，这两种激素由神经垂体释放进入血液循环。

血管升压素与缩宫素在下丘脑的视上核与室旁核均可产生，但前者主要在视上核产生，而后者主要在室旁核产生。它们的化学结构都是九肽，缩宫素与升压素只是第三位与第八位的氨基酸残基有所不同，因此生理作用有交叉。这两种激素已能人工合成。

（一）血管升压素

血浆中血管升压素浓度为1.0～1.5 ng/L，其在血浆中的半衰期仅为6～10 min。升压素的生理浓度很低，几乎没有收缩血管而致血压升高的作用，对正常血压调节没有重要性，但在失血情况下由于升压素释放较多，对维持血压有一定的作用。但是，血管升压素的抗利尿作用却十分明显，因此称为抗利尿激素。

（二）缩宫素

缩宫素具有促进乳汁排出和刺激子宫收缩的作用。

1. 对乳腺的作用　缩宫素是促进乳汁排出的主要激素。哺乳期的乳腺在腺垂体分泌的催乳素作用下不断分泌乳汁，储存于乳腺腺泡中，缩宫素使腺泡周围的肌上皮细胞收缩，腺泡压力增高，使乳汁从腺泡经输乳管由乳头射出。射乳是一典型的神经内分泌反射。乳头含有丰富的感觉神经末梢，吸吮乳头的感觉信息经传入神经传至下丘脑，使分泌缩宫素的神经元发生兴奋，神经冲动经下丘脑-垂体束传送到神经垂体，使储存的缩宫素释放入血，并作用于乳腺中的肌上皮细胞使之产生收缩，引起乳汁排出，在射乳反射过程，血中血管升压素浓度毫无变化。在射乳反射的基础上，很容易建立条件反射，例如，母亲见到婴儿或听到其哭声均可引起条件反射性射乳。缩宫素除引起乳汁排出外，还有维持哺乳期乳腺不致萎缩的作用。

2. 对子宫的作用　缩宫素促进子宫肌收缩，但其作用与子宫的功能状态有关。缩宫素对非孕子宫的作用较弱，而对妊娠子宫的作用较强，雌激素能增加子宫对缩宫素的敏感性，而孕激素则相反，缩宫素可使细胞外 Ca^{2+} 进入子宫平滑肌细胞内，提高肌细胞内的 Ca^{2+} 浓度，通过钙调蛋白的作用，并在蛋白激酶的参与下，诱发肌细胞收缩。

第三节　甲　状　腺

甲状腺是人体内最大的内分泌腺，位于颈前气管上端两侧，分为左、右两叶，中间以峡部相连，平均重量为20～30 g。甲状腺内含有许多大小不等的圆形或椭圆形腺泡。腺泡是由单层的上皮细胞围成，腺泡腔内充满胶质。胶质是腺泡上皮细胞的分泌物，主要成分为甲状腺球蛋白。腺泡上皮细胞是甲状腺激素的合成与释放的部位，而腺泡腔的胶质是激素的储存库。

在甲状腺腺泡之间和腺泡上皮细胞之间有滤泡旁细胞，又称 C 细胞，分泌降钙素。

一、甲状腺激素的合成与分泌

甲状腺滤泡合成释放的化合物主要有 3 种形式：四碘甲腺原氨酸（T_4，又称甲状腺素（TH））、三碘甲腺原氨酸（T_3）和反-三碘甲腺原氨酸（rT_3）。它们都是酪氨酸碘化物。腺体分泌的 T_4 远比 T_3 多，T_4 约占血液中甲状腺激素的 93%，而 T_3 的生物活性约比 T_4 大 5 倍，是甲状腺激素发挥作用的主要形式。rT_3 含量极少，它不具有甲状腺激素的生物活性（图 11-5）。

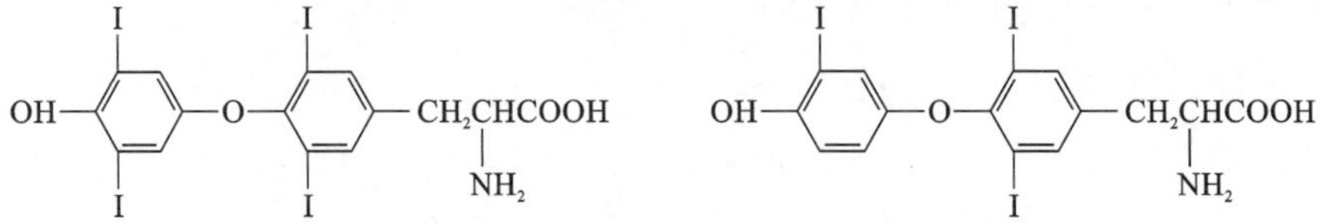

(a)四碘甲腺原氨酸(T_4)　　(b)三碘甲腺原氨酸(T_3)

图 11-5　甲状腺激素的化学结构

甲状腺激素合成的原料是碘和酪氨酸。酪氨酸来源于腺泡上皮分泌的甲状腺球蛋白。碘主要来源于食物，人每天从食物中摄碘 100～200 μg，其中 1/3 被甲状腺摄取，甲状腺含碘量占全身总碘量的 90%，因此，甲状腺与碘代谢的关系极为密切。

（一）甲状腺激素的合成

甲状腺激素合成的过程主要包括以下三个步骤。

1. 甲状腺腺泡聚碘　由肠吸收的碘，以 I^- 形式存在于血液中，浓度为 250 μg/L，而甲状腺内 I^- 浓度比血液高 20～25 倍，加上甲状腺上皮细胞膜静息电位为 −50 mV，因此，I^- 从血液转运进入甲状腺上皮细胞内，是逆着电化学梯度进行主动转运，并消耗能量。这种滤泡上皮细胞能主动摄取和聚集碘的过程称为碘捕获。甲状腺功能亢进时，聚碘能力超过正常，腺泡上皮细胞碘的摄入量增加；甲状腺功能低下时则聚碘能力降低，碘的摄入量减少。临床工作中常用摄取放射性碘的能力来检查与判断甲状腺的功能状态。

2. I^- 的活化　摄入腺泡上皮细胞的 I^-，在过氧化酶的作用下被活化，由 I^- 变成 I_2 或 I^+，或是与过氧化酶形成某种复合物。

3. 酪氨酸的碘化与甲状腺激素的合成　在腺泡上皮细胞粗面内质网的核糖体上，可形成一种由 4 个肽链组成的大分子糖蛋白，即甲状腺球蛋白（thyroglobulin，TG），其相对分子质量为 670000，有 3%的酪氨酸残基。碘化过程就是发生在甲状腺球蛋白的酪氨酸残基上，10%的酪氨酸残基可被碘化。

甲状腺球蛋白酪氨酸残基上的氢原子可被碘原子取代或碘化，首先生成一碘酪氨酸残基（MIT）和二碘酪氨残基（DIT），然后 2 分子的 DIT 耦联生成四碘甲腺原氨酸（T_4）；1 分子的 MIT 与 1 分子的 DIT 发生耦联，形成三碘甲腺原氨酸（T_3），还能合成极少量的 rT_3。

甲状腺过氧化酶的作用是促进碘活化、酪氨酸残基碘化及碘化酪氨酸的耦联等，所以，甲状腺过氧化酶在甲状腺激素的合成过程中起关键作用，抑制此酶活性的药物，如硫尿嘧啶，便可抑制甲状腺激素的合成，可用于治疗甲状腺功能亢进症。

（二）甲状腺激素的储存、释放、运输与代谢

1. 储存　在甲状腺球蛋白上形成的甲状腺激素，在腺泡腔内以胶质的形式储存。甲状腺激素的储存有以下特点：一是储存于细胞外（腺泡腔内）；二是储存的量很大，可供机体利用

50～120天之久，在激素储存量上居首位，所以应用抗甲状腺药物时，用药时间需要较长才能奏效。

2. 释放 当甲状腺受到TSH刺激后，腺泡细胞顶端伸出伪足，通过吞饮作用，将含有T_4、T_3及其他多种碘化酪氨酸残基的甲状腺球蛋白胶质小滴，吞入腺细胞内。在溶酶体蛋白水解酶的作用下，将T_4、T_3及MIT和DIT水解。甲状腺球蛋白分子较大，一般不易进入血液循环，而MIT和DIT的分子虽然较小，但很快受脱碘酶的作用而脱碘，脱下来的碘大部分储存在甲状腺内，供重新利用合成激素，另一小部分从腺泡上皮细胞释出，进入血液。T_4和T_3对腺泡上皮细胞内的脱碘不敏感，可迅速进入血液。

3. 运输 T_3、T_4释放入血之后，以两种形式在血液中运输，一种是与血浆蛋白结合，另一种则呈游离状态，两者之间可互相转化，维持动态平衡。游离的甲状腺激素在血液中含量甚少，然而正是这些游离的激素才能进入细胞发挥作用，结合型的甲状腺激素是没有生物活性的。

4. 代谢 血浆T_4的半衰期为6～7天，T_3的半衰期不足1天，约15%的T_4与T_3在肝内降解，经胆汁排入小肠后排出。其余80%的T_4在外周组织脱碘酶的作用下，产生T_3（占45%）与rT_3（占55%）。T_4脱碘变成T_3，是T_3的主要来源，血液中的T_3有75%来自T_4，其余来自甲状腺；rT_3仅有少量由甲状腺分泌，绝大部分是在组织内由T_4脱碘而来。

二、甲状腺激素的生理作用

甲状腺激素（TH）的主要作用是促进物质与能量代谢，促进生长和发育过程。

（一）对代谢的影响

1. 产热效应

甲状腺激素可提高绝大多数组织的耗氧量，增加产热量，使基础代谢率提高。实验表明，1 mg T_4可使组织产热增加，提高基础代谢率28%。给动物注射甲状腺激素后，需要经过一段较长时间的潜伏期才能出现生热作用。T_4的潜伏期为24～48 h，而T_3的潜伏期为18～36 h，T_3的生热作用比T_4强3～5倍，但持续时间较短。给动物注射T_4或T_3后，取出各种组织进行离体实验表明，心、肝、骨骼肌和肾等组织耗氧量明显增加。甲状腺功能亢进时，产热量增加，基础代谢率较正常人高25%～30%，患者喜凉怕热，极易出汗；而甲状腺功能低下时，产热量减少，基础代谢率较正常人低20%～30%，患者喜热恶寒。

2. 对物质代谢的影响

（1）蛋白质代谢 甲状腺激素对蛋白质代谢的作用与浓度有关。①生理剂量的甲状腺激素促进蛋白质与各种酶的生成，使肌肉、肝与肾的蛋白质合成明显增加，有利于机体的生长发育；②过量的甲状腺激素则促进蛋白质的分解，尤其是骨骼肌蛋白质大量分解，出现肌肉消瘦和肌无力，并可促进骨的蛋白质分解，从而导致血钙浓度升高和骨质疏松，尿钙的排出量增加；③甲状腺激素分泌不足时，蛋白质合成减少，肌肉收缩无力，但组织间的黏蛋白增多，可结合大量的正离子和水分子，引起黏液性水肿。

（2）糖代谢 甲状腺激素促进小肠黏膜对糖的吸收，增强糖原分解和糖异生，并能增强肾上腺素、胰高血糖素、皮质醇和生长激素的升血糖作用，同时甲状腺激素还可加强外周组织对糖的利用，也有降血糖的作用。甲状腺功能亢进时，血糖浓度常升高，甚至出现糖尿。

（3）脂肪代谢 甲状腺激素促进脂肪酸氧化，加强胆固醇的降解，还可增强儿茶酚胺与胰高血糖素对脂肪的分解作用。甲状腺激素既可促进胆固醇的合成，又可通过肝脏作用加速胆固醇的降解，而且分解的速度超过合成。所以，甲状腺功能亢进患者血中胆固醇含量低于正常。

甲状腺功能亢进时，由于蛋白质、糖和脂肪的分解代谢增强，所以患者常感饥饿，食欲旺盛，且有明显消瘦。

（二）对生长发育的影响

甲状腺激素是维持正常生长发育不可缺少的激素，特别是对长骨和脑的发育尤为重要。甲状腺功能低下的儿童，表现为以智力迟钝、身材矮小为特征的呆小症（又称克汀病）。在胚胎期缺碘造成甲状腺激素合成不足，或出生后甲状腺功能低下，脑的发育明显障碍，脑各部位的神经细胞变小，轴突、树突与髓鞘均减少，胶质细胞数量也减少。神经组织内的蛋白质、磷脂以及各种重要的酶与递质的含量都减少。甲状腺激素刺激骨化中心发育，软骨骨化，促进长骨和牙齿的生长。值得提出的是，在胚胎期胎儿骨的生长甲状腺激素并不是必需的，所以患先天性甲状腺发育不全的胎儿，出生后身长可以基本正常，但脑的发育已经受到不同程度的影响。在出生后数周至3个月后，就会表现出明显的智力迟钝和长骨生长停滞。所以，在缺碘地区预防呆小症的发生，应在妊娠期注意补充碘，治疗呆小症必须抓时机，应在生后3个月以前补给甲状腺激素，错过生长时机则难以奏效。

（三）对神经系统的影响

甲状腺激素不但影响中枢系统的发育，而且对已分化成熟的神经系统活动也有作用。甲状腺功能亢进时，中枢神经系统的兴奋性增高，主要表现为注意力不易集中、过敏疑虑、多愁善感、喜怒失常、烦躁不安、睡眠不好而且多梦等。相反，甲状腺功能低下时，中枢神经系统兴奋性降低，出现记忆力减退，说话和行动迟缓，淡漠无情与终日思睡状态。

另外，甲状腺激素对心脏的活动有明显影响。甲状腺激素可使心率增快，心缩力增强，心输出量与心做功增加；同时小血管扩张，外周阻力减小，结果收缩压升高，舒张压降低，脉压增大。甲状腺功能亢进患者心动过速，心肌可因过度耗竭而致心力衰竭。

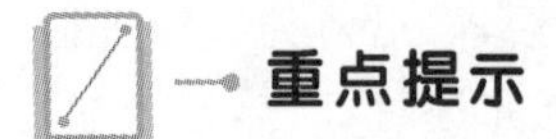

甲状腺激素的生理作用

三、甲状腺激素分泌的调节

甲状腺激素的分泌主要受下丘脑-腺垂体-甲状腺轴和血中甲状腺激素浓度的反馈调节，另外，甲状腺还存在自身调节，受自主神经的调节。

（一）下丘脑-腺垂体-甲状腺轴

腺垂体分泌的促甲状腺激素（TSH）是调节甲状腺功能的主要激素。TSH的作用是促进甲状腺激素的合成与释放。TSH的长期效应是刺激甲状腺细胞增生，腺体增大。腺垂体TSH的分泌受下丘脑神经元释放的促甲状腺激素释放激素（TRH）的控制。下丘脑TRH神经元接受神经系统其他部位传来的信息影响，把环境因素与TRH神经元活动联系起来，然后TRH神经元释放TRH，作用于腺垂体。另外，下丘脑还可通过生长抑素减少或停止TRH的合成与释放。

（二）反馈调节

血中游离的甲状腺激素浓度的升降，对腺垂体TSH的分泌起着经常性反馈调节作用（图

11-6)。当血中游离的甲状腺激素浓度增高时,抑制 TSH 分泌,并降低腺垂体对 TRH 的反应性。由于这种抑制作用需要通过新的蛋白质合成,所以需要几小时后方能出现效果,而且可被放线菌 D 与放线菌酮所阻断。T_4 与 T_3 比较,T_3 对腺垂体 TSH 分泌的抑制作用较强,血中 T_4、T_3 对腺垂体这种反馈作用与 TRH 的刺激作用相互拮抗、相互影响,对腺垂体 TSH 的分泌起着决定性作用。

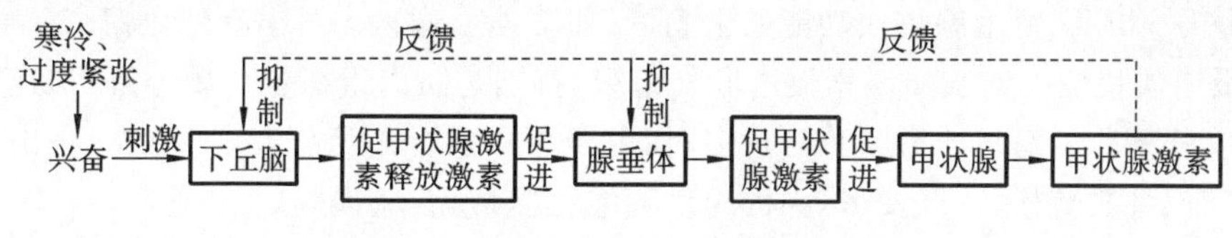

图 11-6　甲状腺激素分泌的调节示意图

(三) 甲状腺的自身调节

甲状腺本身还具有根据碘的供应变化,调节自身对碘的摄取及合成与释放甲状腺激素的能力,称为自身调节。血碘浓度增加时,最初 T_4 与 T_3 的合成有所增加,但碘量超过一定限度后,T_4 与 T_3 的合成在维持高水平之后,反而明显下降,当血碘浓度超过 1 mmol/L 时,甲状腺摄碘能力开始下降,若血碘浓度达到 10 mmol/L 时,甲状腺聚碘作用完全消失,即过量的碘可产生抗甲状腺效应,称为 Wolff-Chaikoff 效应。

(四) 自主神经对甲状腺活动的影响

荧光与电镜检查证明,交感神经直接支配甲状腺腺泡,电刺激一侧的交感神经,可使该侧甲状腺激素合成增加;相反,支配甲状腺的副交感神经对甲状腺激素的分泌则是抑制性的。

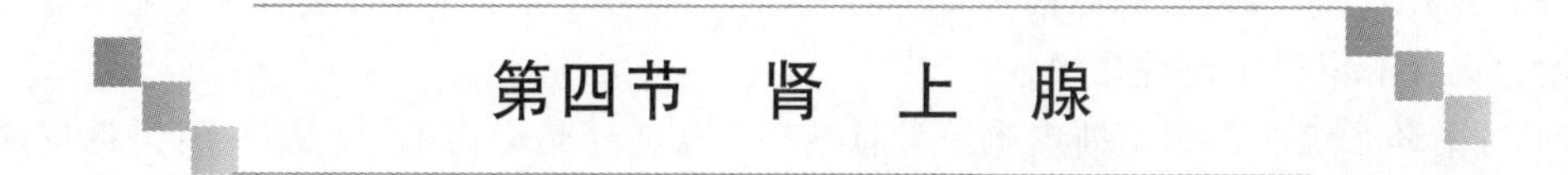

第四节　肾　上　腺

肾上腺位于两侧肾的内上方,包括中央部的髓质和周围部的皮质两个部分,两者在形态发生、细胞构筑以及产生激素的生物学效应方面都完全不同。

一、肾上腺皮质

肾上腺皮质分为球状带、束状带和网状带。球状带细胞分泌盐皮质激素,主要是醛固酮(aldosterone);束状带细胞分泌糖皮质激素,主要是皮质醇(cortisol);网状带细胞主要分泌性激素,如脱氢表雄酮(dehydroepiandrosterone)和雌二醇(estradiol),也能分泌少量的糖皮质激素。

醛固酮的生理作用和分泌调节已在第八章中介绍,有关性激素的内容将在第十二章中介绍,本节重点讨论糖皮质激素的相关知识。

(一) 糖皮质激素(GC)生理作用

人体血浆中糖皮质激素主要为皮质醇,其次为皮质酮,皮质酮的含量仅为皮质醇的1/20～1/10。糖皮质激素作用广泛而复杂,是维持生命所必需的激素。

1. 对物质代谢的影响 糖皮质激素对糖、蛋白质、脂肪和水盐代谢均有调节作用。

(1) 糖代谢 糖皮质激素是调节机体糖代谢的重要激素之一，它能促进糖异生，升高血糖浓度。这是由于它促进蛋白质分解，有较多的氨基酸进入肝，同时增强肝内与糖异生有关酶的活性，致使糖异生过程大大加强。此外，糖皮质激素又有抗胰岛素作用，使血糖浓度升高。如果糖皮质激素分泌过多(或服用此类激素药物过多)可引起血糖浓度升高，甚至出现糖尿，称为类固醇性糖尿；相反，肾上腺皮质功能低下患者(如艾迪生病)，则可出现低血糖。

(2) 蛋白质代谢 糖皮质激素促进肝外组织，特别是肌肉组织蛋白质分解，加速氨基酸转移至肝生成肝糖原。糖皮质激素分泌过多时，由于蛋白质分解增强，合成减少，将出现肌肉消瘦、生长停滞、骨质疏松、皮肤变薄、淋巴组织萎缩、创口愈合减慢等。

(3) 脂肪代谢 糖皮质激素促进脂肪分解，增强脂肪酸在肝内氧化过程，有利于糖异生作用。肾上腺皮质功能亢进时，糖皮质激素对身体不同部位的脂肪作用不同，四肢脂肪组织分解增强，而腹、面、肩及背部脂肪合成有所增加，以致呈现面圆、背厚、躯干部发胖而四肢消瘦的向心性肥胖。

(4) 水盐代谢 糖皮质激素有较弱的保钠排钾作用，即对肾远曲小管及集合管重吸收和分泌钾有轻微的促进作用。此外，皮质醇还可以降低肾小球入球血管阻力，增加肾小球血浆流量而使肾小球滤过率增加，有利于水的排出。肾上腺皮质功能不足患者，排水能力明显降低，严重时可出现水中毒，如补充适量的糖皮质激素即可得到缓解。

2. 对器官系统的影响

(1) 对造血系统的影响 糖皮质激素可使血中红细胞、血小板和中性粒细胞的数量增加，而使淋巴细胞和嗜酸性粒细胞减少，其原因各有不同。红细胞和血小板的增加，是由于骨髓造血功能增强；中性粒细胞的增加，可能是由于附着在小血管壁边缘的中性粒细胞进入血液循环增多所致；糖皮质激素使淋巴细胞 DNA 合成过程减弱，淋巴细胞减少。此外，糖皮质激素还能促进淋巴细胞与嗜酸性粒细胞破坏，因此，临床上常用糖皮质激素治疗贫血、血小板减少性紫癜、淋巴肉瘤和淋巴细胞性白血病。

(2) 对循环系统的影响 糖皮质激素对维持正常血压是必需的，这是由于：①糖皮质激素能增强血管平滑肌对儿茶酚胺的敏感性(允许作用)；②糖皮质激素能抑制具有血管舒张作用的前列腺素的合成；③糖皮质激素能降低毛细血管的通透性，有利于维持血容量。离体实验证明，糖皮质激素可增强心肌的收缩力，但在整体条件下对心脏的作用并不明显。

(3) 对神经系统的影响 糖皮质激素能提高中枢神经系统的兴奋性。肾上腺皮质功能亢进的患者，表现为失眠、烦躁不安、注意力不集中等。

(4) 对消化系统的影响 糖皮质激素能促进胃酸和胃蛋白酶的分泌，使胃黏膜的保护功能减弱。长期应用糖皮质激素时，可诱发或加剧胃溃疡。

3. 在应激反应中的作用 当机体受到各种有害刺激，如缺氧、创伤、手术、饥饿、疼痛、寒冷以及精神紧张和焦虑不安等时，血中 ACTH 浓度立即增加，糖皮质激素也相应增多。能引起 ACTH 与糖皮质激素分泌增加的各种刺激称为应激刺激，而产生的反应称为应激反应。切除肾上腺髓质的动物，可以抵抗应激刺激而不产生严重后果，而当去掉肾上腺皮质时，则机体应激反应减弱，对有害刺激的抵抗力大大降低，严重时可危及生命。

糖皮质激素除以上主要作用外，还有其他方面的作用，如促进胎儿肺表面活性物质的合成，增强骨骼肌的收缩力，提高胃腺细胞对迷走神经与促胃液素的反应性，抑制骨的形成而促进其分解等。

重点提示　糖皮质激素的生理作用

（二）糖皮质激素分泌的调节

机体在生理状态或应激状态下，糖皮质激素的分泌主要受下丘脑-腺垂体-肾上腺皮质轴的调节，另外还受血液中糖皮质激素浓度的反馈调节。

（1）下丘脑-腺垂体-肾上腺皮质轴的调节　下丘脑促垂体区肽能神经元合成、释放的促肾上腺皮质激素释放激素（CRH），通过垂体门脉系统被运送到腺垂体，促进腺垂体分泌 ACTH，进而引起肾上腺皮质合成、释放糖皮质激素增多。各种应激刺激通过多种途径最后汇集于下丘脑 CRH 神经元，促进 CRH 的分泌，引起下丘脑-腺垂体-肾上腺皮质轴活动增强，产生应激反应。

生理条件下，腺垂体 ACTH 具有一定的基础分泌量，维持糖皮质激素的基础分泌。ACTH 的分泌呈现明显的日节律波动，一般在早晨 6—8 时达高峰，以后逐渐下降，白天维持在较低水平，入睡后减少，午夜达最低水平，以后又逐渐增加。这种日节律波动受下丘脑及以上高级中枢的生物钟控制。ACTH 分泌的日节律波动，使糖皮质激素的分泌出现相应的波动。显然，早晨分泌充足对增强机体的反应能力以适应活动增加的需要具有重要意义。临床上长期应用糖皮质激素类药物治疗疾病时，根据此规律给药可减轻长期应用该类药物引起的肾上腺皮质萎缩。

（2）反馈调节　当血中糖皮质激素浓度升高时，可反馈性地抑制下丘脑 CRH 神经元和腺垂体 ACTH 神经元，使 CRH 释放减少，ACTH 合成及释放受到抑制，这种反馈称为长反馈。腺垂体分泌的 ACTH 还可反馈性地抑制下丘脑 CRH 神经元的活动，称为短反馈。在应激反应时，这种负反馈作用被抑制，使血液中 ACTH 和糖皮质激素的浓度升高。长期大剂量应用糖皮质激素的患者，通过长反馈抑制 ACTH 的合成与释放，引起肾上腺皮质功能降低，肾上腺皮质萎缩。若突然停药，因血液中 ACTH 浓度很低和肾上腺皮质分泌的糖皮质激素不足，引起肾上腺皮质功能减退的现象，甚至会危及生命，因此应采取逐渐减量的停药方法或间断应用 ACTH，以防肾上腺皮质萎缩。

二、肾上腺髓质

肾上腺髓质嗜铬细胞分泌肾上腺素（epinephrine，E）、去甲肾上腺素（norepinephrine，NE）和少量的多巴胺，都是儿茶酚胺类激素，被单胺氧化酶灭活。其中，血液中的肾上腺素主要由肾上腺髓质分泌，去甲肾上腺素则来源于肾上腺髓质分泌和肾上腺素能神经纤维末梢的释放。

（一）肾上腺素与去甲肾上腺素的生理作用

肾上腺素水平提高会促成血管收缩，并加快血流。去甲肾上腺素促进骨骼肌血液循环，让肌肉有更多营养用于即时能量迸发。肾上腺素通过身体使用叫作葡萄糖的化合物提高能量产生，在去甲肾上腺素水平提高时会释放葡萄糖。肾上腺素还可放松气道平滑肌，让气管膨胀并增加氧气摄入量。

在这些激素（也有神经传递素作用）释放时，遍布全身的肾上腺素受体会做出反应。在肾上腺素和去甲肾上腺素水平提高时会发生级联反应，直到危机结束，这些化学品释放速度变缓为止。在此期间，会因为氧化和血流增加而让人感觉头晕或兴奋。这也是受伤或压力的掩饰症状，一种让人逃离危险境地，甚至在受伤时到达平安的进化能力。

在医学领域，肾上腺素和去甲肾上腺素都用于不同治疗程序，尤其是受严重疾病困扰的患者。如过敏患者可以携带肾上腺素治疗严重过敏反应，在得到帮助前保持气道张开。这些药物还可以当作心脏病患者的兴奋剂。去甲肾上腺素有时也用于治疗抑郁和其他心理健康问题，因为它可作用于大脑，使用肾上腺素和去甲肾上腺素必须经医生同意，因这些化学药品很强大，过量使用会造成并发症。

髓质与交感神经系统组成交感-肾上腺髓质系统，或称交感-肾上腺系统，所以，髓质激素的作用与交感神经紧密联系，难以分开。生理学家 Cannon 最早全面研究了交感-肾上腺髓质系统的作用，曾提出应急学说，认为机体遭遇特殊情况时，包括畏惧、剧痛、失血、脱水、乏氧、暴冷暴热以及剧烈运动等，这一系统将立即调动起来，儿茶酚胺（去肾上腺素、肾上腺素）的分泌量大大增加。儿茶酚胺作用于中枢神经系统，提高其兴奋性，使机体处于警觉状态，反应灵敏；呼吸加强加快，肺通气量增加；心跳加快，心收缩力增强，心输出量增加。血压升高，血液循环加快，内脏血管收缩，骨骼肌血管舒张同时血流量增多，全身血液重新分配，以利于应急时重要器官得到更多的血液供应；肝糖原分解增加，血糖升高，脂肪分解加强，血中游离脂肪酸增多，葡萄糖与脂肪酸氧化过程增强，以适应在应急情况下对能量的需要。总之，上述一切变化都是在紧急情况下，通过交感-肾上腺髓质系统发生的适应性反应，称之为应急反应。实际上，引起应急反应的各种刺激，也是引起应激反应的刺激，当机体受到应激刺激时，同时引起应急反应与应激反应，两者相辅相成，共同维持机体的适应能力。

第五节 甲状旁腺和甲状腺 C 细胞

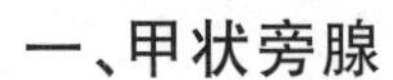

一、甲状旁腺

甲状旁腺分泌的甲状旁腺激素（parathyroid hormone，PTH），与甲状腺 C 细胞分泌的降钙素（calcitonin，CT）以及 1，25-二羟维生素 D_3 共同调节钙磷代谢，控制血浆中钙和磷的水平。

（一）甲状旁腺激素的生理作用

PTH 是调节血钙水平的重要激素，它有升高血钙浓度和降低血磷含量的作用。将动物的甲状旁腺摘除后，血钙浓度逐渐降低，而血磷含量却逐渐升高，直至动物死亡。在人类中，由于外科切除甲状腺时，误将甲状旁腺摘除，可引起严重的低血钙。钙离子对维持神经和肌肉组织正常兴奋性起重要作用，血钙浓度降低时，神经和肌肉的兴奋性异常增高，可发生低血钙性手足搐搦，严重时可引起呼吸肌痉挛而造成窒息。

PTH 对靶器官的作用是通过 cAMP 系统而实现的。

1. 对骨的作用 骨是体内最大的钙储存库，PTH 动员骨钙入血，使血钙浓度升高，其作用包括快速效应与延缓效应两个时相。

(1) 快速效应 在 PTH 作用后数分钟即可发生，PTH 能迅速提高骨细胞膜对 Ca^{2+} 的通透性，使骨液中的钙进入细胞，进而使骨细胞膜上的钙泵活动增强，将 Ca^{2+} 转运到细胞外液中。

(2) 延缓效应　在 PTH 作用后 2～14 h 出现，通常在几天甚至几周后达高峰，这一效应是通过刺激破骨细胞活动增强而实现的。PTH 既加强已有的破骨细胞的溶骨活动，又促进破骨细胞的生成。破骨细胞向周围骨组织伸出绒毛样突起，释放蛋白水解酶与乳酸，使骨组织溶解，钙与磷大量入血，使血钙浓度长时间升高。PTH 的两个效应相互配合，不但能对血钙急切需要做出迅速应答，而且能使血钙浓度长时间维持在一定水平。

2. 对肾的作用　PTH 促进远球小管对钙的重吸收，使尿钙减少，血钙浓度升高，同时还抑制近球小管对磷的重吸收，增加尿磷酸盐的排出，使血磷含量降低。

此外，PTH 对肾的另一重要作用是激活 α-羟化酶，使 25-羟维生素 D_3(25-OH-D_3)转变为有活性的 1,25-二羟维生素 D_3(1,25-$(OH)_2$-D_3)。

(二) 甲状旁腺激素分泌的调节

1. 血钙水平的调节　PTH 主要受血钙水平的调节。血钙浓度降低时，PTH 分泌增多，血钙浓度升高时，PTH 分泌减少。

2. 其他因素的调节　血磷浓度升高时，PTH 分泌增多，血镁浓度降低可促进 PTH 分泌。

二、甲状腺 C 细胞

甲状腺滤泡旁细胞又称为甲状腺 C 细胞，是分泌降钙素的内分泌细胞。降钙素是含有 32 个氨基酸残基的多肽类激素，相对分子质量为 3400。正常人血清中降钙素浓度为 10～20 ng/L，血浆半衰期小于 1 h，主要在肾降解并排出，降钙素整个分子皆为激素活性所必需。

(一) 降钙素的生理作用

降钙素的主要作用是降低血钙和血磷浓度，其主要靶器官是骨，对肾也有一定的作用。

1. 对骨的作用　降钙素抑制破骨细胞活动，减弱溶骨过程，增强成骨过程，使骨组织释放的钙磷数量减少，钙磷沉积增加，因而血钙与血磷含量下降。

2. 对肾的作用　降钙素能抑制肾小管对钙、磷、钠及氯的重吸收，使这些离子从尿中排出增多。

(二) 降钙素分泌的调节

降钙素的分泌主要受血钙浓度调节。当血钙浓度降低时，降钙素分泌减少；当血钙浓度升高时，降钙素分泌增多。另外，促胰液素、促胃液素和缩胆囊素等激素也可刺激降钙素的分泌。

三、1,25-二羟维生素 D_3

(一) 1,25-二羟维生素 D_3 的生成与生理作用

体内的维生素 D_3 主要由皮肤中 7-脱氢胆固醇经日光中紫外线照射转化而来，也可由动物性食物中获取。维生素 D_3 无生物活性，它需在肝羟化成 25-OH-D_3，然后在肾中又进一步转化成 1,25-二羟维生素 D_3。

1,25-二羟维生素 D_3 的生理作用是升高血钙和血磷浓度，主要通过对小肠、骨和肾的作用来实现。

(二) 对小肠的作用

1,25-二羟维生素 D_3 能促进小肠黏膜上皮细胞对钙的吸收，还能促进小肠对磷的吸收，从

而升高血钙和血磷浓度。

（三）对骨的作用

1,25-二羟维生素 D_3 一方面有刺激成骨细胞的活动，促进骨盐沉积和骨的形成。另一方面，当血钙浓度降低时，又能提高破骨细胞的活性，动员骨钙入血，使血钙浓度升高。另外，1,25-二羟维生素 D_3 能增强 PTH 对骨的作用，在缺乏 1,25-二羟维生素 D_3 时，PTH 的作用明显减弱。

第六节　胰　　岛

胰岛细胞按其染色和形态学特点，主要分为 A 细胞、B 细胞、D 细胞及 PP 细胞。A 细胞约占胰岛细胞的 20%，分泌胰高血糖素；B 细胞占胰岛细胞的 70%，分泌胰岛素；D 细胞占胰岛细胞的 10%，分泌生成抑素；PP 细胞数量很少，分泌胰多肽。本节主要介绍胰岛素和胰高血糖素。

一、胰岛素

胰岛素是含有 51 个氨基酸的小分子蛋白质。正常人空腹状态下血清胰岛素浓度为 35～145 pmol/L。胰岛素在血中的半衰期只有 5 min，主要在肝灭活，肌肉与肾等组织也能使胰岛素失活。1965 年，我国生化学家首先人工合成了具有高度生物活性的胰岛素，成为人类历史上第一次人工合成生命物质（蛋白质）的创举。

（一）胰岛素的生理作用

胰岛素是促进合成代谢、调节血糖浓度稳定的主要激素。

1. 对糖代谢的调节　胰岛素通过增加血糖去路、减少血糖来源使血糖浓度降低，是体内唯一降低血糖浓度的激素。①胰岛素促进组织、细胞对葡萄糖的摄取和利用；②加速葡萄糖合成为糖原，储存于肝和肌肉中；③抑制糖异生，促进葡萄糖转变为脂肪酸，储存于脂肪组织；④抑制糖原分解；导致血糖浓度下降。胰岛素缺乏时，血糖浓度升高，如超过肾糖阈，尿中将出现糖，引起糖尿病。

2. 对脂肪代谢的调节　胰岛素促进脂肪合成，加速葡萄糖转运到脂肪细胞合成脂肪酸和甘油三酯。胰岛素还可抑制脂肪酶的活性，减少脂肪分解。胰岛素缺乏时，出现脂肪代谢紊乱，脂肪分解增强，血脂升高，加速脂肪酸在肝内氧化，生成大量酮体，由于糖氧化过程发生障碍，且不能很好处理酮体，以致引起酮血症与酸中毒。同时血脂升高易引起动脉硬化。

3. 对蛋白质代谢的调节　胰岛素促进蛋白质合成，其作用可在蛋白质合成的各个环节上：①促进氨基酸通过膜的转运进入细胞；②可使细胞核的复制和转录过程加快，增加 DNA 和 RNA 的生成；③作用于核糖体，加速翻译过程，促进蛋白质合成；另外，胰岛素还可抑制蛋白质分解和肝糖异生。由于胰岛素能增强蛋白质的合成，所以，它对机体的生长也有促进作用，但胰岛素单独作用时，对生长的促进作用并不很强，只有与生长素共同作用时，才能发挥明显的效应。

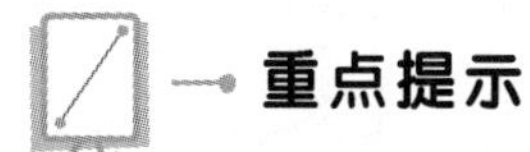
重点提示　胰岛素的生理作用

知识链接

糖　尿　病

目前，糖尿病已成为严重威胁人类生命健康的重要疾病之一。我国1980年糖尿病的患病率是0.679%，2007年上升到9.7%，根据国际最新临床诊断标准我国糖尿病的患病率在2010年已上升到11.6%，约1.139亿人，患者人数居世界首位。

糖尿病是由于胰岛素分泌缺陷或其生物学作用受损，或两者兼有引起的以高血糖为共同特点，进而导致多个系统、多个脏器损害的综合征。其典型的临床表现是多食、多饮、多尿和消瘦，称为“三多一少”。糖尿病分为1型糖尿病、2型糖尿病、其他特殊类型糖尿病和妊娠糖尿病四种类型。其中1型糖尿病是胰岛B细胞破坏，导致胰岛素绝对不足；2型糖尿病是胰岛素抵抗及（或）分泌缺陷。

（二）胰岛素分泌的调节

1. 血糖水平　血糖浓度是调节胰岛素分泌最重要的因素，当血糖浓度升高时，胰岛素分泌增加，从而使血糖浓度降低。当血糖浓度下降至正常水平时，胰岛素分泌也迅速恢复到基础水平。

2. 激素的作用　影响胰岛素分泌的激素主要有：①胃肠激素，如促胃液素、促胰液素、胆囊收缩素和抑胃肽都有促胰岛素分泌的作用；②生长素、皮质醇、甲状腺激素以及胰高血糖素可通过升高血糖浓度而间接刺激胰岛素分泌；③生长抑素和肾上腺素则抑制胰岛素分泌，而胰高血糖素也可直接刺激B细胞分泌胰岛素。

3. 神经调节　胰岛受迷走神经与交感神经的双重支配。迷走神经兴奋时，通过乙酰胆碱作用于M受体，直接促进胰岛素的分泌；还可通过刺激胃肠激素的释放，间接促进胰岛素的分泌。交感神经兴奋时，则通过去甲肾上腺素作用于α_2受体，抑制胰岛素的分泌。

重点提示　胰岛素分泌的调节

二、胰高血糖素

胰高血糖素由胰岛A细胞分泌，为29个氨基酸构成的多肽，是动员体内供能物质的重要激素，主要在肝内降解灭活，部分在肾内降解。

（一）胰高血糖素的生理作用

（1）胰高血糖素具有很强的促进肝糖原分解和糖异生作用，使血糖浓度明显升高。胰高血糖素通过cAMP-PK系统，激活肝细胞的磷酸化酶，加速糖原分解。糖异生增强是因为激素加速氨基酸进入肝细胞，并激活与糖异生过程有关的酶系。

（2）胰高血糖素还可激活脂肪酶，促进脂肪分解，同时又能加强脂肪酸氧化，使酮体生成增多。

(3) 胰高血糖素可促进胰岛素和胰岛生长抑素的分泌。药理剂量的胰高血糖素可使心肌细胞内 cAMP 含量增加,心肌收缩增强。

(二) 胰高血糖素分泌的调节

1. 血糖水平 血糖水平是调节胰高血糖素分泌的重要因素。血糖浓度降低时,胰高血糖素分泌增加;血糖浓度升高时,则胰高血糖素分泌减少。

2. 氨基酸水平 血液中氨基酸浓度升高时,能促进胰高血糖素的分泌。蛋白餐或静脉注入各种氨基酸均可使胰高血糖素分泌增多。血中氨基酸增多一方面促进胰岛素释放,可使血糖浓度降低,另一方面还能同时刺激胰高血糖素分泌,这对防止低血糖有一定的生理意义。

胰岛素可通过降低血糖间接刺激胰高血糖素的分泌,也可直接作用于邻近的胰岛 A 细胞,抑制胰高血糖素的分泌。

3. 神经调节 交感神经兴奋时,胰高血糖素分泌增多,迷走神经兴奋时,胰高血糖素分泌减少。

练习与思考

一、名词解释

1. 激素 2. 应激反应 3. 激素的允许作用 4. 侏儒症 5. 应急反应

二、单项选择题

1. 下列哪项不属于激素作用的一般特征?( )

A. 特异性　B. 高效能　C. 饱和现象
D. 激素间的相互作用　E. 血中浓度低

2. 能与激素发生特异性结合的是( )。

A. 感受器　B. 受体　C. 神经中枢　D. 效应器　E. 泵蛋白

3. 下列有关神经垂体的正确叙述是( )。

A. 分泌缩宫素和 ADH　B. 合成和储存催乳素和 ADH
C. 储存和释放缩宫素和 ADH　D. 储存和释放催乳素和 ADH
E. 分泌生长素和 ADH

4. 缩宫素的主要生理作用是( )。

A. 刺激输卵管收缩,促进卵子运行　B. 促进乳腺腺管的发育
C. 促进非孕子宫收缩　D. 分娩时使子宫剧烈收缩以娩出胎儿
E. 以上都是

5. 促进女性青春期乳腺发育的主要激素是( )。

A. 生长激素　B. 催乳素　C. 雌激素　D. 缩宫素　E. 甲状腺激素

6. 影响神经系统发育的最重要的激素是( )。

A. 糖皮质激素　B. 生长激素　C. 肾上腺素
D. 去甲肾上腺素　E. 甲状腺激素

7. 影响能量代谢最显著的激素是( )。

A. 甲状腺激素　B. 生长激素　C. 胰岛素
D. 肾上腺素　E. 去甲肾上腺素

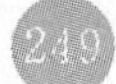

8. 调节甲状腺功能的主要激素是(　　)。

A. TRH　　B. TSH　　C. T_3　　D. T_4　　E. 食物中的碘

9. 血液中生物活性最强的甲状腺激素是(　　)。

A. rT_3　　B. MIT　　C. DIT　　D. T_3　　E. T_4

三、问答题

1. 腺垂体分泌的七种激素及主要功能分别是什么?
2. 神经垂体储存和释放的激素有哪些,其作用如何?
3. 甲状腺激素的生理作用是什么?
4. 糖皮质激素的作用是什么?
5. 试分析长期服用糖皮质激素的患者可否骤然停药,为什么?
6. 胰岛素缺乏的患者,三大物质代谢会发生怎样变化?
7. 饮食中长期缺碘者为什么易患甲状腺肿大?

(顾　宇　武新雅)

第十二章　生　殖

学习目标

1. 掌握睾丸的生精功能及睾丸的内分泌功能；卵巢的生卵作用及卵巢的内分泌功能；月经周期及其形成原理。

2. 熟悉生殖过程的调控；生殖、排卵、月经、月经周期、妊娠的概念。

3. 了解生殖过程；精子的生成和卵子的生成过程；避孕的概念。

知识导航

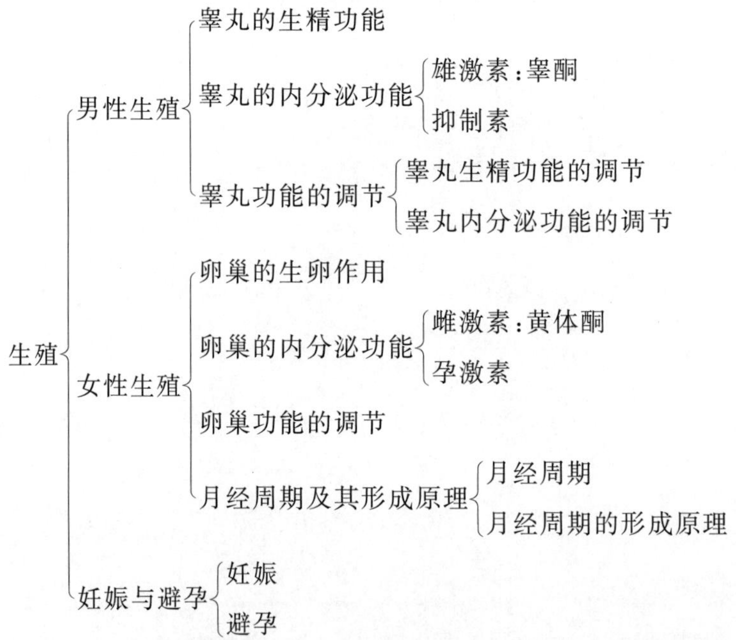

生物体生长发育到一定阶段后，能产生与自己相似的子代个体，这种功能称为生殖(reproduction)。生殖是生命的基本特征之一。它是生物延绵和种系繁殖的重要生命活动。高等动物的生殖是通过两性生殖器官活动实现的，这一过程包括生殖细胞(精子和卵子)的形成、交配与受精、受精卵的着床、胚胎发育以及分娩等重要环节。

第一节 男性生殖

睾丸是男性的主要生殖器官，此外还有附睾、输精管、精囊、前列腺、阴茎等附属性器官。睾丸由精曲小管和间质细胞组成，具有生精和内分泌功能。

一、睾丸的生精功能

精子在睾丸的精曲小管生成。精曲小管由生精细胞和支持细胞组成，精子是由生精细胞发育形成的。最原始的生精细胞为精原细胞，紧贴于精曲小管的基膜上。男子从青春期开始，精原细胞分阶段发育形成精子，约需 60 天。精子的生成过程为精原细胞→初级精母细胞→次级精母细胞→精子细胞→精子(图 12-1)，精子进入精曲小管管腔，最终储存于附睾、输精管等处。支持细胞对各级生精细胞有支持和营养的作用，为生精细胞的正常发育与成熟提供很多必要的物质。精子的生成还需要适宜的温度，阴囊内的温度比腹腔内低 2 ℃左右，适合精子生成。胚胎发育期间由于某种原因睾丸不能降入阴囊内而停留在腹腔内或腹股沟，称为隐睾症，是男性不育的原因之一。

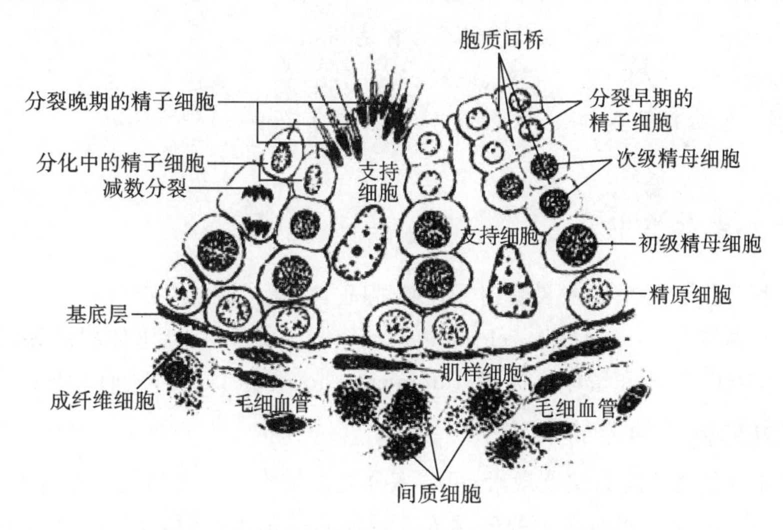

图 12-1 精曲小管横切面放大(精子生成过程)

新生成的精子不具有运动功能，需要运送到附睾、输精管等处进一步成熟，才能获得运动能力。在男性性活动过程中，精子与附睾、输精管、精囊、前列腺和尿道球腺分泌的液体混合形成精液。精液呈碱性，富含葡萄糖和果糖，可为精子运动提供能量。正常男子每次射出精液 3～6 mL，每毫升精液含两千万到四亿个精子，若每毫升精液中精子数量低于两千万个，则不易使卵子受精。吸烟和酗酒可引起精子生成减少或不生成。

二、睾丸的内分泌功能

（一）雄激素

雄激素（androgen）由睾丸的间质细胞分泌，主要有睾酮（testosterone，T）、雄烯二酮和脱氢表雄酮等。其中，睾酮的生物活性最强。睾酮的生理作用主要包括：①促进精子的生成；②刺激男性生殖器官的生长、发育，促进男性第二性征的出现并维持其正常状态；③维持正常的性欲；④促进蛋白质合成，特别是肌肉和生殖器官的蛋白质合成，同时还能促进骨骼生长与钙、磷沉积和红细胞生成等；⑤胚胎时期，诱导胚胎性分化发育。

（二）抑制素

抑制素（inhibin）由睾丸支持细胞分泌，是一种糖蛋白激素。对腺垂体促卵泡刺激素（follicle stimulating hormone，FSH）的合成和分泌有很强的抑制作用。

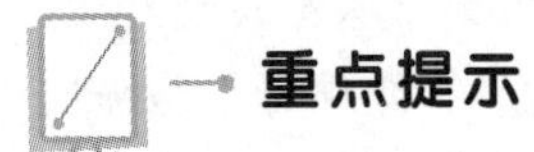

睾酮的生理作用

知识链接

雄激素的临床应用

雄激素可刺激肾脏生成促红细胞生成素，并直接作用于骨髓刺激红细胞的生成，故作为治疗贫血（如再生障碍性贫血）的首选药，但疗程长，可导致女性患者男性化，如面部痤疮、毛发增多、声音变粗、闭经、乳房缩小等，患者伴有不良心理状态，对此类患者要关注其心理健康，配合心理治疗，增强康复的信心。

三、睾丸功能的调节

睾丸的生精和内分泌功能主要受到下丘脑-腺垂体-睾丸轴的影响（图 12-2）。下丘脑分泌促性腺激素释放激素（gonadotropin-releasing hormone，GnRH），经垂体门脉系统运输到腺垂体，促进腺垂体分泌 FSH 和黄体生成素（luteinizing hormone，LH），从而调节睾丸的功能。

（一）睾丸内分泌功能的调节

LH 是睾丸内分泌功能的调节激素，可与睾丸间质细胞上的黄体生成受体结合，通过第二信使作用促进睾酮分泌。当血液中的睾酮浓度增加到一定水平时，又会对下丘脑和腺垂体产生负反馈抑制作用，减少 GnRH、LH 的分泌，使血液中睾酮浓度保持稳定。

（二）睾丸生精功能的调节

睾丸生精功能受 FSH、LH 的共同调节。其中 FSH 起着启动生精的作用，可以维持 FSH 浓度的稳定，从而保证睾丸活动保持在适宜程度，使生精功能维持正常。

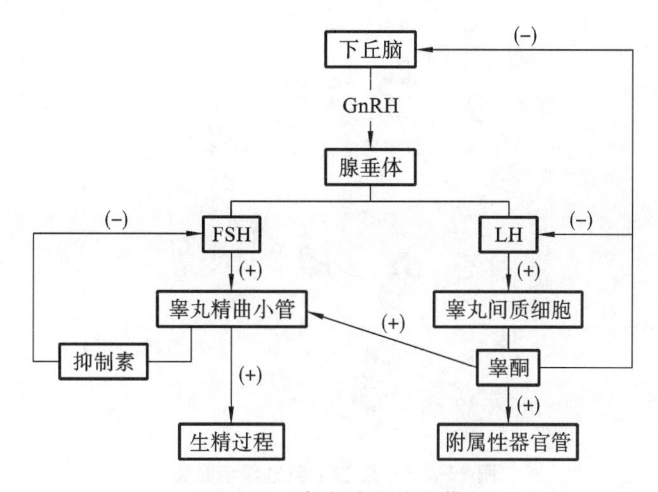

图 12-2　睾丸功能的调节

注:(十)表示促进;(一)表示抑制。

第二节　女性生殖

卵巢是女性的主要生殖器官,此外还包括输卵管、子宫、阴道、外生殖器等。卵巢具有生卵和内分泌功能。女性生殖功能比较复杂,包括卵子生成、内分泌功能、妊娠和分娩等,在人类的生殖过程中起主要作用。

一、卵巢的生卵作用

卵巢由卵泡和结缔组织组成。卵子由包裹在卵泡内的初级卵母细胞逐渐发育而成。在生育年龄的妇女,除妊娠外,每个月都有几个甚至十几个初级卵泡同时生长发育,发育过程为初级卵泡→生长卵泡→成熟卵泡(图 12-3)。通常只有一个卵泡发育成熟,称为优势卵泡。其他卵泡都在发育的不同阶段退化形成闭锁卵泡。

成熟卵泡破裂,卵细胞和卵泡液等排至腹腔的过程称为排卵。排卵后,残存卵泡壁塌陷,其腔内由卵泡破裂时流出的血液所填充,称为血体。随着残存卵泡组织的继续发育,卵泡中出现黄色颗粒,这种细胞称为黄体细胞。黄体细胞聚集成团,形成卵巢黄体,也叫月经黄体,能分泌孕激素和雌激素。若排出的卵子未受精,黄体仅维持 10 天左右便开始萎缩,并丧失内分泌功能,最后被吸收并纤维化,转变成白体。若卵子受精,在人绒毛膜促性腺激素的作用下黄体继续发育生长,成为妊娠黄体,以维持早期的妊娠。

二、卵巢的内分泌功能

卵巢主要分泌雌激素(estrogen)、孕激素,还可分泌少量的雄激素。

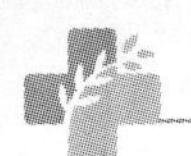

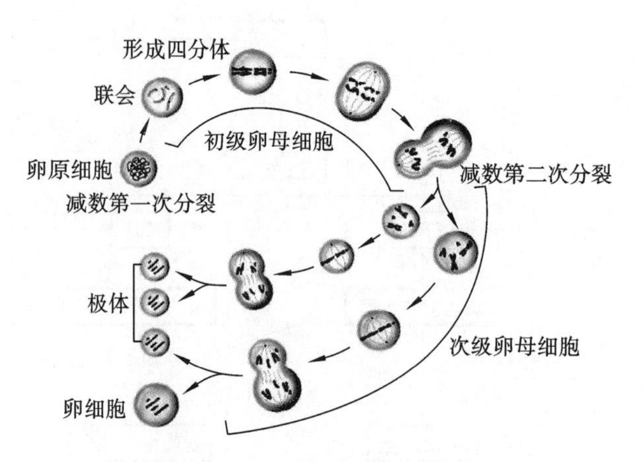

图 12-3 卵巢的生卵过程示意图

（一）雌激素

雌激素是由卵泡的颗粒细胞和黄体细胞在 FSH 和 LH 的共同作用下合成的。成分有雌二醇、雌三醇和雌酮三种，雌二醇分泌量最大，活性最强。雌激素的主要生理作用如下。

1. 促进女性生殖器官的生长、发育 ①促进卵泡发育，间接促进排卵。②促进子宫发育，使子宫内膜呈现增生期变化；促进子宫平滑肌增生，提高子宫平滑肌兴奋性及对催产素敏感性，参与分娩过程；刺激子宫颈分泌稀薄黏液，有利于精子穿透。③促进输卵管运动，有利于卵子和精子的运行。④刺激阴道上皮增生、角化，使阴道分泌物呈现酸性（pH 值为 4.0～5.0），有利于增强阴道的抵抗力。

2. 促进女性第二性征的出现并维持其正常状态 雌激素刺激乳腺导管和结缔组织增生，促进乳腺发育。青春期后，雌激素可激发与维持女性第二性征，使脂肪沉积于乳房、臀等部位，毛发分布呈女性特征，音调较高，骨盆宽大。

3. 对代谢有广泛影响 ①促进胰岛素分泌，增加糖分解代谢；②使体液向组织间隙转移，引起水钠潴留；③促进蛋白质与脂肪的分解代谢；④加速骨生长，促进钙盐沉积。

（二）孕激素

孕激素（progesterone）主要由卵巢的黄体细胞分泌，主要成分是黄体酮，也叫孕酮。由于黄体酮受体含量受雌激素调节，因而黄体酮的大部分作用需在雌激素作用的基础上才能发挥。其主要生理作用如下。

1. 保证妊娠安全、顺利进行 ①促使子宫内膜由增生期转变为分泌期；②降低子宫平滑肌兴奋性；③宫颈黏液减少并黏稠，阻止精子通过；④抑制 LH 的分泌高峰，抑制排卵，避免孕妇妊娠期间第二次怀孕等。有利于受精卵着床前的生存和着床，以及妊娠的维持。

2. 为分娩后泌乳准备条件 在雌激素作用基础上，进一步促进乳腺腺泡与导管的发育和成熟。

3. 产热作用 孕激素作用于下丘脑体温调节中枢，使基础体温在排卵后升高 0.3～0.5 ℃，并在黄体期一直保持此水平。由于体温在排卵前先表现短暂降低，排卵后升高，临床上将这一基础体温改变作为判断排卵日期的标志之一。

重点提示 雌激素的生理作用、黄体酮的生理作用

三、卵巢功能的调节

卵巢功能主要受到下丘脑-腺垂体-卵巢轴的调控。下丘脑通过分泌 GnRH 调节垂体 LH 和 FSH 的释放，从而控制性腺发育和性激素的分泌。女性生殖具有周期性，卵巢在促性腺激素作用下，发生周期性排卵并伴有卵巢性激素分泌的周期性变化；而卵巢性激素对中枢生殖调节激素的合成和分泌又具有反馈调节作用，从而使循环中 LH 和 FSH 呈现密切相关的周期性变化。性激素反馈作用于中枢神经系统，使下丘脑 GnRH 和垂体促性腺激素合成或分泌增加时，称正反馈(positive feedback)；反之，使下丘脑 GnRH 和垂体促性腺激素合成或分泌减少时，称负反馈(negative feedback)。

四、月经周期及其形成原理

(一) 月经周期

女性从青春期开始，性激素的分泌和生殖器官都出现明显的周期性变化。其中最明显的标志是每月一次的子宫内膜脱落和出血的周期性变化，称为月经周期(menstrual cycle)。子宫内膜发生周期性脱落，产生出血现象，称为月经。月经来潮的第一天至下次月经来潮的前一天为一个月经周期，平均 28 天，在 20～40 天范围内均属正常，每次月经持续 3～5 天。我国女性通常在 12～14 岁出现第一次月经，称为初潮。45～50 岁月经停止，称为绝经。

知识链接

更年期综合征

绝经后由于雌激素水平下降，促性腺激素在血内的水平上升，这时有的妇女可出现或多或少的绝经期综合征(更年期综合征)。表现为潮红潮热，心悸，有时血压高，往往出现忧虑、抑郁、易激动、失眠，有时甚至喜怒无常，类似精神病发作。

月经周期根据子宫内膜的变化分为月经期、增殖期和分泌期。

1. 月经期 月经周期的第 1～4 天，由于此期血液中孕激素和雌激素水平降到最低，使子宫内膜螺旋动脉痉挛性收缩，导致子宫内膜缺血、坏死，同时由于子宫对前列腺素的分泌增多，使收缩的螺旋动脉分别舒张，导致缺血性坏死的内膜剥脱和出血，即月经来潮。月经血量一般为 30～200 mL。由于月经内含纤维蛋白溶解酶，故经血不凝固。在月经期，因子宫内膜脱落形成创面容易受感染，故应注意经期卫生。

2. 增殖期(排卵前期、卵泡期) 月经周期第 5～14 天，此期在卵泡分泌的雌激素的作用下，子宫内膜增殖，血管及腺体上皮增生，但腺体不分泌。同时，卵巢内已有一个卵泡成熟，即将排卵。

3. 分泌期(排卵后期、黄体期) 月经期第 15～28 天，此期排卵后黄体逐渐形成，孕激素和雌激素水平升高明显，使子宫内膜显著增生，血管扩张、出血，腺体迂曲，并分泌黏液，为受精卵的着床和发育做准备。若排出的卵子未受精，则黄体退化，孕激素和雌激素分泌急剧减少，

又进入下一个月经周期。

（二）月经周期的形成原理

月经周期的形成受下丘脑-腺垂体-卵巢轴的调控。

青春期前，下丘脑 GnRH 神经元未发育成熟，FSH 和 LH 分泌也很少，卵巢因此未发育成熟，故没有月经周期。进入青春期，GnRH 神经元逐渐发育成熟，GnRH 分泌增加，FSH 和 LH 分泌也增多。继而，卵巢发育成熟，功能活跃，呈现周期性变化，形成了月经周期（图 12-4）。

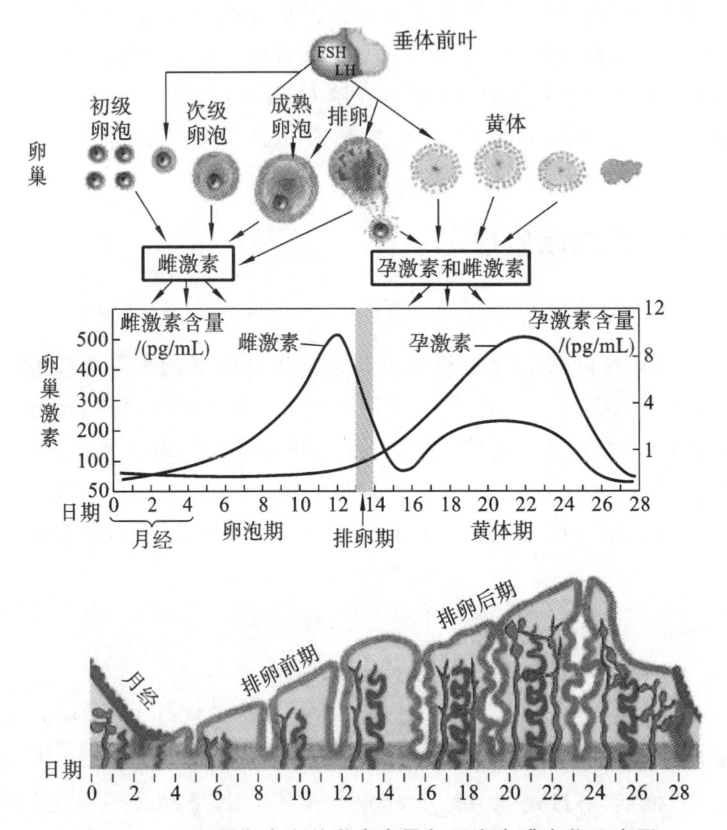

图 12-4　月经周期中有关激素含量与子宫内膜变化示意图

1. 增殖期的形成　女性自青春期开始，下丘脑分泌的 GnRH 增多，使腺垂体分泌的 FSH 和 LH 也增多，两者作用于卵巢使卵泡开始生长、发育成熟并分泌雌激素入血，使子宫内膜发生增殖期的变化。至排卵前一天，血中雌激素达到高峰，通过正反馈作用使 GnRH 分泌进一步增加，进而使 FSH 和 LH 的分泌增加，其中 LH 的分泌增加尤为明显，形成 LH 高峰，在高浓度 LH 的作用下，引起排卵。

2. 分泌期和月经期的形成　排卵后，卵泡的残余部分在 LH 的作用下形成月经黄体，继续分泌雌激素和孕激素，这两种激素，尤其是孕激素，使子宫内膜发生分泌期变化。随着黄体的增长，雌激素和孕激素的分泌也不断增加。至排卵后 8～10 天，它们在血中的浓度达到高水平，通过负反馈作用使下丘脑和腺垂体对 FSH 和 LH 等的分泌减少。由于 LH 的减少，月经黄体开始退化、萎缩，导致雌激素和孕激素的分泌减少，使子宫内膜失去雌激素和孕激素的支持而发生脱落流血，形成月经。

随着雌激素和孕激素的降低，对下丘脑和腺垂体的负反馈抑制作用解除，FSH 和 LH 的分泌又开始增加，卵泡又在这两种激素的共同作用下生长发育，开始下一个月经周期。

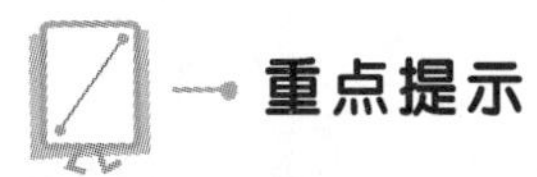

月经周期的概念，月经周期的形成原理

第三节　妊娠与避孕

一、妊娠

妊娠是指母体内胚胎的形成和胎儿的生长发育过程，包括受精、着床、妊娠的维持和胎儿的生长以及分娩。受精是精子与卵子相互融合的过程。着床是胚泡与子宫内膜相互作用并植入子宫内膜的过程。正常妊娠的维持有赖于垂体、卵巢和胎盘分泌的各种激素互相配合。在受精和着床之前，在腺垂体促性腺激素的控制下，卵巢黄体分泌大量的孕激素和雌激素，导致子宫内膜发生黄体期的变化，以适应妊娠的需要。如未受孕，黄体按时萎缩，孕激素和雌激素分泌减少，引起月经；如果受孕，在受精后 6 天左右，胚泡滋养层细胞便开始分泌人绒毛膜促性腺激素(hCG)，并逐渐增多，使卵巢黄体变为妊娠黄体，继续分泌孕激素和雌激素。

二、避孕

避孕指采用一定方法使妇女暂不受孕。妊娠源于精子与卵子的形成和结合，因此，抑制精子生成、抑制排卵、阻止精子与卵子相遇、改变子宫腔内环境以干扰受精卵着床均能达到避孕的目的。随着医学的发展，避孕的方法越来越多，主要包括：①抑制精子或卵子生成：雌激素(炔雌醇、炔雌醚)和孕激素(炔诺酮、甲地孕酮)。②阻止精子与卵子相遇：男、女结扎，安全套的使用。③使女性生殖道内的环境不利于精子的生存和活动：孕激素。④使子宫内的环境不适于胚泡的着床与生长：宫腔内放置避孕环。

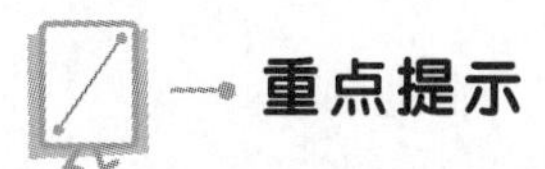

妊娠的概念，避孕的原理及措施

知识链接

月经周期与避孕

月经周期形成的过程充分显示，每个月经周期都是卵巢在下丘脑-腺垂体-卵巢轴的作用下提供一个成熟卵子，子宫内膜则不失时机地创造一个适合于胚泡着床的环境，因此，月经周期也可以被认为是为受精、着床、妊娠做周期性准备的生理过程。生活中可以利用月经周期中体温的变化预测排卵日期，借以在安全期进行性生活，从而达到避孕目的(安全期避孕)，但此方法不具有绝对安全性。

小 结

1. 生殖是生物体生长发育到一定阶段后，能产生与自己相似的子代个体，高等动物和人类的生殖是通过两性器官的活动来实现的。生殖的全过程是在以下丘脑-腺垂体-性腺轴为主的神经-内分泌的调节下完成的。

2. 男性生殖功能包括雄性生殖细胞生成精子、内分泌功能。睾酮的主要作用包括：①促进精子的生成；②刺激男性生殖器官的生长、发育，促进男性第二性征的出现并维持其正常状态；③维持正常的性欲；④促进合成代谢作用；⑤胚胎时期，诱导胚胎性分化发育。

3. 女性生殖系统功能包括卵巢的生卵功能和内分泌功能，以及妊娠和分娩。雌激素的主要成分是雌二醇。雌激素的生理作用：①促进女性生殖器官的生长、发育；②促进女性第二性征的出现，并维持其正常状态；③对代谢有广泛影响。孕激素主要成分是黄体酮，黄体酮的大部分作用需在雌激素作用的基础上才能发挥。孕激素的生理作用：①保证妊娠安全、顺利进行；②为分娩后泌乳准备条件；③产热作用；④使血管平滑肌松弛，张力降低。在卵巢激素周期性分泌的影响下，子宫内膜发生周期性剥脱，产生出血现象，称为月经。子宫内膜的规律性变化周期，称为月经周期。一般将子宫内膜的周期性变化分为三期：①月经期：月经周期的第1～4天。②增生期：又称卵泡期，为月经周期的第5～14天。③分泌期：又称黄体期，为月经周期的第15～28天。月经周期的形成主要是下丘脑-腺垂体-卵巢轴作用的结果。

练习与思考

一、名词解释

1. 生殖　2. 月经周期　3. 排卵　4. 受精

二、单项选择题

1. 男性的主要生殖器官为(　　)。

A. 精囊　　B. 附睾　　C. 阴茎和输精管

D. 睾丸　　E. 前列腺

2. 精子在体内主要储存在(　　)。

A. 输精管及附睾　　B. 睾丸　　C. 前列腺

D. 精囊腺　　E. 尿道球腺

3. 睾酮主要由哪种细胞分泌？(　　)

A. 睾丸间质细胞　　B. 睾丸支持细胞　　C. 睾丸生殖细胞

D. 精原细胞　　E. 精子

4. 关于雄激素作用的叙述，下列哪项是错误的？(　　)

A. 刺激雄性副性器官发育并维持成熟状态

B. 刺激男性副性征出现

C. 促进肌肉与骨骼生长，使男子身高在青春期冲刺式生长

D. 分泌过盛可使男子身高超出常人

E. 维持正常的性欲

5. 女性的主要性器官为(　　)。

A. 子宫　B. 卵巢　C. 输卵管　D. 阴道　E. 外阴

6. 闭锁卵泡是由(　　)。

A. 排卵后卵子受精,塌陷卵泡形成
B. 排卵后卵子未受精,塌陷卵泡形成
C. 始基卵泡形成
D. 初级卵泡形成
E. 未成熟卵泡蜕变形成

7. 关于黄体形成的叙述,下列哪项是正确的?(　　)

A. 由未成熟卵泡蜕变形成
B. 由卵丘细胞形成
C. 由受精卵形成
D. 由排卵后的塌陷卵泡形成
E. 由闭锁卵泡蜕变形成

8. 正常妇女体内的雌激素主要是(　　)。

A. 雌酮
B. 雌二醇
C. 雌三醇
D. 人绒毛膜促性腺激素
E. 黄体酮

9. 对子宫内膜产生分泌期变化起直接作用的激素主要是(　　)。

A. 促性腺激素
B. 促性腺激素释放激素
C. 雌激素
D. 孕激素和雌激素共同作用
E. 人绒毛膜促性腺激素

三、简答题

1. 试述睾丸产生精子的过程。试述下丘脑和腺垂体对睾丸生精功能的调节。
2. 试述雌激素和孕激素的生理作用。
3. 简述月经周期的激素调节过程。

(李　琳)

扫码看答案

参考文献

References

[1] 张健,张敏. 生理学[M]. 北京:中国医药科技出版社,2015.

[2] 朱大年. 生理学[M]. 7版. 北京:人民卫生出版社,2008.

[3] 朱大年,王庭槐. 生理学[M]. 8版. 北京:人民卫生出版社,2013.

[4] 王光亮,从波,王涛. 生理学基础[M]. 2版. 武汉:华中科技大学出版社,2011.

[5] 王光亮,乔建卫,周裔春. 正常人体功能[M]. 武汉:华中科技大学出版社,2011.

[6] 姚泰. 生理学[M]. 2版. 北京:人民卫生出版社,2011.

[7] 姚泰. 生理学[M]. 6版. 北京:人民卫生出版社,2013.

[8] 刘玲爱. 生理学[M]. 5版. 北京:人民卫生出版社,2006.

[9] 任传忠,王光亮,李红伟. 生理学[M]. 第二军医大学出版社,2012.

[10] 王庭槐. 生理学[M]. 3版. 北京:人民卫生出版社,2015.

[11] 白波,王福青. 生理学[M]. 7版. 北京:人民卫生出版社,2014.

[12] 王庭槐. 生理学[M]. 3版. 北京:高等教育出版社,2015.